新・社会福祉士シリーズ **10**

地域福祉と包括的支援体制

福祉臨床シリーズ編集委員会編
責任編集＝ 山本美香

弘文堂

はじめに

　2019年末から世界に広まりパンデミックを引き起こしたCOVID-19で、世界情勢は大きく変化した。日本も数度の緊急事態宣言が発出され、そのたびに人々は外出すること、他者と交流することの自粛を余儀なくされた。

　飲食店や旅行業界は大きな打撃を受けたが、特に非正規雇用の人々は職を失うと同時に、住まいを失った人も少なくない。社会不安から自殺が増加し、家庭内でのDVや虐待も増加した。

　教育の面では、小学校から大学までオンライン授業が取り入れられたが、パソコンやipadなどの機器がない、ネット環境が整備されていない、そもそも自宅で勉強する静謐な環境を持てない子どもたちの存在が明らかになり教育格差が問題視された。

　地域に目を向けると、行事やイベントもほぼすべてが取りやめとなり、子ども食堂やコミュニティカフェも中止、サークル活動や自治会・町内会の会議すら開催されなくなった。

　感染予防のため必要となったソーシャルディスタンスは、予想以上に人と人との関係性を断絶させていった。

　しかし、このCOVID-19禍の中で、社会福祉士・精神保健福祉士はエッセンシャルワーカーの一人として、大いに力を発揮したことを忘れてはならない。

　社会福祉施設や病院などにおいては、居住者・患者の感染防止を第一としながらも、孤独を感じることがないよう家族や友人との交流を工夫した。身体的な健康だけではなく精神的な健康も守ることを努めたのだ。

　行政や社会福祉協議会、社会福祉法人、NPOなどは、自らも感染する危険性を抱えながらも、政府から出された給付金・緊急手当てなどの手続きのほか、仕事や住まいを失った人、生活に不安を抱えている人など問題を抱えた人々への相談に乗り続けた。

　外出できなくなったことで、体を動かすことや人との交流が失われ、高齢者は、孤立しがちとなり、心身ともに虚弱化が進んだと言われる。地域包括支援センターをはじめ高齢者の対応にあたる現場では、こうした高齢者にも個別に手紙やニュースレターなどを発行し、会食ではなく配食サービスを実施するなど、せっかく築いた絆が切れないよう、また孤立化することがないよう努めた。

　このように医療現場のみならず、社会福祉の現場においても必死の対応が行われたのである。

ある社会福祉協議会の職員は次のように言う。「今回の緊急小口資金の貸し付けなどを通して、これまで、私たちには手の届かなかった若い人や外国籍の人と、今回のことを通してつながりが持てた。中には、『今まで、社協があることを知らなかった。コロナが収まったら、活動に参加したい』と言ってくれた人がいたんです。これはとても貴重なことです。」

　通常の10倍近い人たちが支援を求めて事務所に訪れて大変だったはずなのに、このように出会いを喜べる社会福祉士がいることを、私たち社会福祉関係者は誇りに思ってよいだろう。

　それまで「ふつう」にあった、朝、仕事や学校に出かけ、人と会い話しをし、友人や同僚とご飯を食べ、休日にはショッピングや旅行に出かけるということが、実は、とんでもなく貴重で、「ふつう」なことではなかったことに、皆、気づかされた。

　いま私たちは、その「ふつう」を取り戻そうとしている。

　ただ、以前の姿を取り戻すためには、被害を被った人々に対しては多くの支援が必要となる。その支援とは、制度、サービスといった行政の力、社会福祉士や精神保健福祉士の援助技術に加え、地域によるインフォーマルサポートも重要だ。

　COVID-19がなくなった世界＝ポストコロナとなるのか、またはしばらくはコロナと共存する＝withコロナとなるのか、現時点ではまだ見通せないが、少なくともこの災禍が見せた社会の脆弱性をいかに改善していくのか、専門職である社会福祉士・精神保健福祉士は何を行っていくべきなのかを真摯に考えていかなければならない。

　今回のテキスト「地域福祉と包括的支援体制」は、社会福祉カリキュラム改正に伴って大幅に編集しなおされた第一号である。これまでよりもさらに学習内容が拡大したが、それだけ地域福祉に期待されているということの証左だ。より社会に貢献できる社会福祉士・精神保健福祉士となるために、このテキストを片手に学び続けていただきたい。

2022年1月

責任編集　山本美香

目次

地域福祉と包括的支援体制 (60時間)〈2021年度からのシラバスと本書との対応表〉

シラバスの内容　ねらい
①地域福祉の基本的な考え方、展開、動向について理解する。
②地域福祉における主体と対象を理解し、住民の主体形成の概念を理解する。
③地域福祉を推進するための、福祉行財政の実施体制と果たす役割について理解する。
④地域福祉計画をはじめとした福祉計画の意義・目的及び展開を理解する。
⑤包括的支援体制の考え方と、多職種及び多機関協働の意義と実際について理解する。
⑥地域生活課題の変化と現状を踏まえ、包括的支援体制における社会福祉士及び精神保健福祉士の役割を理解する。

教育に含むべき事項	想定される教育内容の例		本書との対応
大項目	中項目	小項目（例示）	
①地域福祉の基本的な考え方	1 地域福祉の概念と理論	●地域福祉の概念、地域福祉の構造と機能	第1章1節
		●福祉コミュニティ論、在宅福祉サービス論、ボランティア・市民活動論	第1章2節
		●共生社会	第1章3節
	2 地域福祉の歴史	●セツルメント、COS、社会事業、社会福祉協議会、民生委員、児童委員、共同募金、在宅福祉、施設の社会化、地方分権、社会福祉基礎構造改革、地域自立生活、地域包括ケア、地域共生社会	第2章
	3 地域福祉の動向	●コミュニティソーシャルワーク、コミュニティサービス、地域再生、ケアリングコミュニティ	第1章5節
	4 地域福祉の推進主体	●地方自治体	第6章1節
		●NPO、市民活動組織、中間支援組織	第7章5節
		●町内会、自治会等地縁組織	第7章4節
		●民生委員、児童委員、主任児童委員、保護司	
		●当事者団体	
		●社会福祉協議会	第7章1節
		●共同募金	第7章3節
		●企業	第7章6節
	5 地域福祉の主体と形成	●当事者、代弁者	第4章1節
		●ボランティア	
		●市民活動、住民自治、住民主体	第4章3節
		●参加と協働、エンパワメント、アドボカシー	第4章1節
		●福祉教育	第4章3節
②福祉行財政システム	1 国の役割	●法定受託事務と自治事務	第6章1節
	2 都道府県の役割	●福祉行政の広域的調整、事業者の指導監督	第6章1節
	3 市町村の役割	●サービスの運営主体	
		●条例	第6章1節
		●社会福祉審議会	

教育に含むべき事項	想定される教育内容の例		本書との対応
大項目	中項目	小項目（例示）	
	4 国と地方の関係	● 地方分権、地方自治、地域主権、地方創生	第6章1節
	5 福祉行政の組織及び専門職の役割	● 福祉事務所、児童相談所、身体障害者更生相談所、知的障害者更生相談所、精神保健福祉センター、婦人相談所、地域包括支援センター　等	第6章2節
		● 福祉事務所の現業員・査察指導員、児童福祉司、身体障害者福祉司、知的障害者福祉司、精神保健福祉相談員　等	第6章3節
	6 福祉における財源	● 国の財源、地方の財源、保険料財源	第8章1-2節
		● 民間の財源	第8章3節
③福祉計画の意義と種類、策定と運用	1 福祉計画の意義・目的と展開	● 福祉行財政と福祉計画の関係 ● 福祉計画の歴史 ● 福祉計画の種類（地域福祉計画、老人福祉計画、介護保険事業計画、障害福祉計画、子ども・子育て支援事業計画、民間の福祉計画等）	第5章1節 第5章2節 第5章3節
	2 市町村地域福祉計画・都道府県地域福祉支援計画の内容	● 地域福祉と計画行政の関係 ● 市町村地域福祉計画及び都道府県地域福祉支援計画の定義、機能	第5章3節 第5章4節
		● 地域福祉活動計画との関係	第5章3節
	3 福祉計画の策定過程と方法	● 課題把握・分析 ● 協議と合意形成	第5章5節
	4 福祉計画の実施と評価	● モニタリング ● サービス評価	第5章5節
		● プログラム評価	第5章6節
④地域社会の変化と多様化・複雑化した地域生活課題	1 地域社会の概念と理論	● 地域社会の概念 ● 地域社会の理論	第3章1節
	2 地域社会の変化	● 世帯数、世帯構成 ● 過疎化、都市化、地域間格差 ● 外国人住民の増加	第3章2節
	3 多様化・複雑化した地域生活課題の現状とニーズ	● ひきこもり、ニート、8050問題、ダブルケア、依存症、多文化共生、自殺、災害等	第3章2節
	4 地域福祉と社会的孤立	● 社会的孤立、社会的排除 ● セルフネグレクト	第3章2節
⑤地域共生社会の実現に向けた包括的支援体制	1 包括的支援体制	● 包括的支援体制の考え方 ● 包括的支援体制の展開	第9章1節
	2 地域包括ケアシステム	● 地域包括ケアシステムの考え方 ● 地域包括ケアシステムの展開	第9章1節
		● 精神障害にも対応した地域包括ケアシステムの展開	第9章4節
		● 子育て世代包括支援センター	第9章5節

教育に含むべき事項	想定される教育内容の例		本書との対応
大項目	中項目	小項目（例示）	
	3 生活困窮者自立支援の考え方	● 生活困窮者自立支援制度と理念 ● 自立相談支援機関による支援過程と方法、実際 ● 伴走型の支援と対象者横断的な包括的相談支援 ● 個人および世帯の支援	第9章2節
		● 居住支援、就労支援、家計支援、子どもの学習・生活支援	第9章2節・5節
	4 地域共生社会の実現に向けた各種施策	● 多機関協働による包括的支援体制 ● 住民に身近な圏域における相談支援体制	第10章2節
⑥地域共生の実現に向けた多機関協働	1 多機関協働を促進する仕組み	● 総合相談 ● 各種相談機関の連携 ● 協議体 ● 地域ケア会議 ● 地域包括支援センター運営協議会 ● 要保護児童対策地域協議会 ● 障害者自立支援協議会	第10章1-2節
	2 多職種連携	● 保健・医療・福祉に関わる多職種連携 ● 生活支援全般に関わるネットワーク ● 多職種連携等における個人情報保護	第10章3節
	3 福祉以外の分野との機関協働の実際	● 社会的企業 ● 農福連携 ● 観光、商工労働等との連携 ● 地方創生	第10章4節
⑦災害時における総合的かつ包括的な支援体制	1 非常時や災害時における法制度	● 災害対策基本法、災害救助法 ● 各自治体等の避難計画	第11章1節
	2 非常時や災害時における総合的かつ包括的な支援	● 災害時要援護者支援 ● BCP（事業継続計画） ● 福祉避難所運営 ● 災害ボランティア	第11章1-3節
⑧地域福祉と包括的支援体制の課題と展望	1 地域福祉ガバナンス	● ガバナンスの考え方 ● 多様化・複雑化した課題と多機関協働の必要性 ● 社会福祉法における包括的な支援体制づくり ● 住民の参加と協働、住民自治 ● プラットフォームの形成と運営	第12章1-2節
	2 地域共生社会の構築	● 地域共生社会 ● 地域力の強化、包括的支援体制	第1章3節 第1章4-5節

注）この対応表は、厚生労働省が発表したシラバスの内容が、本書のどの章・節で扱われているかを示しています。
　全体にかかわる項目については、「本書との対応」欄には挙げていません。
　「想定される教育内容の例」で挙げられていない重要項目については、独自の視点で盛り込んであります。目次や索引でご確認ください。

第1章 地域福祉とは何か

本章では、まず地域福祉とは何かについて、構成要素と定義について明らかにする。その後、戦後から2020年代に至るまでの地域福祉の流れについて、政策的な動向、理念、住民や当事者が行ってきた運動を中心に論ずる。最後に、これからの地域福祉の課題を提示する。

1

地域福祉とはどのような意味があるのかを理解するために、まず概念を整理する。また地域福祉の主流化といわれる現代までに、地域福祉を支えてきた基本的な理念を掲げる。

2

1960年代から2020年代の地域福祉政策の流れをその時代ごとの基本的理念を絡ませながら記述し、地域福祉の発展過程の理解を深める。

3

政策として進められる地域共生社会政策を、地域福祉の視点から捉え直し、何が重要なことなのかを再考する。

1. 地域福祉とは

　現代は「地域福祉の時代」といわれている。地域福祉とはどんな意味なのか。地域福祉とは、どのような社会的背景から生み出されて、どんな基本的理念があるのか。本章では、地域福祉の意味とその内容、地域福祉への流れと今後の課題と展望について論じていくことにしたい。

A. 地域福祉の定義

　「地域福祉」という用語が使用され始めたのは1960年頃からで、一般的に使用されたのは1970年以降である。イギリスの**コミュニティケア**の概念から日本独自の概念である「地域福祉」が生み出された。

　この地域福祉がどのように定義されているのか、その概念整理をまずしておく。

　『エンサイクロペディア社会福祉学』では次のように説明されている。

　「地域福祉とは自立支援が困難な個人や家族が、地域において自立生活ができるよう必要なサービスを提供することであり、そのために必要な物理的・精神的環境醸成を図るとともに、社会資源の活用、社会福祉制度の確立、福祉教育の展開を総合的に行う活動と考えることができる」[1]。

　また、『社会福祉用語辞典』では、「地域社会において、地域住民のもつ課題を解決したり、また、その発生を予防するための社会福祉施策とそれに基づく実践をいう」[2]となっている。

　これらのことから、地域福祉とは、さまざまな生活問題を抱えている人びとが、社会資源（制度・政策、相談のための専門機関・組織・団体、福祉サービスを提供する組織、近隣住民活動）を利用しながら、地域の中で自立して主体的な選択のもとに生活していけるような状態をつくり上げること、すなわち**地域生活支援**であり、そうした社会に組み立てることを指すと考えたい。

　地域福祉が、どのような要件を持った概念であるかについては、これまで、**岡村重夫、右田紀久恵、真田是、三浦文夫、永田幹夫、大橋謙策**らが論じてきた。本章では、現代の地域福祉がどのような構成要素を有しているかについてみてみよう。

コミュニティケア
多様なニーズをもつ人びとが地域の中で生活していけるように支援していくこと。イギリスの精神障害者への支援および児童保護の分野から始まったといわれている。

地域生活支援
総体的には、高齢者や障害者等が地域において自立生活が送れるように支援することを指す。障害者分野では、地域生活支援事業の実施は障害者総合支援法によって定められている。

B. 地域福祉を構成する理念

　武川正吾は、2000年代以降を「地域福祉の主流化」の時代であるとして、「日本の社会福祉は、地域福祉というプリズムを通して考えられるべきである」とする。そして、1960年代から今日に至るまでの間に理念として付け加えられてきた要素から成立するとしている。すなわち、60年代〜70年代の「**地域組織化**」、80年代の「**在宅福祉**」、90年代前半「**住民参加型福祉**」、90年代後半「**利用者主体**」の4つの要素である[3]。

　これら以外にも、70年代に日本に流布した「**ノーマライゼーション**」の理念や、「**地方自治・地方分権**」「**権利擁護**」「**自立支援**」「**社会的包摂**」といったことも、現在の地域福祉をかたどる構成要素といってよいであろう。また介護保険以降に本格的に推進された「**福祉サービスの市場化**」も、地域福祉を捉える上では、見逃すことができない大きな要素である。これらの要素は、諸外国からの理論や活動から影響を受けたものもあれば、日本独自に根をはった文化的な要素を帯びたものもある。おそらくは、両者がとけ合った形で成り立っているのが現状の地域福祉であり、さまざまな経緯を経た上での福祉のあり方である。

　地域福祉を理解するために、地域福祉という概念がどのような流れの中から出てきたものであるのかをまず押さえておきたい。

2. 地域福祉政策の動向と地域福祉理念

A. 社会福祉法における「地域福祉」

　「地域福祉」が法律の条文として初めて盛り込まれたのは、2000（平成12）年の社会福祉法である。社会福祉法1条には、「この法律は、社会福祉を目的とする事業の全分野における共通的基本事項を定め、社会福祉を目的とする他の法律と相まつて、福祉サービスの利用者の利益の保護及び地域における社会福祉（以下「地域福祉」という）の推進を図るとともに、社会福祉事業に公明かつ適正な実施の確保及び社会福祉を目的とする事業の健全な発達を図り、もつて社会福祉の増進に資することを目的とする」とあり、「地域福祉の推進」が明文化されている。

　また、社会福祉法4条には「**地域福祉の推進**に努めなければならない」

社会的包摂
ソーシャル・インクルージョンともいう。社会から排除されがちな高齢者、障害者、母子や父子などの単身世帯などのマイノリティを、社会において自立できるように支援していく取組み。

福祉サービスの市場化
たとえば介護サービスなどのサービスを民間企業などが提供すること。措置制度においては、行政などの公的機関からサービスが提供されるため、利用できる人が限定されるという問題点もあった。

ことが明記され、地域福祉を推進する主体は、地域住民、社会福祉を目的とする事業を経営するもの、社会福祉に関する活動を行うものと大きく3つに分けられ、従来よりも広範囲の人・団体が想定されている。

この地域福祉の明文化への流れは一様ではなく、社会福祉から地域福祉へと流れが変遷していく必然性があった。

B. 福祉六法時代と地域福祉

[1] 個人の問題から社会的課題へ

わが国の社会福祉制度が整備されたのは戦後からで、分野ごとにそれぞれ制定され**社会福祉六法体制**として1960年代までに確立された。

各法制度は、金銭的な援助、身体的自立への支援、就労支援が中心で、高齢者・障害者へのケアなども家族内による「自立・自助」が基本であって、それが不可能な場合に、行政が援助するということが原則であった。

しかし、1950年代半ばから始まっていた日本経済の急成長は、国を経済的に豊かにしたが、一方では、社会や地域を大きく変え、多くの社会福祉問題を発生させた。宮田和明が「『高度成長』下における生活構造の変化は、日常生活の上での介助・養育を始めさまざまな援助を必要とするこれらの人々の生活基盤をいっそう弱める方向に働き、これまで私的な対応によって『解消』されてきた問題を一挙に顕在化させることになった」[4]とするように、個人が抱える問題であっても、対象者本人あるいは家族内だけで対応することが困難になっていった。そこで、社会で対応していかなければならないとする動きが起こってくるのである。

[2] 地域福祉の主要な理念としての地域組織化

1960年代・70年代の地域福祉の主要な理念であった地域組織化は、**コミュニティ・オーガニゼーション**の考え方を汲んでいる。アメリカにおける実践であったコミュニティ・オーガニゼーションがどのように理論化され、定義づけされていったかについては、**第3章**の中で詳述する。

地域組織化は、1962（昭和37）年に出された**社会福祉協議会基本要項**（以下、基本要項とする）にも打ち出されている社会福祉協議会の基本原理でもある。

基本要項の前文には次のように記されている。「有機的、組織的な体制を確立することが必要であり、しかもこれらの活動と体制は、緊密な公私の協力と専門家および住民の提携によって推進される」。

基本要項では、住民のニーズを発見・明確化し、そのニーズに対応でき

るように、**地域福祉計画**の策定、住民の協働促進、関係機関・団体・施設などとの連絡調整、社会資源の造成・動因を含む一連の活動を行っていくこと、さらに、社会調査、集団討議、広報・説得などの援助技術を活用することが社会福祉協議会の基本的機能であるとしており、まさにコミュニティ・オーガニゼーションの実践が重視されていた。

地域福祉計画
➡ p.65
第4章3節A. 側注参照。

C. 施設福祉の重視とコミュニティ政策としての地域福祉

[1] 施設の拡大

1971（昭和46）年には「**社会福祉施設緊急整備5ヶ年計画**」が策定されたが、高齢化の進展、家族形態や扶養意識の変容などによって、1人暮らし高齢者や要介護高齢者が増加した結果、施設ニーズが高まって、特に特別養護老人ホームは急速に設置されていった。障害者分野においても、大規模施設が各地に作られて、機能集中型の治療施設こそが障害者にとっての良策であるとされた。当時においては、高齢者や障害者がどこで暮らしたいか、どのような生活を送りたいかということについてはあまり考えられず、社会的にどう対応すべきかの視点から施設入所が推進されたのである。これを施設福祉中心の時代と呼ぶことができる。

施設整備は不可欠であり、施設でのケアはケースバイケースで必要となるが、社会からの隔離という面において高齢者や障害者の主体性を奪い、普通に地域で生活をする権利を剥奪するものであった。

しかし、1974（昭和49）年の世界的なオイルショックの波は、充実し始めた社会福祉のインフラ整備を直撃した。東京都などの革新自治体のもとで進んでいた社会福祉制度は大幅な縮小を余儀なくされていったのである。これ以降、「**日本型福祉社会論**」が登場し、欧米諸国と比較すれば3世代同居率が高い日本において、家族を介護のための「含み資産」とする考え方が出てくるが、これには福祉サービスの支出抑制の意味もあった。

[2] 国の「コミュニティ政策」

地域福祉は、住民運動や障害者自立生活運動、ノーマライゼーションの潮流からも影響を受けたが、他方、国家政策として推進されてきたことも確かである[5]。1969（昭和44）年に出された国民生活審議会コミュニティ小委員会「コミュニティ—生活の場における人間性の回復」や、1971（昭和46）年の中央社会福祉審議会「コミュニティ形成と社会福祉」などが、そうしたコミュニティ政策と呼ばれるものの方針を打ち出している。

これらの報告書は倉田進によれば、次のような立場をとったものであっ

社会福祉施設緊急整備5ヶ年計画
1971（昭和46）年に制定された社会福祉施設数の充実を目標とした計画。高齢者の増加という社会的背景から、特に特別養護老人ホームの建設を進めた。

日本型福祉社会論
公的機関からの福祉サービス提供ではなく、自立自助を基本とし、家族を含み資産とみる福祉社会論。1970年代に、オイルショック後の経済的不況時に出された。

た。「これまで伝統的であるが、ともかくもコミュニティ的なものとして捉えられてきたあり方を、現代に適合的でないとして一方で伝統回帰を否定し、他方で現状批判に基づいてコミュニティ形成を推進しようという立場である」(6)。つまり従来型の村落共同体や都市隣保組織は、自立性や開放性に欠けている。また、現代の都市社会は、個人が自由であり、わずらわしさからも自由になったが、その分だけ孤立感も高まった、だからこそ、個人と家庭の自立を維持しながらも、開放的な人びとの信頼関係に基づく人間関係の創造が必要、とする趣旨であった。しかし、こうした国の審議会が示したコミュニティに対する見解には、さまざまな批判と評価がなされた。一連のコミュニティ政策の意図がどこにあったかは見解が分かれるところだが、地域社会を再生することが必要であること、地域での人間関係を再構築していくことの重要性を主張とする点において、地域福祉政策に大きな影響を及ぼしていった(7)。

　この一方で、各地では闘争型の住民運動やまちづくり運動（地域復興型の村おこし、まちおこしなど）が展開しており、地域を舞台とした住民の動きが活発に見られた時代でもあった。

D. 施設福祉から在宅福祉への移行

［1］ ノーマライゼーション理念がもたらした影響

　地域福祉に精神的な面で大きな影響をもたらしたのが、北欧で生まれたノーマライゼーション理念の浸透である。高齢者や障害者が、それまでの関係性を断つことなく、地域の中で生活が継続できること、また高齢者や障害者が身近に生活している社会こそが「当たり前の社会」であるという精神は次第に浸透していった。

　ノーマライゼーション理念に加えて、さらにアメリカで起こった障害者の**自立生活運動（IL 運動）**や、1981（昭和 56）年の国際障害者年などの動きによって、地域での自立した生活への希求と、そのための社会資源整備への要求はさらに高まったと考えられる。

　ノーマライゼーションや自立生活運動が今日の**地域移行**、地域福祉への流れに与えた影響は大きい。

［2］ 在宅福祉をめぐる論議

　在宅福祉の具体的な展開に大きな影響を与えたのは、1979（昭和 54）年に全国社会福祉協議会から出された「在宅福祉サービスの戦略」である。在宅福祉の重要性については、すでに 1972（昭和 47）年『厚生白書』に

自立生活運動（IL 運動）
1960 年代にアメリカから起こった障害者の自立を求めた運動。自己決定を自立の基本においており、介助が必要な重度障害者も自立した存在であることを主張した。

も「老人家庭奉仕員を中心とした在宅福祉対策の大幅な充実は、近年の最大課題のひとつ」とされていることからもわかるように早くから認識されていた。しかしながら、その後のオイルショックによる景気後退などによって、必ずしも在宅福祉が充実の一途を辿ってきたとはいえない。在宅福祉が名実ともに展開してくるのは 1980 年代以降である。

　地域福祉は「在宅福祉」が先行して 1980 年代頃より提唱されたが、この当時は在宅福祉＝安上がり福祉であるとして、大きく批判されたことも事実である。

E. 地域福祉への始動—社会福祉関係八法改正と社会福祉基礎構造改革

　1990（平成 2）年の社会福祉関係八法の改正の時点では、社会福祉事業法の中に「地域福祉」の文言はまだ取り入れられていない。しかし、地方分権、在宅福祉と施設福祉の一元化など地域福祉の基盤づくりへとつながる動きはすでに整いつつあった。

　その後、1990 年代後半からの社会福祉基礎構造改革の中で、社会福祉法は改正され、先に述べた「地域福祉の推進」へとつながるのである。

　ここでは、現在の地域福祉における 3 つの理念について記しておきたい。

［1］住民参加と住民主体

　まず 1 つは、「住民参加」である。「住民参加」は、社会福祉法において地域福祉計画策定の際に必須とされた事項である。また、在宅福祉サービスが十分でなかった 1980 年代には、「**住民参加型在宅福祉サービス**」団体として、住民同士の相互扶助の要素が大きい団体も各地で出てきた。この動きは、具体的な家事援助を中心としたものではあったが、住民、特に地域活動を担っていた女性たちが自らの地域における問題と捉えて主体的に動いたものもあった。

　右田紀久恵は、90 年代前半に「自治型地域福祉」を提唱し、次のように著している。「地域福祉は地域社会における住民の生活の場に着目し、生活の形成過程で住民の福祉への目を開き、地域における計画や運営への参加を通して、地域を基盤とする福祉と主体力の形成、あらたな共同社会を創造していく、1 つの分野である」[8]。

　「住民参加」は能動的であることが必須で、そうでなければ強制か、安上がり労働力としての位置づけになってしまう。

　表 1-2-1 に示されているように「参加」にはいくつかの段階があって、真の意味での住民「参加」が行われているかを見極めていくことが必要で

社会福祉関係八法改正
1990（平成 2）年の「老人福祉法等の一部を改正する法律」を指し、社会福祉関係の 8 つの法律を改正した。在宅福祉の明文化、在宅福祉と施設福祉の市町村一元化などを行った他、各自治体へ老人保健福祉計画の策定を義務づけた。

住民参加型在宅福祉サービス
住民によって提供される家事援助などの在宅福祉サービスのこと。1980 年代に各地で行われるようになり、団体数も増加した。かつては措置制度のもとで在宅福祉サービスを利用できる人が限定されていたため、サービス不足を補う意味合いが強かったが、現在では、介護保険の利用ができない高齢者など制度の狭間にいる人たちへのニーズに対応しているところが多い。

表1-2-1 シェリー・アーンスタインの「住民参加のはしご」より

8. Citizen Control 住民によるコントロール	Degrees of Citizen Power 住民の力が活かされる住民参加
7. Delegated Power 委任されたパワー	
6. Partnership パートナーシップ	
5. Placation 懐柔	Degrees of Tokenism 印としての住民参加
4. Consultation 意見聴取	
3. Informing お知らせ	
2. Therapy セラピー	Nonparticipation 住民参加とは言えない
1. Manipulation あやつり	

出典）世古一穂『協働のデザイン―パートナーシップを拓く仕組みづくり、人づくり』
学芸出版社，2001，p.40，図版は世古一穂作成．

ある。

NPO法
正式名称は「特定非営利活動促進法」。

　1990年代後半には、NPO法（1998〔平成10〕年）が成立し、市民による自発性・主体性の発揮による地域を舞台にした運動や組織化、具体的サービスの提供が求められていった。

［2］利用者主体・利用者本位の考え方

　「利用者主体」あるいは「利用者本位」の理念は、1990年代後半からの**社会福祉基礎構造改革**の中で打ち出されてきた。1998（平成10）年の「社会福祉基礎構造改革（中間のまとめ）」では次のように記されている。「（1）対等な関係の確立　個人が尊厳を持ってその人らしい生活を送れるよう支援するという社会福祉の理念に対応し、サービスの利用者と提供者との間に対等な関係を確立する。（2）地域での総合的な支援　利用者本位の考え方に立って、利用者を1人の人間としてとらえ、その人の需要を総合的かつ継続的に把握し、その上で必要となる保健・医療・福祉の総合的なサービスが、教育、就労、住宅、交通などの生活関連分野とも連携を図りつつ、効率的に提供される体制を利用者の最も身近な地域において構築する」。

　サービス利用者と提供者は対等な立場であり、かつ利用者本位のサービ

社会福祉基礎構造改革
1990年代後半から実施された社会福祉の基盤に対する大幅な改革。社会福祉法への改正、措置制度から契約方式へなど、戦後から続いてきた日本の社会福祉関連の法律や制度が大きく改正された。

スのあり方を考えようとするものである。裏を返せば、それまでは利用者は主体となりえなかったということになるが、その理由として、措置制度による弊害が挙げられる。「利用者主体」「利用者本位」は、ある点では、障害者の自立生活運動やノーマライゼーションなどの流れを汲んだもので、「自己決定」の重視、主体性の尊重の意義もあるが、他方は「消費者主義」の面ももち、市場主義導入と表裏をなす考え方でもある。

［3］地方分権・地方自治の流れ

地域福祉は地方分権・地方自治への流れとももちろん無関係ではない。

1990（平成 2）年の八法改正では、在宅福祉サービスと施設サービスの市町村への一元化を図ることが 1 つの目的であった。またこの法律によって、特別養護老人ホームなどへの入所に関しての権限を町村へ移譲した。これら一連の流れは、福祉サービスを基礎自治体に一任しようとする政策の一環である。

生活保護法を始めとして、社会福祉に関する多くの措置は、**機関委任事務**であり、自治体固有の業務ではなかった。1995（平成 7）年の「**地方分権推進法**」の成立以後、この機関委任事務による中央集権型の福祉政策のあり方に批判が高まっていたが、2000（平成 12）年の「**地方分権一括法**」の制定によって撤廃となった。

この機関委任事務の廃止によって、自治体には「自治基本条例」をはじめ、自治体独自のルールや仕組みが打ち出され「あらたな自治の空間を生み出した」面も見られるものの、地方自治の重要な用件である財源移譲がなかったことで、改革の効果は限定的なものであった[9]。

「平成の大合併」といわれる市町村の合併は、本来地方自治が発揮する固有性や独自性をかえって奪う現象も見られているが、地方自治の動向とともに、地域福祉が推進されていかなければならない。それは、地域福祉の理念でもある住民主体・住民参加と大きく関わるものであり、地域福祉計画の策定もその一環に組み込まれたものとしていく必要がある。

機関委任事務
法令によって、地方公共団体の執行機関が行うとされている国または地方公共団体の事務。執行する機関が、国の機関としての位置づけをもつ。2000（平成 12）年 3 月 31 日をもって廃止されている。

地方分権推進法
本格的に地方分権を推進するために 1995（平成 7）年に制定された。2000（平成 12）年 4 月 1 日より施行。国および地方公共団体がそれぞれ果たすべき役割を明確にした。

地方分権一括法
正式名称は「地方分権の推進を図るための関係法律の整備等に関する法律」。1999（平成 11）年成立、2000（平成 12）年 4 月 1 日から施行。地方自治関係の法律のさまざまな規定を 1 本化するもの。これによって機関委任事務が廃止され、自治事務と法定受託事務の 2 つになった。

3. 地域共生社会論

A. 地域共生社会の考え方

　2000（平成12）年以降、高齢者福祉領域で進められた地域包括ケアシステムでは、「制度としての社会保障・社会福祉」と住民が協力しあうという「互助としての地域福祉」が協力してシステムをつくるという考え方が示された。

　2010年代以降の地域福祉政策の特徴は、市町村における包括的支援体制の構築という点にある。

　ここではまず、政策的に地域福祉がどのように進められようとしてきたかを追ってみる。

　「地域共生社会」という言葉は、2016（平成28）年の「ニッポン一億総活躍プラン」の中で提示された。

　また、厚生労働省「我が事・丸ごと」地域共生社会実現本部が出した「『地域共生社会』の実現に向けて（当面の改革工程）」では、以下のように記述されている。「子供・高齢者・障害者など全ての人々が地域、暮らし、生きがいを共に創り、高め合うことができる『地域共生社会』を実現する。このため、支え手側と受け手側に分かれるのではなく、地域のあらゆる住民が役割を持ち、支え合いながら、自分らしく活躍できる地域コミュニティを育成し、福祉などの地域の公的サービスと協働して助け合いながら暮らすことのできる仕組みを構築する」。

　「制度・分野ごとの『縦割り』や『支え手』『受け手』という関係を越えて、地域住民や地域の多様な主体が『我が事』として参画し、人と人、人と資源が世代や分野を越えて『丸ごと』つながることで、住民一人ひとりの暮らしと生きがい、地域をともに創っていく社会を目指すもの」。

　ここで目標とされているキーワードを並べてみると、「支え手と受け手に分かれない」「住民が役割を持つ」「制度・分野ごとの縦割りを越える」「我が事として参画する」「丸ごとつながる」となる。住民同士のつながりが希薄となった地域社会において、他者が抱える生活課題を自分のものとして活動に参加しともに解決していくことが目指されている。また、従来からの課題である、行政等専門職の縦割りをなくし、どこでも・誰でもが必要なサービスを受けられることも目標とされた。

B. 住民と行政との協働

2020（令和2）年の社会福祉法改正では、4条に「地域福祉の推進は、地域住民が相互に人格と個性を尊重し合いながら、参加し、共生する地域社会の実現を目指して行われなければならない」という文言が加えられた。

しかし、地域福祉の推進主体は、住民だけではない、住民のみが努力するのではなく、公助の後退でもない、ともに協働するという姿勢が求められる。

「役割をもつ」「自分らしく活躍できる」ためには、その情報が提供されていること、その場（フィールド）があること、ともに活動する仲間があることが重要だ。

4. 包括的支援体制の考え方

A. 包括的な支援体制の整備について

2019（令和元）年に厚生労働省が出した「地域共生社会に向けた包括的支援と多様な参加・協働の推進に関する検討会」の最終とりまとめでは、以下の3つの視点を盛り込んだ包括的な支援体制の整備を提起している（**図1-4-1**）。

①断らない相談支援：本人・世帯の属性に関わらず受け止める相談支援
②参加支援：本人・世帯の状態に合わせ、地域資源を活かしながら、就労支援、居住支援などを提供することで社会とのつながりを回復する支援
③地域づくりに向けた支援：地域社会からの孤立を防ぐとともに、地域における多世代の交流や多様な活躍の機会と役割を生み出す支援

典型的な制度の狭間問題としてよく取り上げられるのが「**8050問題**」である。80歳代の親が、ひきこもり、または精神障害があるなどの課題を有する50歳代の子と同居しており、それぞれが課題を抱えつつ地域からも孤立している状態を指している。

「8050問題」には、高齢者介護、生活困窮、ひきこもり、精神障害、介護離職、失業、孤立化などの問題が複合的に内包されている。これらの問題を制度や法律で対応しようとすると、担当所管が縦割りとなって、各領域の専門職が断片的に対応する。だが、世帯としては親と子がともに相互

図 1-4-1　住民同士のケア・支え合う関係性の育成支援

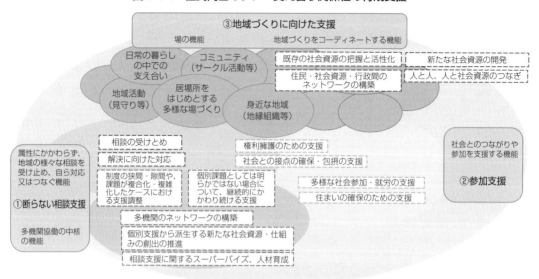

出典）「『地域共生社会に向けた包括的支援と多様な参加・協働の推進に関する検討会』
（地域共生社会推進検討会）最終とりまとめ（概要）」p.8.

性をもって生活しており、切り離すことはできない。世帯の抱える問題を
全体的に把握し、必要な事業やサービスを「まとめて」—すなわち「包括
的」に提供していくことが求められる。

B. 重層的支援体制整備事業の創設

　2021（令和3）年の改正社会福祉法では、重層的支援体制整備事業が創
設された。この事業は、先に述べた包括的な支援体制を市町村でとってい
くために予算化されたものである。重層的支援体制整備事業は、次の4つ
の事業で構成されている。

①包括的相談支援事業：属性や世代を問わず包括的に相談を受け止める、
　支援機関のネットワークで対応する、複雑化・複合化した課題について
　は適切に多機関協働事業につなぐ

②参加支援事業：社会とのつながりをつくるための支援を行う、利用者の
　ニーズを踏まえた丁寧なマッチングやメニューをつくる、本人への定着
　支援と受け入れ先の支援を行う

③アウトリーチを通じた継続的支援事業：世代や属性を越えて交流できる
　場や居場所を整備する、支援が届いていない人に支援を届ける、会議や
　関係機関とのネットワークの中から潜在的な相談者を見つける、本人と
　の信頼関係の構築に向けた支援に力点を置く

④多機関協働事業：市町村全体で包括的な相談支援体制を構築する、重層的支援体制整備事業の中核を担う役割を果たす、支援関係機関の役割分担を図る

　これらの一連の改革について、宮城は「その施策と実践の現場である地方自治体において、戦後長らく続いてきた児童・障害・高齢者・生活保護などの領域別の相談・支援システムから、いかに横軸を通し社会福祉以外の他の領域と有機的に連携・協働した包括的支援システムを構築していくか、その財源のあり方も含めて、問われる段階に入った」と指摘する(10)。

　自分の住む自治体がどのようにこの事業を進めていくのか、それを、しっかりと観察・分析することも、住民による主体的参加である。

5. 地域共生社会政策と地域福祉の課題

A. 地域共生社会論の再確認

　政策として進められる「地域共生社会」は理念としては反対する人は少ないが、その意図を地域福祉の視点から把握することの重要性が指摘される。

　以下のような視点から政策としての地域共生社会を考えてみることが重要である。①地域共生社会で提唱される住民活動は、住民の主体的な意思に基づいた活動か、②住民活動の推進によって公的支援が後退することになっていないか、③活動することは、当事者や利用者の自立が目標となっているか、エンパワメントされているものか、④住民の力が単なる労働力として期待されていないかものがある。

エンパワメント
当事者がもともと内面にもっている力を発揮できるように支援していくこと。

B. ケアリングコミュニティという考え方

　地域の課題には、公的な制度や事業、サービスだけでも支えられない、またすべてを地域住民の互助でサポートするには負担が大きすぎるものがある。

　こうした国の地域福祉政策である「地域共生社会論」に対してケアリングコミュニティという概念が提唱されている。ここでいう「ケア」とは、単なる「介護」という意味にとどまるものではない。

　大石は、大橋謙策のケアリングコミュニティの概念を次のように整理する。「『労働力確保』のような『多目的活用』のために行われるのではなく、人間の本然的（本来的）欲求に対して直接提供されるべきものであること」「人間の自己実現や"生きる"ことそのものを支援すること」「生きる意欲の喚起、はげまし、その人が主体的に自己実現できる環境の整備や社会開発などの取り組みを含むものであること」である[11]。

　国による地域福祉政策の動向とは別に、地域では、グラスルーツ的な活動が住民主体で広がってきている。2010年代から全国に拡大した子ども食堂はその例である。開始当初は、生活に困窮した世帯の子どもたちへの食の保障という要素が強かったが、その後、全国に広がる中で、地域の拠点・誰もが集える交流の場としての意味が付与されていった。

　同様に、コミュニティカフェなど、地域住民の交流の場としての拠点づくりも広がっており、住民を主体とした取組みは国の意向とは関係なく展開している。

　こうした活動は、制度の縦割りが生んだいわゆる制度の狭間問題への対応として、人びとの中から自然発生的に生み出されてきたものだ。

C. 地域福祉計画の策定・実行と評価

　地域福祉計画は、2018（平成30）年の社会福祉法改正によって、策定が従来の任意から努力義務となった。地域福祉計画は、市町村における上位計画となり、高齢者福祉や児童福祉、障害者福祉などの各種福祉計画を横断することとなっている。いわば、地域福祉計画は、その自治体が、これからどのような地域づくりを行うのか、フォーマル・インフォーマル合わせてどのように社会資源をつくり、それを活用していくのかというグランドデザインを描くためのツールである。

　地域福祉計画の策定では、地域のさまざまな機関・団体、そして住民が参加して作成する。ワークショップを行いながら地域の課題を洗い出し、何をするのか、何が必要なのかを考えるプロセスが重要である。

　この計画では、フォーマル、インフォーマルな社会資源をどのようにつくっていくのかを構想していくことが求められる。

　また、地域福祉計画の進行管理も重要な事項である。計画を策定するだけではなく、計画したことがどの程度、実行されているかを常に評価しなければならない。行政による事業の評価だけではなく、地域のインフォーマルな社会資源がどの程度拡大できたか、住民がどの程度、活動に参加したかなどを評価していくことが、地域福祉計画の進捗状況の評価となる。

D. 住民による主体形成

　これまで見てきたように、地域福祉政策は、住民の力を結集し、「地域力」を醸成することが強く求められている。

　住民の力を醸成していくことは、今後の地域における課題を解決していくためには重要である。しかし、地域への参加は強制されることであってはならない。住民といってもその実態は多様である。現在は、国籍も多様化しており、家族形態も単身世帯から単親世帯、同性パートナーなどさまざまである。地域活動に参加したいと思っていても、心身の状態や経済的状態などで、それができない実情にある人もいる。すべての人が、地域に関心があり、何かを行いたいと思っているというわけでもない。それを「地域住民全体が地域のために何かすることを目指そう」という同調圧力をかけてはならない。自分の住む地域に愛着をもち、この地域のためになることを行っていきたい、と思う住人をいかに増やしていくかが問われている。

E. コミュニティソーシャルワークの推進

　コミュニティソーシャルワークとは、地域の課題を発見し、課題を共通認識して、その解決に向けて、住民を組織化することで地域力を上げて、その課題を解決するために活動するという一連の援助技術である。この援助技術を用いるのは、主に市町村社会福祉協議会に所属する職員である。彼らは、**コミュニティソーシャルワーカー**と呼ばれている。たとえば、地域で孤立する高齢者が多いという課題があり、それが地域課題として住民に認識されるならば、孤立化防止に向けた拠点づくりや、見守り活動などを住民とともに考え行動することが求められる。しかし、コミュニティソーシャルワーカーの役割はそれだけではない。その課題を当該自治体全体の問題として行政や市民全体に働きかけたり、必要な制度などが使えるようにソーシャルアクションを起こしていくことも役割である。

コミュニティソーシャルワーカー
➡ p.180
第10章3節A.側注参照。

F. 多職種との連携・多様な社会資源の発見

　地域福祉の今後の課題としては、「狭い福祉」の中だけで物事を解決しようとするのではなく、今後は、より多様な主体と連携・協働し、課題解決に向かうことである。

　この他職種との連携については過去数十年の課題として提示されている

ことである。しかし、これからの新しさは、福祉関連の専門職のみならず、NPO、社会的企業などの民間の団体、住民組織（町内会・自治会以外も含めて）、企業、住民も含めて、その力をどう結集できるか、どう組織化し、活かすかということを、行政も含めて考えていく点にある。

　しかし厳然として残る庁内の縦割りをなくすためにも、提示された1つの事例を目の前にして、その解決をともに考えていくことで、地域に不足していること、必要なことが見えてくるのではないか。

注)

(1)　仲村優一・一番ケ瀬康子・右田紀久恵監修『エンサイクロペディア社会福祉学』中央法規出版，2007，p.25.

(2)　中央法規出版編集部編『社会福祉用語辞典』中央法規出版，2007，p.366.

(3)　武川正吾『地域福祉の主流化』福祉国家と市民社会III，法律文化社，2006，pp.25-26.

(4)　宮田和明『現代日本社会福祉政策論』新社会福祉選書10，ミネルヴァ書房，1996，p.29.

(5)　このコミュニティ政策についての評価は多様にあると思われるが、たとえば井岡勉は、「資本の高蓄積をめざす新たな国土開発計画、経済計画および広域行政計画を打ち上げ、またこれを補完するコミュニティ政策をワンセットの形で打ち出してきた」ものと評している（右田紀久恵・井岡勉編『地域福祉—いま問われているもの』ミネルヴァ書房，1984，p.19）。

(6)　倉田進『コミュニティ論—地域社会と住民活動』放送大学教育振興会，1998，p.35.

(7)　前掲書 (7)，pp.35-36.

(8)　右田紀久恵編『自治型地域福祉の展開』法律文化社，1993，p.8.

(9)　白藤博行・山田公平・加茂利男編『地方自治制度改革論—自治体再編と自治権保障』シリーズ地方自治構造改革を問う，自治体研究社，2004，p.305.

(10)　宮城孝・日本地域福祉学会　地域福祉と包括的相談・支援システム研究プロジェクト編『地域福祉と包括的支援システム—基本的な視座と先進的取り組み』明石書店，2021，p.15.

(11)　大石剛史「ケアリングコミュニティの哲学的・思想的研究—社会福祉の新しい地平を拓く地域福祉の鍵概念としてのケアリングコミュニティ概念」東北福祉大学大学院総合福祉学研究科社会福祉学専攻学位論文，2019，p.81.

▌理解を深めるための参考文献

● 石田光規『つながりづくりの隘路—地域社会は再生するのか』勁草書房，2015.

　社会学者である筆者が、つながりが崩壊しつつある郊外の団地を丹念に調査し、住民や行政担当者に聞き取りを行う中で、つながりの再生は容易ではないことを明らかにする。筆者は、常に「地域共同体からの解放を選択してきた我々が、ふたたび地域でのつながりを再構築できるのか」という厳しい問いを突きつけてくる。地域福祉研究者にとっても、実践者にとっても「甘い結論」には達しないが、それだけに、「ではどうする？」を深く考えさせられる。

● 藤原辰史『縁食論─孤食と共食のあいだ』ミシマ社，2020.

「食べる」という行為を主体に、人間が生きていくこと、社会の中で助け合うとは、どのようなことかを問うエッセイ集である。著者は「縁食とは、孤食ではない。複数の人間がその場所にいるからである。ただし、共食でもない。食べる場所にいる複数の人間が共同体意識を醸し出す効能が、それほど期待されていないからである」と説明している。その、あっさりとした、しかし緩やかにもたらされる人との「縁」が、人を最も強くつなぐかもしれないと思わされる。

● 宮城孝・日本地域福祉学会　地域福祉と包括的相談・支援システム研究プロジェクト編『地域福祉と包括的支援システム─基本的な視座と先進的取り組み』明石書店，2021.

2010年代以降、市町村は、地域において包括的な支援体制を整備することが努力義務とされた。従来、社会福祉の支援体制は、高齢者・障害者・女性・生活困窮など、領域別・法体系別に実施されてきたが、それを「包括的」に横串を通して対応していくことが目指されている。しかし、それをどのように進めていくかが課題だ。本書は、2部構成になっているが、1部の理論編では、包括的支援体制の構築に向けた基本的視座を示しており、2部では、事例編として、この体制づくりに挑んできた自治体の取組みを取り上げている。

⬤コラム　住まいを確保するために必要なこととは

「長く病院にいたのでは日常生活を送るための訓練を行うことができないのです。どうぞ、私たちが地域で住まいが得られるよう力を貸してください」。この言葉は、ある自治体で開催されたセミナーで、精神障害者の方が参加者に語ったものである。

地域包括ケアシステムを表す図では、「住まい」が真ん中に描かれる。しかし住まいがあることは当たり前ではなく、そこには多くの努力が必要とされている。

高齢者や障害者、低所得者、外国籍の人、子育て世代といった特性があると、民間賃貸住宅市場では住まいを得ることが難しくなる。

しかしこれは不動産業者や大家など、貸す側のみに集約される問題ではない。孤立死や近隣トラブルなどを心配するのは、貸す立場になれば感じる不安である。その不安を取り除いてもらうためには、地域の中でフォーマル・インフォーマルサポートを組んで、課題を抱えている人びとを支援していくことが重要なのだ。

行政だけではなく民間支援団体も、そして住民という立場のわれわれもともに暮らす仲間として何ができるのかを考えていく。それこそが地域共生社会を築く一歩である。

第2章 地域福祉の歴史と発展過程

この章では、まずイギリス・アメリカ・北欧の福祉の歴史と地域福祉との関係について紹介する。このうち北欧については、スウェーデン・デンマーク・フィンランドの3ヵ国に限定してその概略を説明する。次に、日本の地域福祉の歴史についてその流れを中心に解説する。地域福祉の前史から戦後における地域福祉登場をはじめ、社会福祉法成立以後の地域福祉における地域共生社会政策までの変遷を含み確認できるようにしたい。

1

現代の地域福祉に連なっているものをイギリスの福祉政策・アメリカの福祉実践・北欧の福祉思想といったものの軌跡に求めていき示唆を得るなかで、各国が日本の地域福祉への政策的・実践的・思想的な影響を大なり小なり及ぼしてきていることを理解する。

2

日本の地域福祉前史を踏まえ、地域福祉の源流である慈善組織化、セツルメント、方面委員、また、地域福祉の中核的団体である社会福祉協議会をめぐる周辺の動き、さらには、社会福祉法成立前後までとそれ以後の改正までの一連の流れを文脈として理解する。

1. イギリス・アメリカ・北欧の福祉と地域福祉

A. イギリスにみる地域福祉の軌跡

[1] 慈善組織協会とセツルメントの形成

　1860年代のイギリスは、産業革命を経て資本主義体制が確立し、高度成長が始まった時期にあたる。この時期には貧富の差が広がって貧困者や孤児などが急増する。しかし、救済はほとんど私的な慈善事業に頼っている状態であった。しかも私的慈善事業の多くは互いに協力して慈善を行うというものではなく、慈善の内容を競うという非協調的で無秩序な慈善が乱立していた。その結果、何もせずに施しを受けるだけで暮らす職業乞食が増加し、人びとの働く意欲が削がれていくようになる。そこで、こうした無秩序な施与の弊害を防止するために、1869年にイギリスのロンドンで結成されたのが「慈善的救済の組織および乞食抑圧のための協会」であり、翌年、COSと略称されるようになった**慈善組織協会**である。慈善組織協会の取組みは、**ロック**らの指導の下で進められたとされている。

　また、隣保事業と訳されているセツルメントがある。このセツルメントは1884年に**バーネット**がイーストエンドの貧民街に、若き研究者**トインビー**を記念して**トインビーホール**を建てたのが世界で最初である。トインビーは歴史上、「産業革命」という言葉を最初に使った人物であるが、彼はバーネットの勧めで大学を辞職してセツルメント運動に貢献した。しかし、31歳の若さでこの世を去った。

　バーネットは「金ではなくて、あなた自身」（not money, but yourself）を貧困者に提供するよう、大学生たち知識人に呼びかけた。大学生たちは貧困地域に住み込んで、その人間的な交流を通して彼らの教養や生き方を伝える中で貧困者の援助活動にあたっていった。こうしたバーネットの考え方の原点にあるのは若くして亡くなった**デニスン**の思想であった。デニスンは慈善組織協会に参加するかたわらイーストエンドにも住み込み、セツラーとして活躍した人物であり、セツルメント思想を創始したのである。

　なお、セツルメント運動は多くの著名人を輩出することになったが、その中の1人が1942年に提示された「ベヴァリッジ報告」で知られるイギリス社会保障の創設者**ベヴァリッジ**その人である。正式名称「社会保険および関連諸サービス」のこの報告は、「ゆりかごから墓場まで」の社会保

障計画のモデルを提示した。最低生活の保障、均一拠出・均一給付、5つの巨人（貧困、疾病、無知、不潔、無為）に対する広範な社会政策の必要を説き、戦後イギリスの社会サービス国家（福祉国家）を準備する設計図となった。また、同報告の後に続く1948年の「ボランタリーアクション」という報告では、社会進歩の方法としての民間活動の必要を強調している。

［2］ 日本に影響を与えたイギリスの政策

　精神障害者が地域社会に復帰できることを目的に生まれた概念がコミュニティケアである。イギリスで生まれたコミュニティケアは、従来の施設ケア中心から抜け出して、本来の生活の場である地域社会の中で生活していけるようにしていくサービスのシステムを意味している。コミュニティケアが一般化するのは、1957年に「精神病者および精神薄弱者に関する王立委員会」が、施設ケアからコミュニティケアへの移行を勧告してからである。同勧告を受けて1959年の精神保健法ではコミュニティケアが規定され、1962年には大規模精神病院が閉鎖された。

　一方、ベヴァリッジ報告以来、福祉国家建設を目指したイギリスでは医療機関や自治体に多くのソーシャルワーカーが雇用されるようになった。そうしたなかソーシャルワークの専門性と養成が新たな課題として浮上した。この時期の教育・訓練の充実について一貫して訴えてきたヤングハズバンドの貢献を忘れてはならない。1959年の「ヤングハズバンド報告」はソーシャルワーク教育課程の設置、公的資格誕生の契機となった。また同報告は、1家族に1ワーカーを原則とする「ワン・ドア・システム」、専門団体の機能統合化を重視するなどの提言を行っている(1)。

　1968年にシーボームを委員長とする報告が政府に提出された。「シーボーム報告」と呼ばれるこの報告は、地方自治体で行うパーソナルソーシャルサービスの組織と責任について再検討を行った。そして、これを受けて1970年に制定されたのが「地方自治体社会サービス法」である。地方自治体に社会サービス部が義務設置となり、ニーズに総合的に対応できるソーシャルワーカーの配置と体制が整えられていった。

　しかし、1974年当時、ソーシャルワーカーの有資格者の率が低位に止まり、専門職化が滞っていたため、人材養成と訓練の発展を目指すべきであることを勧告した「バーチ報告」が1976年、2年越しでまとめられた。同報告では1980年代半ばまでに半数のソーシャルワーカーを有資格者にするという具体的見解を示した(2)。

　また、1978年には「ウルフェンデン報告」が提出され、行政部門だけが役割を担うのではないという「福祉多元主義」が打ち出された。同報告

ヤングハズバンド
Younghusband, Eileen
1902–1981

シーボーム
Seebohm, Frederic
1833–1912

シーボーム報告
正式名称は「地方当局並びに関連対人社会サービス委員会報告」。福祉サービスの権限を地方自治体に委譲し、対人社会サービスを一元的・総合的に取り扱う社会サービス部の創設を勧告した。

ウルフェンデン報告
「民間組織の将来」と題した報告。

では、福祉サービスの供給主体が私的部門（インフォーマル部門）、行政部門（公共部門）、非営利民間部門（ボランタリー部門）、営利民間部門（市場部門）の４つに分けられ、それぞれの役割が重視されている。

さらに、同年、コミュニティケアにおけるサービスのあり方の構想をめぐって、「サービスの出発点は患者／クライエントであり、行政上の境界や組織上の必要であるよりは患者／クライエントのニードである」と、異論を唱える余地がない言及をウィンナー報告が行っている[3]。

さて、1970年代以降の社会サービス部の急速な拡大によって、ソーシャルワーカーの専門性や果たすべき役割についての議論も活発になされるようになった。そうした中、1982年に公刊されたのが「バークレイ報告」である。これはソーシャルワーカーの役割と任務について報告したもので、コミュニティソーシャルワークという考え方が指摘されている。中でも注目されるのは近隣基盤ソーシャルワークの「**パッチシステム**」である。パッチとは人口１万人前後の小地域を指すが、パッチシステムとは小地域をベースに地方自治体によるソーシャルサービスを行う方式のことである。具体的にはソーシャルワーカーやホームヘルパーが小地域単位でチームを組んでニーズを発見してサービスを提供し、他方、サービスのあり方について住民自身が決定できるように支援するという試みであった。

1980年代に入ると、ロングタームケア（長期ケア）の問題が大きな課題となり、コミュニティケアをいかに効果的で効率的に実施していくのか、見直しが求められるようになった。これに一定の解答を導き出したのが1988年の意見書「**グリフィス報告**」であり、地方自治体にコミュニティケアの責任があることを勧告した。

また同年、「**ワグナー報告**」が魅力的な施設サービスについて勧告している。すなわち、Caring（個別化されたケア援助）、Choice（選択権の行使）、Continuity（これまでの生活との継続性）、Change（変化し成長する可能性）、Common values（共通の価値観をもつこと）の５つのＣを取り入れるべきという提言を行った。

さて、その後イギリス政府はロングタームケアの課題に応えるために「コミュニティケア白書」を1989年に公表し、この白書をもとに「国民保健サービス及びコミュニティケア法」を1990年に成立させている。これにより1991年からコミュニティケア改革が始まり、ケアや支援を必要とする人びとの地域自立生活支援のための機構・組織の改革が行われた。

そして、非営利民間部門（ボランタリー部門）の役割を評価した「コンパクト」と呼ばれる協約が行政部門（公共部門）との間で1998年に取り交わされ、この覚書に基づく政策が展開されている。

バークレイ報告
正式名称は「ソーシャルワーカー：その役割と任務」。ソーシャルワークのあり方について議論が行われ、多数派意見が報告書の本体に、少数派意見と個人的意見が付録で併記された。コミュニティソーシャルワークの考え方を示したのは多数派報告である。

パッチシステム
バークレイ報告の中の少数派意見。

グリフィス報告
正式名称は「コミュニティケア：行動のための指針」。地方自治体に対してコミュニティケアにおける財政の健全化とケアマネジメントの実施責任を求めた。

ワグナー報告
正式名称は「社会福祉施設のとるべき道」。入所施設をコミュニティケアの中に位置づけた。

B. アメリカにみる地域福祉の軌跡

[1] 慈善組織化活動とセツルメント活動

イギリスで始まった慈善組織化活動は1877年にアメリカのバッファローに移入した。それまではたくさんの慈善団体が行き当たりばったりで慈善活動していたが、慈善組織協会が設立されたことによってより理論的、組織的に考えるようになった。すなわち、慈善団体同士で話し合って貧困者の家庭を一軒一軒訪問するという「友愛訪問」が行われた。こうした慈善組織協会の動きから個別的に対象者を捉えていくケースワークが生まれた。とりわけ、**リッチモンド**がケースワークを最初に体系化したことは有名である。また地域社会における組織化の実践がコミュニティ・オーガニゼーションの生まれるきっかけとなった。

一方、イギリスのセツルメントであるトインビーホールに学んだ**コイト**は、1886年にアメリカ初のセツルメントとなる**ネイバーフッドギルド**をニューヨークに設立した。その後、**ジェーン・アダムス**がアメリカを代表するセツルメントとなるハルハウスを1889年に設立させている。ジェーン・アダムスは、シカゴにハルハウスを建てる以前の1883年にイギリスのロンドンを訪れているが、そのとき彼女の瞳に映った光景は、土曜日の夜中に粗末な身なりの人が、腐りかけた野菜や果物を売っていて、それを買った男がキャベツを受け取ると、洗いも調理もせずに生のままでかぶりつき、むさぼり食べている様子だったという。

ハルハウスのセツルメント活動は1889年に誕生してから発展してゆくことになるが、スラム問題だけでなく人種問題、移民問題、労働者問題、婦人問題など幅広く取り組まれた。初期の事業はクラブ組織によるグループ活動が行われている。具体的には子どもクラブ、若い婦人の読書会、移民のためのプログラムなどであったが、これらが後のグループワークの方法論に発展していく。

ところで、セツルメントの隆盛後、慈善箱がその起こりとされる共同募金制度のパイオニアが姿を見せる。すなわち、それまで慈善団体が個別で行っていた寄付金活動を共同で行うため、1913年にクリーブランドに共同募金運動が組織化されたのである。この組織はクリーブランド慈善博連盟と名づけられたが、翌年、クリーブランド社会福祉協議会として再組織化されている。その後、クリーブランドをモデルとした方式が各都市でとられるようになっていき、1918年には**ユナイテッドウェイ**と呼ばれる大規模な募金活動へと発展して今日に到っている。日本の共同募金の仕組みは、これを参考として設立されたものである。

リッチモンド
Richmond, Mary Ellen
1861-1928
「ケースワークの母」とも呼ばれる。主著に『社会診断』（1917）、『ソーシャルケースワークとは何か』（1922）がある。

コイト
Coit, Stanton George
1857-1944

ネイバーフッドギルド
neighborhood guild
アメリカ初のセツルメント。ハルハウスを初めとする後のアメリカのセツルメントの発展に貢献した。

アダムス
Addams, Jane
1860-1935
アメリカのソーシャルセツルメント運動の代表的存在。ノーベル平和賞（1931年度）を受賞しており、晩年には来日したことがある。

ユナイテッドウェイ
United Way
クリーブランドでの募金活動が源流で、その後、ロチェスターでこの活動がコミュニティ・チェストと名づけられたことに由来する。

［2］日本に影響を与えたアメリカの実践

　第1次世界大戦（1914～1918）以降、都市化が進み、地域社会の関係が弱まり、生活環境も悪くなっていく。1929年の世界恐慌（すべての資本主義国家を襲った経済恐慌）は大量の失業者、貧困者を出現させることになった。そこで、ルーズベルト大統領は救済（relief）、回復（recovery）、改革（reform）の三本柱からなるニューディール政策を発表した。一方、こうした問題は一部の人たちの問題ではなく、全体の人たちの問題として認識されるようになり、たくさんの公的な施設協議会、そして私的な施設協議会による近隣協議会や地域協議会が誕生した。地域改革に参加しようとする人びとが増え、多くのソーシャルワーカーが関わる中で、コミュニティ・オーガニゼーションの理論が形成されるようになった。

　コミュニティ・オーガニゼーションの理論が最初に整理されたのは、1939年の全米社会事業会議においてである。ニューヨーク市社会福祉協議会会長の**レイン**が議長を務めた通称「**レイン報告**」が会議に提出された。この報告は、ニーズに適合するよう公私機関の資源を開発、動員していく「ニーズ資源調整説」を強調するもので、関係機関の連絡調整、福祉計画の策定をその内容としている。

　また、伝統的な地域社会の崩壊が進んでいく中、新たに民主的な地域再組織化を目指す「インターグループワーク説」が**ニューステッター**によって1947年に提起されている。これは、地域社会というのは色々なグループの集まりであり、グループ間の相互作用で成り立つので、問題解決のためには、これらグループ間の意見を調整することで地域社会の組織化を図ろうというものであった。すなわち、代表者同士で協議を行い、そこで決められたことを地域社会の中で実行する、というものである。代表者同士とその代表者を送っているグループ構成員同士の良好な関係形成が鍵を握るが、現在もなお広く活用できる技法として定着している。

　さらに、住民の主体的な参加で、地域社会が団結し、全体的調和の確立を目指す**ロス**の「統合化説」（単に組織化説、地域組織化説と呼ばれることもある）が1955年に登場する。これはコミュニティ・オーガニゼーションの目標達成、問題解決よりもプロセスを重視したものであった。また、この学説がまとめられたロスの著書『コミュニティ・オーガニゼーション—理論・原則と実践』（1955）は、岡村重夫が全訳し、1963（昭和38）年に刊行されている。

　その後、1957年から始まったアフリカ系アメリカ人が平等な権利を獲得するための公民権運動を背景にして、コミュニティ・オーガニゼーションは新たに発展していった。**ロスマン**が**3つの方法モデル**、すなわち、

レイン
Lane, Robert P.
1891–1953

レイン報告
正式名称は「コミュニティ・オーガニゼーション起草委員会報告書」。

ニューステッター
Newstetter, Wilber
1896–1972

ロス
Ross, Murray George
1910–2000

ロスマン
Rothman, Jack
1928–

3つの方法モデル
Three Models of Community Organization Practice
小地域開発、社会計画、ソーシャルアクションを指す。

小地域開発（小地域においての全住民の連帯、自立、調和を図る）、社会計画（利害対立のある地域社会において、科学的な計画手段によって合意形成を図る）、ソーシャルアクション（関係者で組織をつくり、世論を喚起し、法・制度の創設や改善を図る）を構想したのは1968年のことであった。

ところで、公民権運動の影響といえば1970年代初め頃、急速に広がった1つの運動に、カリフォルニア州の重度の障害がある学生たちが中心となり活発に展開した自立生活運動がある。これはポリオの障害者エド・ロバーツが同じ障害をもつ仲間とつくった自立生活センターがはじまりである。アメリカ市民としての権利を勝ち取った彼は、「自立生活運動の父」と呼ばれている。日本においては、1973（昭和48）年より開催された「全国車いす市民集会」を通じてIL運動の理念が検討され、1981（昭和56）年にロバーツが来日し、講演を行ったことでIL運動への関心が高まった。

さて、その後、ロスマンの方法モデルは幾度か変遷をとげていく。1987年には**トロップマン**との共同研究で新たにポリシー・プラクティス（政策実践モデル）（政策分析を行い、政策の発展・改善を図る）とアドミニストレーション（運営モデル）（人事・財政管理、民主的運営とその環境改善を図る）の2つがサブモデル化して付け加えられた。

他方、ロスマンのモデルなどを含む上位概念として、社会変革のアプローチに焦点を当てたものに1995年のウェイルとギャンブルによるコミュニティ・プラクティスの8つのモデルがある。①近隣とコミュニティの組織化、②機能的コミュニティの組織化、③コミュニティの社会経済開発、④社会計画、⑤プログラム開発と地域との折衝、⑥政治活動とソーシャルアクション、⑦連合組織化、⑧社会運動である。これらは認識枠組みとしては日本でもおおむね受け入れられてきたといえる。

なお、アメリカで進展したコミュニティ・オーガニゼーションは「コミュニティ・オーガナイジング」と呼ばれる活動として各地で活発化していることを付言しておく。

C. 北欧にみる地域福祉の軌跡

[1] スウェーデンの福祉

1950年前後のスウェーデンでは、介護を必要とする高齢者や、家族や親族のいない高齢者を、本人の意思を無視して強制的に老人ホームに入所させていた。この非人間的な扱いを**ヨハンソン**は批判した。当時の老人ホームは、障害者と同居の現代版姥棄山であった。つまり、福祉国家で有名な北欧といえども、はじめからそうであったわけではないことを確認して

自立生活
IL: Independent Living

エド・ロバーツ
Roberts, Edward V.
1939-1995

トロップマン
Tropman, John E.
1946-

コミュニティ・オーガナイジング
Community Organizing
コミュニティ・オーガナイザー（地域活動家）が、スラム街や農村、少数民族の集落に入り、住民と議論して考えをまとめたり、当局と交渉したりする役割を担う。参加原則として、自らリーダーにならない、地元出身のリーダーをつくる、住民自ら議論させ決定させるなどが挙げられる。

ヨハンソン
Lo-Johansson, Ivar
1901-1990
社会学者、作家、ジャーナリスト。50冊以上の作品を残す。両親が土地を持たない農業労働者（スタータレ）であったことも強く影響し、高齢者を含め虐げられた人びとの自由を追求する視点を常に持ち続けた。

おく。その成果は努力して自分たちのものにしてゆく歴史にほかならない。

　ヨハンソンの告発に起因して大きな世論が形成され、1950年代のスウェーデンで画期的な出来事としての高齢者問題への取組みが起こった。1950年の選挙で高齢者問題が初めて政策の的となったのである。また同年、赤十字がボランティアで高齢者のためのホームヘルプ業務を開始する。1952年になると、スウェーデン社会庁から「ホームヘルプについての指針」が出された。1953年に老人ホーム建設のために国庫補助が導入され、1954年には高齢者のための住宅手当が支給されはじめた。

　1960年代に高齢者ケアはさらに発展する。高齢者住宅の改善、地域療養ホームの建設、ホームヘルプの充実を目的として、市はホームヘルプの拡充、県はナーシングホームの建設をスタートさせた。

　1970年代に入ると脱施設化の動きが出てくる。居住環境を良くしていくという理由、そして国から建設資金が融資されるという財政的な理由を背景として多くのサービスハウスが建設された。これは同時に「**脱施設化**」の象徴でもあった。

　1980年代、介護施設環境の向上と改革が始まる。1981年に成立した社会サービス法は、高齢者が在宅で介護サービスを受けられ、特別に援助を必要とする高齢者のためのサービスまたは介護を受けられる住宅の用意の必要について明記した。また、1983年成立の保健医療サービス法は、住民の健康促進を図り、住民の居住地区、経済状態にかかわらず保健医療サービスを受ける権利があることを規定した。

　1990年代は高齢者福祉の転換点である。高齢者の「保健医線」と「社会福祉サービス」の統合を目的として、1992年にエーデル改革（エーデルリフォームともいう）を実施した。この改革によってコミューン（地方自治体）が高齢者ケアを一元化して担当することになった。1998年には、高齢者ケア政策として高齢者国家行動計画を制定、「国民から選ばれた議会によって民主的に決定」「税金を用いて連帯的に負担」「購買力ではなく必要性に応じて配分」という3つの原側を明記した。

　2000年前後から、スウェーデンでは社会サービスの質の確保が課題となる。そこで1999年の社会サービス法の改正では、個人の介護において深刻な不当行為を発見した者は直ちに社会福祉委員会に報告する条項を追加した。2002年の同法改正では、サービス利用料金の最高額を導入した。これは、サービス料金を支払っても通常の生活経費が十分な金額が手元に残るよう「最低留保額」を確保するものである。また、「生計援助」と「生活その他のための援助」を不服訴訟の対象とするなど大胆な取組みもある。

脱施設化
「施設に入れること」の反対語であり、「施設から出ること」の意味もある。また、ここで言う施設とは大人数の人が生活すべてをまかなうことができる、巨大で、地域社会から隔離された施設のことを意味する。

エーデル改革
社会サービス法の成立後、福祉制度が急速に整備されていったが、入院の必要性がなくても、地域生活を送るには問題があり入院する、いわゆる社会的入院が発生し、これを改善するために行われた改革である。高齢者の保健医療は広域自治体、介護サービスはコミューンが実施責任を負う。

[2] デンマークの福祉

1951年、福祉思想が強まり、知的障害の子どもをもつデンマークの母親たちが、親の会を結成する。そして、「障害があっても、誰もが普通に参加できて、普通に暮らせる社会」をつくるという「**ノーマライゼーション**」（デンマークではノーマリセーリングと呼称）の理念をデンマーク社会省に要望し、1959年、知的障害者福祉法として結実する。法案などの起草に大きく関わったのが**バンク−ミケルセン**である。

1964年に設置された社会改革委員会では、障害者施設のあり方が再検討された。その結果、従来の大規模施設主義ではなく、地域社会に向けた開放性、密着性を重視する「脱施設化」「新しい居住方式の創設」が行われることとなった。また、女性の労働市場への新たな参加を背景として、プライエム（老人ホーム）や保護住宅（ケアハウス）を整備していった。

1974年、社会政策の基本法となる、生活支援法が制定された。社会福祉関連7法を統合し、「高齢者」「児童」など別扱いであった法律も一元化された。1979年には、高齢者福祉保健医療政策の理念と方法について検討するためにデンマーク社会福祉省に高齢者政策委員会が設置された。

この委員会により1982年、今日でも日本に受け継がれている「**高齢者福祉の3原則**」が打ち立てられる。①人生の継続性、②自己決定権、③残存能力の活用、である。この高齢者福祉の3原則が提示されたことで、デンマークでは「できる限り長く在宅で」というスローガンが展開していく。高齢者住宅法、そして生活支援法の改正も脱施設化を実現させるための連動した流れであった。高齢者住宅という、新しいタイプの「住まい」を規定し、続く1988年の生活支援法の改正で、プライエム、保護住宅といった従来型施設の建設を禁止することとしたのである。

1996年の改正高齢者住宅法によって、新しく導入された「住宅」がプライエボーリ（ケア付き高齢者住宅、場所によってはローカルセンターともいう）である。プライエボーリでは、サービススタッフの常駐を規定し、援助なしに生活できない高齢者のためのバリアフリーが行き届いている。

1998年には、障害者を支援される対象でなく、主体として位置づける「社会サービス法」が施行され、それまでの生活支援法は廃止された。デンマークでは、18歳になればほとんどの障害者が親元を離れて暮らす。

2000年代以降、デンマークでは、利用者の参画促進の動きがみられる。利用者・家族委員会という法律上で定められた委員会が、プライエムや介護付き住宅に設置され、高齢者の日常生活などのガイドラインについて、地区主任と利用者やその家族との対話を促進する役割を果たしている。

ノーマライゼーション
障害がある方にもごく当たり前の生活をしていただこうという考え方である。たとえ障害があっても、その人を対等な人として受けとめ、同時に、その人の生活条件を普通の生活条件と同じようにすることを目指す。障害のノーマル化ではなく、障害がある人の生活条件をノーマライズする、そうした文化が市民のなかにも育つことを意図している。この考え方は、世界各国の福祉関係者の注目の的ともなっていった。

バンク−ミケルセン
Bank-Mikkelsen, Niels Erik
1919–1990

高齢者福祉の3原則
別名、「アナセンの3原則」とも言われる。アナセン（Andersen, Bent Rold）が委員長を務めた高齢者問題委員会で打ち出された。現代日本の介護において、根底に流れる大事な哲学とも目されている。

［3］フィンランドの福祉

　1945 年に設置された「福祉計画委員会」とその報告書に基づく福祉改革がフィンランド福祉国家建設へのスタート地点である。戦後復興の目標は国家主導による国民全体の幸福を実現することとされた。しかし、多くの論議を経て制定した 1956 年の「社会扶助法」は救貧法の性格を有し、それまで練り上げてきた普遍主義を一転、選別主義へと変容させた。

　1960 年代から 1970 年代にかけて伝統型コミュニティが希薄化し、保育や介護のニーズが顕在化してくる。このため 1967 年に「社会福祉の原則委員会」を設置し、その報告書の中で、サービスの精神、ノーマライゼーション、信頼の原則、選択の自由、予防福祉、自律の促進などの考え方を導入し、社会福祉の受給者を「扶助者」から「市民」の地位に高めた。

　1970 年代には公的セクターの拡大とともに、多くの保健福祉サービス従事者が自治体に雇用されたが、地域間格差が生じる。その是正のため 1984 年に保健福祉国家補助金改革を断行し、全国的に同じレベルのサービスを保障するという目標が達成される。1982 年には「社会福祉法（社会サービス法）」が制定され、すべての市民が自治体サービスを受ける制度上の権利が保障されることとなる。

　ところが、途切れることのない都市化と人口移動による地域格差の拡大、自治体への国家補助の膨張などにより福祉国家の再編が求められていく。1990 年代には、施設におけるロングタームケア（長期療養）の削減と在宅ケアへの移行が進む。施設に代わる 24 時間ケア付き住宅など民営化も進展した。そして、公的サービスの肥大化を防ぐため、政府は 2000 年代以降、介護予防政策を重点化している。

　このようにフィンランドでは、政府や自治体のリーダーシップのもと、包括的で多様なシステムを構築し、シームレス（継ぎ目のない）ケアを目指している。1993 年に全国的にスタートした**ラヒホイタヤ**という養成教育もその一環であることを付言しておきたい。

　ここまで、北欧にみる地域福祉として、スウェーデン・デンマーク・フィンランドを見てきた。日本基準でみた北欧諸国には、このほかにもノルウェー・アイスランドも入る。最後になぜこの 3 ヵ国を取り上げたのか理由を述べる。1 つは **SDGs** の進歩状況である[4]。2021 年、全 193 の国連加盟国中のベスト 3 が、①フィンランド、②スウェーデン、③デンマークである。もう 1 つは世界幸福デーに公表される世界幸福度ランキングである。2021 年、①フィンランド、②デンマーク、③スウェーデンがベスト 3 である[5]。

ラヒホイタヤ
lähihoitaja
フィンランドの社会・保健医療共通基礎資格のことで、保健医療分野と社会サービス分野の日常ケアに関する、さまざまな中卒レベル資格を一体化し、1 つの社会・保健医療基礎資格としたもの。ラヒホイタヤは lähi（身近な）と hoitaja（世話をする人）の意味を持つフィンランド語。lähihoito とは、英語の near care（日常ケア）に相当する。

SDGs
持続可能な開発目標（SDGs: Sustainable Development Goals）のこと。2001 年に策定されたミレニアム開発目標（MDGs）の後継として、2015 年 9 月の国連サミットで加盟国の全会一致で採択された「持続可能な開発のための 2030 アジェンダ」に記載された、2030 年までに持続可能でよりよい世界を目指す国際目標である。

SDGs ランキング
国は全体的なスコアでランク付けされている。総合スコアは、17 の SDGs すべてを達成するための国の進歩状況であるが、スコアが 100 の場合、すべての SDG が達成されたことを意味する。

2. 日本の地域福祉の歴史

A. 地域福祉の源流

［1］ 地域福祉前史

　今日のように社会福祉の制度やサービスが整備されていなかった時代には、隣近所もしくは親族、家族で助け合うしか方法がなかった。幕末・明治・大正の時期、農村社会では家族で支え合うことが難しい場合には、ユイ、モヤイ、テツダイ、組、講といった相互扶助が行われていた。これらは地域福祉の源流であり、その原型として確認しておくとよい事項と思われる（**表2-2-1**）。

表2-2-1　代表的な相互扶助

ユイ （結）	互酬的行為。かつての農村においてみられた仕組み。田植えや屋根葺きなど、複数の家の間で同じ量の労働力を提供し合って手伝うこと。
モヤイ （催合）	再分配的慣習。漁村で行われた地引き網漁などにみられた。協同生産・収穫したものを次々と分配すること。
テツダイ （手伝い）	ユイやモヤイが互いに助け合うのに対して、テツダイは無償で労力や食料を提供。見返りは求めない。
組	生産や自治を目的にした地縁による相互扶助組織。村の日常生活の助け合いを行う村組、家々を一定数ごとに区分した近隣組、さらには葬式組、祭組といった目的別のものもある。
講	信仰や社交を目的とした相互扶助組織。家格（家の地位）の差が表面化せず、比較的平等な人間関係が成立していた。頼母子講が有名で、無尽ともいう。頼母子講は、講の組織による民間の金融組合の一種。講員が掛金を定期間に出し合い、くじ引きで毎回そのなかの１人が交代で所定の金額を受け取る。全員に渡し終えた時点で講は解散する。出し合った金で家畜や家財道具などを買い入れ、交代に分け与えることもある。

出典）筆者作成.

［2］ 慈善組織化

　「慈善組織化」活動はイギリス、アメリカで成果を上げた。日本もその影響を受けて、1903（明治36）年に第１回全国慈善事業大会を開催し、1908（明治41）年に中央慈善協会（初代会長：**渋沢栄一**）が発足し活動を始めた。中央慈善協会は1921（大正10）年に中央社会事業協会に名称が改められるなどして、第２次世界大戦後には**全国社会福祉協議会**が誕生している。

渋沢栄一
1840-1931
日本資本主義の父。幕末に訪欧し、資本主義文明を学び、帰国後、数多くの株式会社を創設。晩年に社会事業・教育事業に専念した。

全国社会福祉協議会
その前身は、1951（昭和26）年に日本社会事業協会、全日本民生委員連盟、同胞援護会の３団体統合により成立した中央社会福祉協議会である。

ちなみに 1920（大正 9）年頃から、社会事業という言葉が一般的に広く使われるようになった。現在の『月刊福祉』の前身である専門誌『慈善』は、1921（大正 10）年から 1941（昭和 16）年にかけて『社会事業』という名称に改称している。その当時の社会連帯思想が社会事業の成立に大きく影響したのである。

［3］セツルメント

セツルメント活動もイギリス、アメリカで取り組まれた、貧困に果敢に挑戦した運動であるが、日本もその影響を受けた。日本で最初のセツルメントは、アメリカから来日した宣教師**アリス・アダムス**が 1891（明治 24）年に開いた岡山博愛会であった。また、トインビーホールに学んだ**片山潜**が、1897（明治 30）年に東京の神田三崎町にキングスレー館を創設するなど数多くの民間セツルメントや公立セツルメント（公立隣保館）が生まれた。しかし、その後の戦時体制下でセツルメントは活動停止を余儀なくされた。公立隣保館は公民館へ衣替えし、市町村単位には社会福祉協議会が設置されたことなどにより、セツルメント活動は衰退を余儀なくされ、その後の地域福祉の布石を残すに止まった。

［4］方面委員

済世顧問ないしは方面委員の各制度も地域福祉の源流である。方面委員活動は公的な救貧事業のための協力機関として役割を果たした。口火を切ったのは、岡山県知事の**笠井信一**が県内の貧困調査による実態をつかみ、そこからドイツのエルバーフェルト制度に学んで 1917（大正 6）年に設置した「済世顧問制度」である。また、大阪府では**林市蔵**知事が**小河滋次郎**の立案により 1918（大正 7）年に「方面委員制度」を創設した。

この間、東京府に「救貧委員制度」ができ、さらにその後、兵庫県に「救護視察員制度」、京都府には「公同委員制度」と続いて、府県ごとにその名称や仕組みが多様であったものの、1936（昭和 11）年には大阪府の方式をモデルに方面委員活動は全国統一の制度となった。1936（昭和 11）年の「方面委員令」の公布である。そして方面委員制度は大戦後には「民生委員制度」（1948）へと発展していった。

B. 社会福祉協議会の始動と地域福祉の実体化

［1］地域福祉の登場

1945（昭和 20）年 8 月 15 日、太平洋戦争は終戦を迎えたが、それは窮

アダムス
Adams, Alice Petty
1866–1937

片山潜
1859–1933

笠井信一
1864–1929
著書に『済世顧問制度の精神』（1930）がある。

林市蔵
1867–1951

小河滋次郎
1864–1925

乏生活の始まりでもあった。日本は占領軍総司令部の指示により、公私分離の原則に基づき、新たな歩みを始めた。1947（昭和22）年には国民のすけあい運動として共同募金が始まり、民間福祉事業支援の第一歩を踏み出した。

　戦後の荒廃と生活困窮者に対しては民間団体をどう育成するかが課題であったが、次第に組織整備が行われていき、1951（昭和26）年1月には中央社会福祉協議会が結成された。同年3月には社会福祉事業法が制定され、名称を全国社会福祉協議会連合会と改称し、1955（昭和30）年には現在の名称である全国社会福祉協議会となった。社会福祉事業法の制定で都道府県社会福祉協議会も位置づけられたが、法規定されなかった市町村社会福祉協議会も1951（昭和26）年から1957（昭和32）年までの間にほぼ全国の市町村に設置されている。

　社会福祉協議会の拠り所はアメリカで発展したコミュニティ・オーガニゼーションの理論や技術であったが、社協活動は民生委員や福祉施設の連絡・助成、共同募金や歳末たすけあい運動などにとどまることになった。

　全社協は1957（昭和32）年に「市区町村社会福祉協議会当面の活動方針」を策定した。社協は、地域における“福祉に欠ける状態”の克服を主要課題として活動することになった。1959（昭和34）年に設立された保福祉地区組織育成中央協議会（育成協）の活動は、推進指定地区を中心に、社協と衛生団体が住民参加の地区組織活動を推進するものであった。公衆衛生分野との連携による住民の健康確保や疾病予防への取組みの成果は、社協の主要課題が住民の組織化にあることを示唆することとなった。

　アメリカで発達したコミュニティ・オーガニゼーションの方法論は、**谷川貞夫**、**牧賢一**、**竹内愛二**、岡村重夫らによって紹介・導入されていき、社協職員の業務や任務に一定の影響を与えた。

　また、最も影響力が強かった考え方は、岡村重夫により紹介された「住民参加」ないし「住民主体」の概念であった[6]。これにより「住民主体の原則」が強調され、1962（昭和37）年に全社協が策定した「社会福祉協議会基本要項」にも組み込まれた。それ以後、この基本要項は社協活動の指針として定着し、「住民主体の原則」をめぐる理解も深まっていく。

　しかし、このときにはまだ地域福祉という用語が意識的に使われていなかった。地域福祉という言葉がいつ頃登場したのかについてははっきりしていないが、社会福祉協議会などでは、ごく日常の用語として戦後早い時から使ってきたようであり、研究者の間でも特別な意味をもたせず、一般的に使われてきたといってよい[7]。

　永田幹夫は、「地域福祉」について次の貴重な証言を行っている[7]。

占領軍総司令部
GHQ: General
Headquarters

谷川貞夫
1900-1989

牧賢一
1904-1976

竹内愛二
1895-1980
日本にケースワークを紹介した。『ケース・ウォークの理論と実際』1939）は戦前ケースワーク研究の到達点を示したものであった。また、高森敬久との共著『コミュニティ・ディベロップメント』（1970）は岡村夫の『地域福祉研究』（1970）と並び、地域福祉の本格的研究の開始を告げたものとして位置づけられている。

永田幹夫
1922-2008
主著に『地域福祉組織論』（1981）、『改訂2版地域福祉論』（2000）などがある。

「『地域福祉』という用語が使われるようになったのは1950年代の終わりから1960年代にかけてでしょう。ご承知だと思いますが、全社協では1960（昭和35）年から検討して、1962（昭和37）年に『社会福祉協議会基本要項』をつくっているわけです。そのときに起草委員会の議論の中で『地域福祉』という言葉を使わないという申し合わせをわざわざしたのです。まだ内容が明確でないので、それを基本要項の中に入れるのはやめようと、わざわざ申し合わせをして一切入れなかったのです」。

コミュニティ・オーガニゼーション（地域組織化活動）の理論と技術は社協を中心に展開したが、これが日本独自の地域福祉論を登場させる1つの誘因となった。また、1960年代後半から高度経済成長による歪み、すなわち、公害・環境問題、過疎・過密問題による生活基盤の崩壊、家族機能の脆弱化など急激な社会変動が起こり、新たな社会福祉が必要となり、従来の地域組織化活動は限界点に達してしまうことになる。

[2] 地域福祉の構築

地域社会に発生する諸問題に対して、国民生活審議会は「コミュニティ—生活の場における人間性の回復」を1969（昭和44）年に発表しているが、この1970年前後はコミュニティケアの論議も盛んになされている。これが地域福祉論を登場させるもう1つの誘因となる。たとえば、東京都社会福祉審議会は、日本で初めてコミュニティケアについて言及した「**東京都におけるコミュニティケアの進展について**」（1969）を、中央社会福祉審議会は「**コミュニティ形成と社会福祉**」（1971）を答申している。

他方、1970（昭和45）年に高齢化社会に入り、1971年には「社会福祉施設緊急整備5ヶ年計画」が策定され、1972年には老人福祉法の改正（老人医療費支給制度）を受けて老人医療の無料化も開始された。そして、1973（昭和48）年には「福祉元年」が宣言されたものの、石油ショックを機に「福祉見直し」が顕著となり、「日本型福祉社会論」が台頭した。

財政難的な色合いが濃い中、「施設福祉から在宅福祉・地域福祉へ」の転換が、具体的な推進課題として取り上げられるようになっていく。

三浦文夫をブレーンとする『**在宅福祉サービスの戦略**』（1979）の姉妹編『**在宅福祉サービス組織化の手引き**』（1980）は、地域福祉の推進に向けて、自治体における取組みの本格化とならんで社協の役割にも期待を寄せた[(8)]。国際障害者年（1981）の開催、「社協基盤強化の指針」（1982）を経て、1983（昭和58）年の社会福祉事業法の改正では、国会で初めて「地域福祉」という言葉が使用され、市町村社協が法定化された。その後、「在宅福祉」でなく「地域福祉」を冠した『**地域福祉計画—理論と方法**』

東京都におけるコミュニティケアの進展について
「東京都におけるコミュニティケアの進展について」の答申ではコミュニティケアをインスティチューショナルケアの対置概念として取り上げ、「コミュニティにおいて在宅の対象者に対し、そのコミュニティにおける社会福祉機関・施設により、社会福祉に関心をもつ地域住民の参加を得て行われる社会福祉の方法である」とした。

コミュニティ形成と社会福祉
この答申ではコミュニティケアを「社会福祉の対象を収容施設において保護するだけでなく地域社会すなわち居宅において保護を行い、その対象者の能力のいっそうの維持発展を図ろうとするものである」とした。

三浦文夫
1928-2015

在宅福祉サービスの戦略
これにより「在宅福祉サービス」の用語が定着していった。

（1984）が出版され、地域福祉の計画化について提案がなされた。

　1980年代後半に入ると、「福祉関係者の資格制度について」（1987年3月）が発表され、その内容に沿って「社会福祉士及び介護福祉士法」（同年5月）が成立した。この国家試験は1989（平成元）年に第1回目が行われたが、この資格制度の創設が、その後の地域福祉の発展に寄与していく。

　そして、地域福祉の方針を決定的に打ち出したともいえる内容を示すものに、福祉関係三審議会合同企画分科会により提出された「**今後の社会福祉のあり方について（意見具申）**」（1989年3月）がある。また、その前年に導入された消費税の使途の一部が高齢社会への対応に充てられることとなり、「高齢者保健福祉推進十か年戦略（ゴールドプラン）」（同年12月）が発表されている。そしてこのゴールドプランの実施と、先の意見具申の実現を意図して、当初「地域における社会福祉の基盤整備を促進するための関係法律の一部改正法案」とされていた「老人福祉法等の一部を改正する法律」（福祉関係八法の改正）が、1990（平成2）年6月に成立し、「地域福祉新時代」が幕開けする。福祉関係八法の改正により、すべての都道府県・市区町村に策定義務を課せられたのが「老人保健福祉計画」であるが、この計画を皮切りにその後、地域福祉の計画行政化に拍車がかかる。

　一方、地域福祉の新たな展開に向けた国庫補助事業「ふれあいのまちづくり事業」が1991（平成3）年度から開始された。全社協では、福祉関係法改正を受けて「新・社会福祉協議会基本要項」（1992）を策定したが、「『事業型社協』推進の指針」（1994、1995年改訂）なども打ち出した。1990年代半ば以降、新しい福祉システムが模索され、「21世紀福祉ビジョン」（1994）では、自助・互助・共助による重層的な地域福祉システム構築を目指すことを提言した。1997（平成9）年11月からは社会福祉の基礎構造改革についての議論が開始されていく。

［3］社会福祉基礎構造改革から地域包括ケア、地域共生社会へ

　社会福祉基礎構造改革は、1951（昭和26）年の社会福祉事業法制定以来、大きな改正の行われていない社会福祉事業、社会福祉法人、措置制度など社会福祉の共通基盤制度について、今後増大・多様化が見込まれる国民の福祉需要に対応するため、見直しを行う方向性を定めたものである。それは、個人が尊厳を持ってその人らしい自立した生活が送れるよう支えるという社会福祉の理念に基づき推進するものとされた。これを受けて戦後50年続いた社会福祉事業法が改称・改正され、2000（平成12）年5月に社会福祉法が成立した。また、2010（平成22）年前後頃より**地域包括ケア**が脚光を浴びるが、2015（平成27）年以降に変化の兆しが見える。こ

今後の社会福祉のあり方について（意見具申）
①市町村の役割重視、②在宅福祉の充実、③民間福祉サービスの健全育成、④福祉と保健・医療の連携強化・総合化、⑤福祉の担い手の養成と確保、⑥サービスの総合化・効率化を推進するための福祉情報提供体制の整備、といった福祉改革の課題を示した。

社会福祉基礎構造改革
具体的な改革の方向性としては、①個人の自立を基本とし、その選択を尊重した制度の確立、②質の高い福祉サービスの拡充、③地域での生活を総合的に支援するための地域福祉の充実、が掲げられた。

地域包括ケア
医療や介護が必要な状態になっても、可能な限り、住み慣れた地域でその有する能力に応じ自立した生活を続けることができるよう、医療・介護・予防・住まい・生活支援が包括的に確保していくという考え方。その仕組み（ネットワーク）が「地域包括ケアシステム」であり、2025年を目途に構築することが目指されている。

の間をつぶさに見ていくことも大切であるが、とても目まぐるしく動いているのも事実である。一連の流れについては、**表2-2-2**に整理してみたが、ぜひ流れをつかんでほしい。

表2-2-2 「我が事・丸ごと」地域共生社会づくりに関するこれまでの経緯

平成27年9月	「新たな時代に対応した福祉の提供ビジョン」（「新たな福祉サービスのシステム等の在り方検討PT」報告）
	他機関の協働による包括的支援体制構築事業（平成28年度予算）
平成28年6月	「骨太の方針2016」と「ニッポン一億総活躍プラン」（平成28年6月2日閣議決定）に**地域共生社会の実現**が盛り込まれる
7月	「我が事・丸ごと」地域共生社会実現本部の設置
10月	地域強化力検討会の設置
12月	**地域強化力検討会中間とりまとめ**
	「我が事・丸ごと」の地域づくりの強化に向けたモデル事業（平成29年度予算）
平成29年2月	社会福祉法改正案（地域包括ケアシステムの強化のための介護保険法等の一部を改正する法律案）を国会に提出
	「「地域共生社会」の実現に向けて（当面の改革工程）」を「我が事・丸ごと」地域共生社会実現本部で決定
5月	社会福祉法改正案の可決・成立
6月	**改正社会福祉法の公布**
	地域包括ケアシステムの強化のための介護保険法等の一部を改正する法律の公布
9月	**地域力強化検討会　最終とりまとめ**
12月	社会福祉法に基づく市町村における包括的な支援体制の整備に関する指針（平成29年厚生労働省告示第355号）
	「地域共生社会の実現に向けた地域福祉の推進について」（平成29年12月12日局長通知）
	「地域共生社会」の実現に向けた地域づくりの強化に向けたモデル事業（平成30年度予算）
平成30年4月	改正社会福祉法施行
12月	「地域共生社会」の実現に向けた地域づくりの強化に向けたモデル事業（平成31年度予算）
令和元年7月	「地域共生社会に向けた包括的支援と多様な参加・協働の推進に関する検討会（地域共生社会推進検討会）」中間とりまとめ
12月	「地域共生社会に向けた包括的支援と多様な参加・協働の推進に関する検討会（地域共生社会推進検討会）」最終とりまとめ
令和2年6月	「地域共生社会の実現のための社会福祉法等の一部を改正する法律」の公布について（令和2年6月12日事務連絡）
令和3年4月	改正社会福祉法施行

➡ 2020年代初頭の「地域共生社会」の全面展開を目指していく。

出典）WAM NET より筆者作成.

地域共生社会
「誰もが住み慣れた地域で、生きがいをもって暮らし、共に支え合う社会」とのことである。

　振り返れば、2016（平成28）年に、国の主導により突如として「**地域共生社会**」なる概念が提示された。国は、「ニッポン一億総活躍プラン」（平成28年6月2日閣議決定）において「地域共生社会の実現」を位置づけ、2017（平成29）年と2020（令和2）年に社会福祉法を改正した。では、

2000（平成12）年当時と2017年、2020年はどう変わってきたのであろうか、「地域福祉の推進」などに焦点化して比較してみるのも一興であろう。

注）

ネット検索によるデータの取得日は，いずれも2021年10月29日.

(1) 杉森創吉『福祉サービス開発と職員計画』誠信書房，1981, p. 14.

(2) DHSS., Manpower and Training for the Social Services（Birch Report），London, HMSO, 1974, p.105.

(3) DHSS., Collaboration in Community Care（Winner Report），London, HMSO, 1978, p.48.

(4) Sustainable Development Report 2021: The Decade of Action for the Sustainable Development Goals, Jun 14, 2021／「持続可能な開発レポート2021─持続可能な開発目標のための行動の10年─」国際連合，2021年6月14日.

(5) World Happiness Report 2021 ウェブサイト「World Happiness Report 2021」2021年3月20日.

(6) 岡村重夫「社会福祉における『住民参加』の概念」『関西学院大学社会学部紀要』22, 関西学院大学社会学部研究会，1971, p.199.

(7) 三浦文夫・右田紀久恵・大橋謙策編『地域福祉の源流と創造』中央法規出版，2003, p.177.

(8) 全国社会福祉協議会編『在宅福祉サービス組織化の手引き』全国社会福祉協議会，1980, pp.64-69.

参考文献

● 阿部志郎・右田紀久恵・永田幹夫・三浦文夫編『地域福祉教室』有斐閣，1984.
● 市瀬幸平『イギリス社会福祉運動史─ボランティア活動の源流』川島書店，2004.
● 一番ヶ瀬康子『アメリカ社会福祉発達史』光生館，1963.
● 右田紀久恵・高田真治編『社会福祉の新しい道』地域福祉講座1, 中央法規出版，1986.
● 小田兼三『現代イギリス社会福祉研究─日本からみた理論・政策・実践と課題』川島書店，1993.
● 武川正吾『地域福祉の主流化─福祉国家と市民社会Ⅲ』法律文化社，2006.
● 田中一正著／川口正則写真『北欧のノーマライゼーション─エイジレス社会の暮らしと住まいを訪ねて』TOTO出版，2008.
● 野村武夫『「生活大国」デンマークの福祉政策─ウェルビーイングが育つ条件』ミネルヴァ書房，2010.
● 福武直・一番ヶ瀬康子編『都市と農村の福祉』明日の福祉7, 中央法規出版，1988.
● 藤岡純一『スウェーデンにおける社会的包摂の福祉・財政』中央法規出版，2016.

▌理解を深めるための参考文献

● **稲葉一洋『新地域福祉の発展と構造』学文社，2016.**
　わが国で発展を遂げてきた地域福祉を、時系列のなかで捉え返し、その発想や枠組み、現状や課題に構造的に迫っている。脚注が充実しており、痒いところに手が届きやすいよう配慮が施されている。

● **三浦文夫・右田紀久恵・大橋謙策編『地域福祉の源流と創造』中央法規出版，2003.**
　地域福祉が歴史的にどのように発展してきたかを、地域福祉の理論化、体系化、実践に貢献した代表的な学究諸家にインタビューする形で編集されている。地域福祉の深く厚い歴史が感じられる。

　ベヴァリッジは地域福祉の源流であるセツルメントでも活躍した。彼に関しては、色々な科目に登場する人物で、一度の国家試験（第25回）3科目で各1題ずつ合計3題も出題されたこともあるほどの重要人物である。当然、地域福祉でも出題実績がある。

　ベヴァリッジは、彼自身の名前を冠したベヴァリッジ報告で（この報告自体も委員会は存在していたものの、実際には彼たった1人で報告書を書き上げたと言われている）、社会保障は5人の悪の巨人（5巨大悪）に対する戦いであると宣言した。5人の悪の巨人とは、窮乏（貧困）（Want）、疾病（Disease）、無知（Ignorance）、不潔（Squalor）、怠惰（無為）（Idleness）を指す。依存（Dependence）は入らない。

　ところで、これが出たのはもう80年以上も前のこと、1942年である。第2次世界大戦中に、英国は戦争の終わった後の福祉国家建設の夢を描いていた、ということになる。これは驚きではないだろうか。

　この壮大な計画（報告書）は、当時、英国内で売れに売れまくったようである。内容は、窮乏、つまり貧困には所得保障、疾病には医療保障、無知には教育政策、不潔には住宅政策、怠惰、つまり無為（なにもすることがない）には雇用対策を方向性として導いた。

　ベヴァリッジの人柄については、ハリスという方がこう述べている。

　「ある人にとって彼は賢い愛すべき人であり、他の者にとっては威張った見かけ倒しの者であった。ある者にとっては目覚ましい知識人であり、他の者にとっては退屈なうんざりさせる人物であった。ある者にとっては彼は限りなく寛容であり同情的であり、他の者にとっては全く鈍感な過酷な自己中心的な人物であった。ある者にとっては彼は、人間的急進的なヴィジョンを持った改革者であったが、ある者からは危険な官僚として、『頭は雲の中にあり、足は池の中にある』センチメンタルな理想主義者とみられた。私はかつて個人的に彼を『盲目の乞食に1ペニーも与えないが、この地球上を歩いた最も親切な人の一人』として描いたことがある」（ホセ・ハリス〔1977〕『ウイリアム・ベヴァリッジ、一つの伝記』より岡田藤太郎訳出）。

　ベヴァリッジの最初の本は、1909年の『失業——産業の一つの問題』。1948年の『民間活動』も評価を得ている。有名な1942年の『ベヴァリッジ報告』（正式名称で『社会保険および関連サービス』）は翻訳が新旧2冊ある。紐解いてみて感慨にふけるのも良いかもしれない。

第3章 地域社会の変化と諸問題

日本の伝統的社会では、人びとは長い間同じ土地に住み、その中で住民相互の支え合いの関係を形成した。しかし高度経済成長期以降、人びとの移動性・流動性が高まり、個人主義的傾向も強まる中で、これまでのような地域の活力や支え合いは難しくなりつつある。本章では、地域社会とその変化について理解し、多様化、複雑化する地域生活課題について理解を深める。

1

地域社会とは何か。戦後から高度経済成長、そして現代人の暮らしにおける地域社会のあり方と課題について検討する。また、地域社会について理解を深めるための理論を学ぶ。

2

地域社会の変化を概観しながら、多様化、複雑化する地域生活課題について理解を深める。また、グローバル化にも対応する新たな時代のインクルーシブな地域社会を展望する。

1. 地域社会の概念、理論

A. 地域社会の概念

[1] 地域社会の捉え方

私たちは「地域社会」とさまざまな種類の「コミュニティ」に属しながら暮らしているものの、この「地域社会」や「コミュニティ」に関する概念は曖昧である。

マッキーヴァー
MacIver, Robert Morrison
1882–1970
アメリカの社会学者。主著『Community（コミュニティ）』(1917)。コミュニティとアソシエーションの類型化とそれに基づく社会構造論を展開した。

社会学においては、**マッキーヴァー**が、社会的存在がある共同の諸関心を追求するための組織体としての「アソシエーション」と、アソシエーションを出現させる基礎的社会としての「コミュニティ」を対比して論じた[1]。マッキーヴァーは、コミュニティという語を、村とか町、あるいは地方や国とかもっと広い範囲の共同生活のいずれかの領域を指すのに用い、ある領域がコミュニティの名に値するには、それより広い領域から区別されなければならず、共同生活はその領域の境界が何らかの意味をもついくつかの独自の特徴をもっているとした。また人間が共に生活するところには常に、ある種の独自な共通の諸特徴—風習、伝統、言葉遣いそのほか—が発達するとし、これらは、有効な共同生活の標識であり、また結果であるとした。他方、アソシエーションは、ある共同の関心または諸関心を追求するために明確に設立された社会生活の組織体であるとし、アソシエーションが部分的であるのに対し、コミュニティは統合的であるとした。また1つのアソシエーションの成員は、多くの他の違ったアソシエーションの成員になることができると同時に、コミュニティ内には幾多のアソシエーションが存在し得るとした。

このように、コミュニティの要件としては「地域性」と「共同性」という基本的な特性が見て取れる。ただ、心理的なつながり、つまり「絆」のようなものもコミュニティといえるのかについては依然として議論のあるところである。一定の地理的範囲を前提とした共同には、何らかの共通の絆や合意、心のレベルでの共同性などが存在することは必然であるし、また現在では、ヴァーチャルなコミュニティを起点とした共同も存在する。そのため倉田進は、実態としてのコミュニティを指すときには「地域社会」、理念としてのコミュニティを「コミュニティ」と呼んで区別した[2]。

［2］農村型コミュニティと都市型コミュニティ

　広井良典は、「農村型コミュニティ」と「都市型コミュニティ」という視点に着目し、人と人との関係性のあり方を象徴的に示した[3]。

　ここでいう「農村型コミュニティ」とは、共同体に一体化する個人ともいうべき関係のあり方を指し、それぞれの個人が、ある種の情緒的なつながりの感覚をベースに、一定の「同質性」ということを前提として凝集度の強い形で結びつくような関係性をいう。これに対し「都市型コミュニティ」とは、独立した個人と個人のつながりともいうべき関係のあり方を指し、個人の独立性が強く、またそのつながりのあり方は共通の規範やルールに基づくもので、言語による部分の比重が大きく、個人間の一定の異質性を前提とするものであるとした（**表3-1-1**）。

　また広井は、こうした「農村型コミュニティ」と「都市型コミュニティ」という対比を行った場合、日本社会（ないし日本人）において圧倒的に強いのが前者（農村型コミュニティ）のような関係性のあり方であるとした。戦後の日本社会はいわば「農村から都市への人口大移動の歴史」といえるが、農村からカイシャと核家族という「都市の中の農村（ムラ社会）」をつくっていったといえるからである。そこではカイシャや家族といったものが閉じた集団になり、それを超えたつながりは極めて希薄になっていった。そしてさらに、そうしたムラ社会の「単位」が個人にまでいわば縮小し、人と人の間の孤立度が極限まで高まっているのが現在の日本社会であるという。

　したがって、日本社会における根本的な課題は、「個人と個人がつながる」ような、「都市型のコミュニティ」ないし関係性というものをいかに

表3-1-1　コミュニティの形成原理の2つのタイプ

	農村型コミュニティ	都市型コミュニティ
特質	"同心円を広げてつながる"	"独立した個人としてつながる"
内容	「共同体的な一体意識」	「個人をベースとする公共意識」
性格	情緒的（＆非言語的）	規範的（＆言語的）
関連事項	文化	文明
	「共同性」	「公共性」
	母性原理	父性原理
ソーシャル・キャピタル	総合型（bonding）（集団の内部における同質的な結びつき）	橋渡し型（bridging）（異なる集団間の異質な人の結びつき）

出典）広井良典『コミュニティを問いなおす—つながり・都市・日本社会の未来』ちくま新書，2009，p.16より一部抜粋.

つくっていけるか、という点に集約されると広井は指摘している。

[3] 災害多発時代におけるコミュニティ

　記憶に新しい東日本大震災は、2万人以上の死者・行方不明者を数え、津波に襲われた地域は、一時まるで焼け野原を想起させるような荒れ野と化した。田植えの時期を迎えた春の東北のあぜ道に、呆然と立ち尽くす人びとと堆（うずたか）く積まれた廃車の山。近年、多発する自然災害に直面するたびに、被害をゼロにすることの難しさを思い知らされる。

　しかしながら、当時の膨大な記録と資料に目をやると、近隣の住民同士の声かけや**互助・共助**が、迅速な避難やその後の暮らしを支えていったことがわかる。このことは1995（平成7）年の阪神・淡路大震災にも同じことがいえる。自衛隊や消防、警察などの**公助**によって救出された数は、互助や共助によって救出された数と比べてはるかに少なかった。このようなとき、私たちは自分事としてコミュニティの必要性を再認識することになる。被災体験を経て、各自治体による防災、災害救護のためにコミュニティの再組織化も活発化した。こうした動きが平時にも行われることが必要である。

　災害時には互助・共助といったコミュニティが担う役割は大きい。各地で行われている「**地域づくり活動**」には、地域のつながりの一翼を担うコミュニティパワーが存在し、いざとなった時には近隣で互いに助け合うポテンシャルが備わっている。またコミュニティを円滑に機能させる役割を持つなど**ソーシャル・キャピタル**が高い地域は、住民相互が信頼し合い、助け合いの規範が共有されている。

　災害時のコミュニティについて野田隆は、以下の5つの類型に分類した[4]。

(1) 典型的コミュニティ

　長期間にわたる近所付き合いの深さ・結びつきの堅さ・情緒的愛着が特徴。

(2) 利他的コミュニティ

　見知らぬ人びととの間に生じる即席の一時的連帯が特徴。疑似的コミュニティ。

(3) 自治的コミュニティ

　近所付き合いの頻度、互助的関係の形成など、「典型的コミュニティ」と同様だが、短期間でそれが形成されたのが特徴。震災時には、専門処理機関による都市型サービスが入手しづらい仮設住宅にあって、日々の基本的生活を維持するための自発的・自治的活動が、短期的に形成された。

互助
個人的な関係性を持つ人間同士が助け合い、それぞれが抱える生活課題をお互いが解決し合うこと。

共助
制度化された相互扶助のこと。

公助
公による負担（税による負担）で成り立つ支援制度のこと。

地域づくり活動
地域の活性化や課題解決に向けて、地域の住民・NPO・企業など多様な主体が担い手となって行う公益的・共益的な活動。

ソーシャル・キャピタル
social capital
社会関係資本。信頼、相互扶助などコミュニティのネットワークを形成し、そこで生活する人の精神的な絆を強めるような見えざる資本のこと。

(4) 合意形成的コミュニティ

　復興まちづくりにみられるコミュニティ。行政と住民間の交渉など利害を調整し、互いの一致点を見出すなどして、わがまちを設計しようとする「主体」へ成長する可能性もある。

(5) 問題解決型コミュニティ

　被災による生活要件の不充足を出発点とした住民運動体が地域住民によって担われるときのコミュニティ。

B. 地域社会の理論

[1] 奥田道大の地域社会論

　奥田道大は、地域モデルの分析視点について整理を試み（**表3-1-2**）、またこれらの分析視点から地域社会の分析枠組を、行動体系における主体化−客体化、意識体系における普遍化−特殊化に設定し、双方の軸を交差して形成された4つのモデルを提示した（**図3-1-1**）[5]。

(1)「地域共同体」モデル

　村落の旧部落、都市の旧町内といった、共同体的（ムラ的）規制の支配する、伝統的地域社会。住民たちは、地元共同意識（われわれ意識、われわれ感情）と「まちぐるみ」的な連帯行動に支えられる。

(2)「伝統型アノミー」モデル

　急速にスプロール化しつつある大都市近郊農村地帯をはじめ、都市、農村部を通じて広くみられる解体化地域。住民相互の結びつきは弱く、地元共同作業への連帯化を促すムラ的規制も失われている。

(3)「個我」モデル

　「地域共同体」モデルと対称的関係にあり、大規模団地に例えられるような、共同体的価値秩序の完全な崩壊、解体を前提としている。権利意識が強く生活要求の多くは行政に振り向けられる。

(4)「コミュニティ」モデル

　地域社会は自分の生活のよりどころであるから、住民がお互いに進んで協力し、住みやすくなるよう心がけるというような、住民主体・住民自治のモデル。住民主体の生活基盤を創出する過程で、住民相互の連帯関係が深められる。

[2] 岡村重夫の地域社会論

　岡村重夫は、わが国の地域社会に関する理解は厳密なものではなく、単なる行政区画としての地理的な範囲を意味したり、伝統的な村の地域や町

アノミー
anomie
社会的規範が動揺することなどによって生じる混沌とした状態、無規制状態、無法状態。

スプロール化
都市の急速な発展により、市街地が無秩序、無計画に広がっていくこと。

個我
他のものと区別された個人としての自我のこと。

表 3-1-2　地域モデルの分析視点

		①「地域共同体」モデル	②「伝統型アノミー」モデル	③「個我」モデル	④「コミュニティ」モデル
i)	分析枠組	特殊化―主体化	特殊化―客体化	普遍化―客体化	普遍化―主体化
ii)	都市化の理論との対応	後退的	逸脱的	適応的	先行的
iii)	住民類型	伝統型住民層	無関心型住民層	権利要求型住民層	自治型住民層
iv)	住民意識	地元共同意識	放任、諦観的意識	"市民"型権利意識	住民主体者意識
v)	住民組織	「旧部落・町内会」型組織	行政系列型（行政伝達型）組織	対行政圧力団体型（要求伝達型）組織	住民自治型組織
vi)	地域リーダー	名望有力者型リーダー	役職有力者型リーダー	組織活動家型リーダー	有限責任型リーダー

出典）奥田道大『都市コミュニティの理論』現代社会学叢書，東京大学出版会，1983，p.32.

図 3-1-1　地域社会の分析枠組

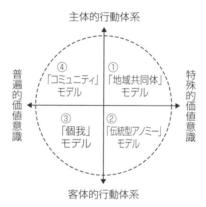

出典）奥田道大『都市コミュニティの理論』現代社会学叢書，東京大学出版会，1983，p.28.

内会の単位地域をそのまま「地域社会」としたりするルーズな見解が支配的であるものの、地域社会のありようによっては社会福祉にとって大きな影響を与えるとして、社会福祉の立場から地域社会はいかにあるべきかを2つの「コミュニティ論」を用いて考察した[6]。

　1つはイギリスのシーボーム委員会が1968年に提示したコミュニティ論である。岡村は、1つの地域社会が1つの「コミュニティ」を形成しているのではなく、人びとの関心の多様性に応じて成立する各種の集団の成員がもつ「同一性の感情」に基づいて、同じ地域社会の中にも、多数の「コミュニティ」が成立するとした。そしてもしこれら各種の集団がさら

に同一の価値意識や行動様式をもつようになれば、地域社会全体がやがて
1つのコミュニティに発展することもあり得るとした。

　もう1つは、わが国の中央社会福祉審議会の答申「コミュニティ形成と
社会福祉」で、1971（昭和46）年に提示されたコミュニティ論である。
答申では、コミュニティの定義を、地域社会という生活の場において、市
民としての自主性と主体性と責任とを自覚した住民によって、共通の地域
への帰属意識と共通の目標をもって、共通の行動がとられようとする地域
社会の条件であり、またこれを支える態度のうちに見出されるものである
として、コミュニティの4条件を挙げている。

① 「同一地域に生活している人々の集群である」という地理的規定。

② 「その人々の生活上の相互関連の体系である」という相互作用的規定。

③ 「その相互行動を一定地域内で果さしめているところの生活環境諸施設
　の体系である」という施設的規定。

④ 「この人々がもつであろう生活利害と行動の共通性を生み出す可能性に
　みちた人々の共通行動体系である」という態度的規定。

　そして、「コミュニティ」は、意図的な努力によってつくっていくべき
新しい地域社会であり、それなくしては「国民の生活福祉」の向上は期待
できないとした。

　これら2つのコミュニティ論から、岡村は社会福祉が地域社会やコミュ
ニティ問題に関心を持たなければならない理由として、コミュニティの基
本的機能としての相互的援助は社会福祉的援助ではないものの、その効果
を確実にする価値があると考えるからであるという。社会福祉サービスが
一般住民の関心の外に孤立化し、サービスの受給者が社会から疎外される
か否かは、コミュニティの基本的機能が保存されているか否かにかかって
いる。つまり、社会福祉サービスではないけれどもそれを支援し、受容し、
血の通ったものにする基盤こそが、コミュニティの基本的機能なのである。

［3］　社会的承認の場としての居場所

　かつてはある一定の地域内に暮らす人びとの生活共同体（地域社会）の
中に、社会的承認の場としての居場所を見出すことができたが、今日の地
域社会では、地域という場での住民相互のつながりを実感し難くなってい
るため、人びとは地理的な共通の場ではなく、共有できる「質」的要件
（同質性）を求め始めた。自らの存在を確認する場として、同じ考えや価
値観をもつ他者とSNSを通じて知り合うなど、インターネット上に存在
するヴァーチャルコミュニティの中に「共同体」が生まれ、地理的範囲を
問わない「居場所」探しが始まっている。

三本松政之は、居場所は社会的承認と関わりが社会生活の諸局面に応じて複数存在し、またそれらには物的・空間的な実体を伴った「場」と、精神的・社会的な意味における場とがあるとして、〈場〉の社会的位置づけを整理した（**図3-1-2**）[7]。

　それによると、まず図中の「自分の中の〈場〉」は、社会的な認知や評価と関わりなく、自分自身にとって自分であることを確認することのできる「場」であり、時には他者の介入を拒否する「場」として考えられる。また「他者から見た〈場〉」は、他者はその人にとって相応しい場としてみなしているが、本人は自分であることを確認できずにズレを感じている「場」である。他者との関わりをもちたいと思っても認知されず、その人自身も自分を確認できないでいる状態が「孤立した状況」である。これに対して「社会に開かれた〈場〉」は、自分自身にとってだけでなく、職場や家庭など他者から見てもその認知や評価が一致している「場」である。

　かつて「コミュニティ」という言葉に内包されていたはずの一定の地理的範囲である「地域」という前提は崩壊しつつある。そのため地理的条件を含んだ「コミュニティ」を指すとき、あえて「地域コミュニティ」と提示することが必要になったのだろう。ではこうした「地域コミュニティ」再生のために一市民として私たちができることは何だろう。

　ささやかではあるが、あいさつ・ラジオ体操の励行は、コロナ禍にあっても近隣住民が互いの安否とつながりを確認できる取組みとして、あらためてその意義が見直され始めている。また、子どもたちを自然の中で教育するための都市と過疎化した農漁村地域との連携なども、地域のNPOな

図3-1-2　〈場〉の社会的位置づけ

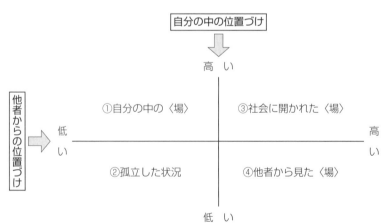

出典）三本松政之「コミュニティ臨床社会学」岡田徹・高橋紘士編『コミュニティ福祉学入門―地球的見地に立った人間福祉』有斐閣，2005，p.224.

どによって活発に取り組まれ始めている。このように、私たちの身近なところに地域コミュニティ再生のカギがあることがわかる。日常の暮らしそのものを変えていくことは難しい。一昔前の暮らしに逆戻りすることを目指すのもナンセンスである。自分たちの暮らしの実情にあった地域コミュニティとの新しい関係づくりに、近年の**サードプレイス**研究などはユニークなヒントを私たちに投げかけている。

サードプレイス
家庭でも職場でもない、第3の居場所。

2. 多様化した地域生活におけるニーズ・問題

A. 地域社会の変化

[1] 日本の人口の長期的な変化と高齢化

　内閣府『令和2年版高齢社会白書』によると、わが国の総人口は、2019（令和元）年10月1日現在、1億2,617万人となっている。65歳以上人口は、3,589万人となり、総人口に占める割合（**高齢化**率）も28.4％となった。65歳以上人口を男女別に見ると、男性は1,560万人、女性は2,029万人で、性比（女性人口100人に対する男性人口）は76.9であり、男性対女性の比は約3対4となっている。

　65歳以上人口のうち、「65〜74歳人口」は1,740万人（男性831万人、女性908万人）で総人口に占める割合は13.8％となっている。また、「75歳以上人口」は1,849万人（男性729万人、女性1,120万人）で、総人口に占める割合は14.7％であり、65〜74歳人口を上回っている（**表3-2-1**）。

　また、**生産年齢人口**は、1995（平成7）年に8,716万人でピークを迎え、その後減少に転じ、2019（令和元）年には7,507万人と、総人口の59.5％となった。

　わが国の総人口は、長期の人口減少過程に入っており、2029年に人口1億2,000万人を下回った後も減少を続け、2053年には1億人を割って9,924万人となり、2065年には8,808万人になると推計されている（**図3-2-1**）。

高齢化
人口に占める65歳以上の高齢者の割合が増加すること。

生産年齢人口
15〜64歳の人口。

表 3-2-1　高齢化の現状

単位：万人（人口）、% （構成比）

		令和元年 10 月 1 日		
		総数	男	女
人口 （万人）	総人口	12,617	6,141	6,476
	(性比)		94.8	
	65 歳以上人口	3,589	1,560	2,029
	(性比)		76.9	
	65 〜 74 歳人口	1,740	831	908
	(性比)		91.5	
	75 歳以上人口	1,849	729	1,120
	(性比)		65.1	
	15 〜 64 歳人口	7,507	3,802	3,705
	(性比)		102.6	
	15 歳未満人口	1,521	779	742
	(性比)		105.0	
構成比	総人口	100.0	100.0	100.0
	65 歳以上人口 (高齢化率)	28.4	25.4	31.3
	65 〜 74 歳人口	13.8	13.5	14.0
	75 歳以上人口	14.7	11.9	17.3
	15 〜 64 歳人口	59.5	61.9	57.2
	15 歳未満人口	12.1	12.7	11.5

資料：総務省「人口統計」令和元年 10 月 1 日（確定値）

注）「性比」は、女性人口 100 人に対する男性人口

出典）内閣府ウェブサイト『令和 2 年版高齢社会白書』p.2.

図 3-2-1　高齢化の推移と将来推計

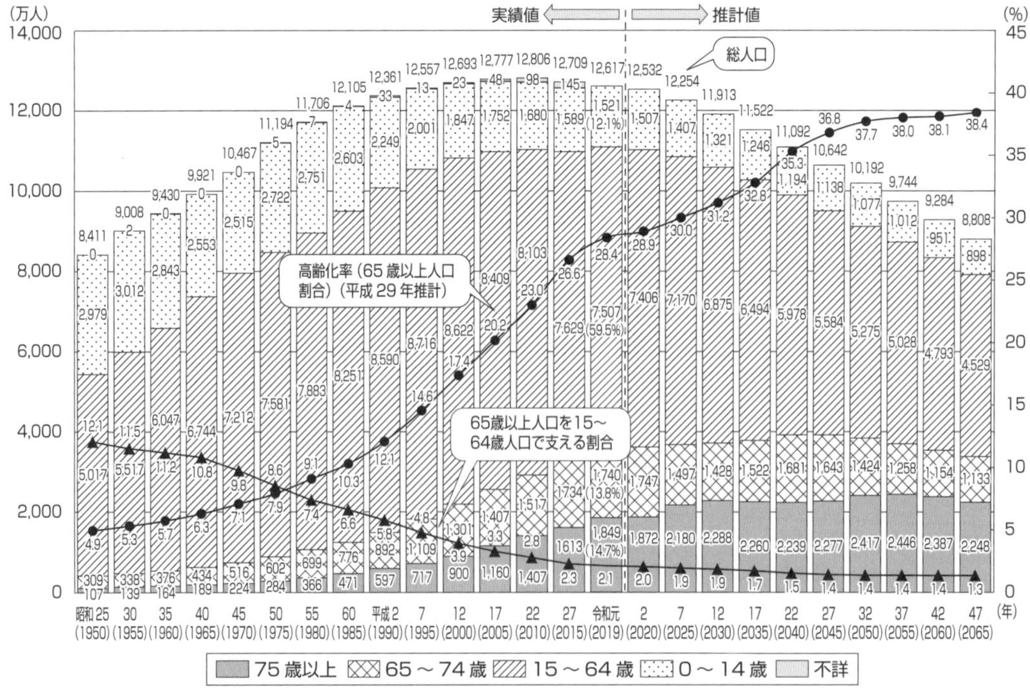

出典）内閣府ウェブサイト『令和 2 年版高齢社会白書』p. 4.

　65歳以上人口と15〜64歳人口の比率を見てみると、1950（昭和25）年には1人の65歳以上の者に対して12.1人の現役世代（15〜64歳の者）がいたのに対して、2015（平成27）年には65歳以上の者1人に対して現役世代2.3人になっている。今後、高齢化率は上昇し、現役世代の割合は低下し、2065（令和47）年には、65歳以上の者1人に対して1.3人の現役世代という比率になる。

［2］核家族化とおひとりさま世帯

　近年、人口減少などが取り沙汰されているが、もう1つの注目すべき点は世帯数の変化である。

　従前より減少してきた三世代世帯は、1986（昭和61）年ですでに15.3％だったのに対し2019（令和元）年では5.1％までに減少している。他方、これまで増加してきた**核家族**世帯は、1986（昭和61）年で60.9％だったのに対し、2019（令和元）年では59.8％とこの20年ほどの間に大きな変化はみられない。急激に増加してきたのは**単独世帯**である。1986（昭和61）年で18.2％だった単独世帯は、2019（令和元）年では28.8％と全世帯の1/4を超えたのである（**図3-2-2**）。

　世帯人員別に世帯構成をみると、1970（昭和45）年頃を境に2人以上の世帯が5人以上の世帯を超え、1980（昭和55）年頃には3人世帯をも超えている。また、1980（昭和55）年前後にピークだった4人世帯を、

核家族
夫婦とその結婚していない子どもだけの世帯、夫婦のみの世帯や父親または母親とその結婚していない子どもだけの世帯のこと。

単独世帯
世帯主が1人の世帯。「ソロ世帯」「おひとりさま世帯」などとも言われる。

図3-2-2　世帯構造別にみた世帯数の構成割合の年次推移

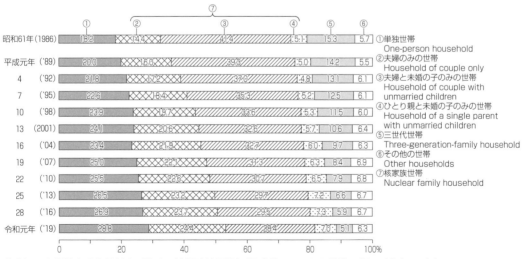

出典）厚生労働省政策統括官（統計・情報政策担当）編『グラフでみる世帯の状況（令和3年）—国民生活基礎調査（令和元年）の結果から』厚生労働統計協会，2021，p6.

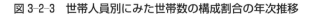

1990（平成2）年頃には2人世帯が超え、2000（平成12）年頃には3人世帯が超える。現在の主流は、年々増加している2人世帯といえるが、1985（昭和60）年頃から徐々に存在感を増しているのが1人世帯である。将来2人世帯を超え、「おひとりさま世帯」が世の中の主流になる日もそう遠くないかもしれない（**図3-2-3**）。

図3-2-3　世帯人員別にみた世帯数の構成割合の年次推移

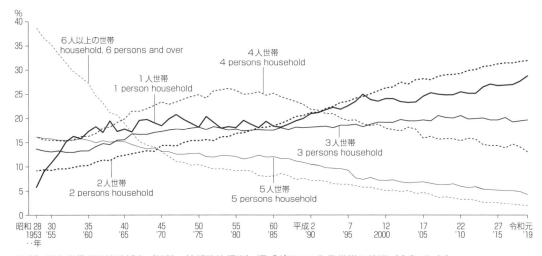

出典）厚生労働省政策統括官（統計・情報政策担当）編『グラフでみる世帯の状況（令和3年）—国民生活基礎調査（令和元年）の結果から』厚生労働統計協会，2021，p6.

［3］過疎化・都市化・地域間格差

近代化に伴う工業化や都市化と過疎化の進行は、それまでの伝統的な共同体のあり方に大きな変化をもたらした。都市を中心に、重工業などの産業の拠点が形成され、農村において共同体を構成していた人びとの多くが、都市へ流出していった。人口が急増し都市化した地域においては、共同体のあり方に変容をもたらした。伝統的な共同体や、家族や近隣住民による相互扶助的機能が、次第に維持できなくなっていったことで、地方自治体や国による社会保障制度の充実を招いていくことになったのである。

2021（令和3）年に公表された総務省の『令和元年度版　過疎対策の現況』によると、**過疎地域**の人口は全国の8.6％を占めるに過ぎないが、市町村数では半数近く、面積では国土の6割弱を占めている。総人口に対する過疎地域の人口の割合の推移をみると、過疎問題が顕在化し始めた1960（昭和35）年には21.8％であったが、その後過疎地域の人口割合は減少し、2015（平成27）年には8.6％となっている。過疎地域の人口増減の要因を**社会増減**および**自然増減**からみると、1988（昭和63）年度以前

過疎地域
①過疎地域自立促進特別措置法（以下「自立促進法」という）2条1項に規定する市町村（過疎市町村）の区域、②自立促進法33条1項の規定により過疎地域とみなされる市町村（みなし過疎市町村）の区域、③自立促進法33条2項の規定により過疎地域とみなされる区域（一部過疎地域）をいう。

社会増減
他地域からの転入や他地域への転出によって生じる増減数。

自然増減
生まれた者の総数から亡くなった者の総数を引いた数。

は自然増を上回る社会減による人口減少、2019（令和元）年度以降は社会減と自然減の両方が人口減少の要因となっている。また、2009（平成21）年度以降は、自然減が社会減を上回っている。

「格差社会」という言葉がよく聞かれるようになり、社会現象として受け入れ始められているが、地方と都市部との間にも**地域間格差**が生じ始めている。これまでは景気回復の違いや人口減少というあまり実感のない感覚から、最近では、地方自治体の財政破綻や医師不足、限界集落など生活のまわりに目に見える形で現れ始めている。

近年では、都市部における過疎も深刻になりつつある。都市部では社会関係が希薄な地区も多く、隣近所が顔見知りで、高齢者の見守りや孤独死を防止するネットワークが働きにくい。また、地方ではいわゆる「買い物難民」対策として移動販売などの支援サービスの充実が図られたり、交通空白地帯に巡回ワゴンを走らせるなど、住民の足を確保する取組みが行われたりしているが、一見便利に見える都市部の過疎化ではこうした問題は住民の自助努力に任される傾向にある。

都市部、地方にかかわらず、過疎の状態にある地域住民の生活インフラをいかに維持していくかは、社会課題の１つになるだろうが、地方の過疎地におけるこれまでの試行錯誤の蓄積は、都市部の過疎化にも汎用可能なヒントを有していると考えられ、課題解決にはこうした地域を越えた実践事例の共有が不可欠といえる。

B. 多様化、複雑化した地域生活課題の現状とニーズ

[1] 失われるつながりと地域社会

ゴミが積み重なった状態で放置された建物や土地は、いわゆる「ゴミ屋敷」という現象として身近な地域課題になりつつある。ゴミ屋敷の住人はなぜゴミをため込んだり、ゴミを放置したりするようになったのだろう。岸恵美子によると、彼らの多くは「**セルフ・ネグレクト**」（自己放任）の状態にあると考えられるという[8]。

セルフ・ネグレクトは、日常生活に必要な行為を行わないことを指し、より具体的には、洗濯をしない、風呂に入らない、病気なのに病院に行かない、食事をしない、ゴミを捨てずにため込むことなどである。また家の中は不潔ではなくても、医療や福祉サービスを繰り返し拒否したり食事をとらないなど、健康に悪影響を及ぼすだけでなく生命に関わることから、「**孤独死**」につながることもあるといわれている。日常生活に必要な行為を行わなくなる理由はさまざまである。認知症や精神疾患などの病気によ

地域間格差
地域間にみられる社会的、経済的な発展の差異を指し、人口格差や所得格差、財政力格差などがある。

セルフ・ネグレクト
self-neglect
自己管理ができず、生活環境や栄養状態が悪化している状態。自己放任状態。

孤独死
主に一人暮らしの人が誰にも看取られることなく、死亡すること。

り判断・認知能力が低下して、自分で生活に必要な行動ができなくなったり、判断・認知能力の低下はなくても、何らかのライフイベントによる気持ちの落ち込みや喪失感、人間関係のトラブルなどによる生きる意欲の低下や孤立感から、セルフ・ネグレクトに陥ってしまったりする場合もある。

また、ひきこもりの長期化・高齢化に伴い、50代から60代の**ひきこもり**の人の中にセルフ・ネグレクトに陥る人が見られ、**8050問題**といわれる。ひきこもり状態が長引き50代を迎える中高年の子に、その子を支えてきた親も80代を迎え、それら家族を取り巻くさまざまな困難や、社会に支援体制が不十分なことで起こる問題などをいう。特に若い世代の中には、働くことや社会に出ることの必要性を感じていない人がいることも深刻である。インターネットの普及により、SNSやオンラインゲームなどを介して他人と接触することができる。その結果、ヴァーチャル空間に依存してしまい、部屋にこもって1日中インターネットに没頭するひきこもり状態の人や、職や技能を持たず、それに対する習練なども行わない「ニート」と呼ばれる若者も増えつつある。

さらに近年では、晩婚化・晩産化などを背景に、育児期にある者（世帯）が親の介護も同時に担う「**ダブルケア**」問題や、年齢や成長の度合いに見合わない重い責任や負担を負うことで本人の育ちや教育への影響があるにもかかわらず本人や家族が自覚を持ちにくい「**ヤングケアラー**」の問題も顕在化しつつある。

[2] グローバル化と地域社会

グローバル化の進行や日本を訪れる外国人観光客、訪日観光客の数の増加とともに、外国人住民を日本社会の構成員として捉え、多様な国籍や民族などの背景を持つ人びとが、それぞれの文化的アイデンティティーを発揮できる社会を目指すことが求められるようになった。

日本を訪れる外国人の数は、中国で発生した新型コロナウィルス感染症の影響によって2020（令和2）〜2021（令和3）年においては大幅に減少したが、感染症の発生以前までは年々増加してきた。この状況を考えれば「**多文化共生**」という社会の理想は、単なるスローガンとしてではなく、現実的な課題として論じられる必要があろう。

また外国人住民の増加は、地域の産業を支える労働力として重要な存在だが、地域における暮らしの中にでは、地域の日本人住民との摩擦や、外国人児童の不就学や日本語習得の不十分さなど、多様な生活課題を抱えている。外国人住民の生活の各場面を考えると、これら「住む」「働く」「学ぶ」といった領域の生活課題が解決され、外国人住民と日本人とが対等な

ひきこもり
仕事や学校に行かず、かつ家族以外の人との交流をほとんどせずに、6ヵ月以上続けて自宅にひきこもっている状態。

8050問題
親が80代、子が50代を迎えたまま孤立し、生きることに行き詰るなどの生活問題。

ニート
NEET: Not in Education, Employment or Training
15〜34歳で、非労働力人口のうち家事も通学もしていない人。

ダブルケア
育児期にある者（世帯）が親の介護も同時に引き受ける状態。

ヤングケアラー
young carer
本来大人が担うと想定されている家事や家族の世話などを日常的に行っている子ども。

多文化共生
国籍や民族などの異なる人びとが、互いの文化的な違いを認め、対等な関係を築こうとしながら、共に生きていくこと。

関係を築くことが必要である。こうした地域の各構成員が、外国人住民と共に生きるために、外国人住民の「自立」と「地域社会への参加」に向けてさまざまな形で連携し、協働することが「多文化共生」の地域づくりには必要となる。互いの文化的な差異を認めながら協調・協働していこうとする双方の自発的な努力によってのみ、多文化共生社会は達成されるだろう。

諸外国では外国人・移民を始めとする社会的マイノリティとの格差・分断が貧困の再生産や治安の悪化など社会問題の背景となっている。今後は増加する外国人住民に限定することなく、低所得者層や障害者、性的マイノリティなど、より幅広い住民を含めた**社会的包摂**を目指すことがまちづくりにおいて重要な課題となる。

[3] インクルーシブな地域社会を目指して

近年「つながり」ということばを耳にするようことが多くなった。年々増加する自然災害を前に、日頃から地域全体で災害への備えを進めることが求められているが、にもかかわらずこうしたことばが強調されるようになっていることは、**社会的孤立**がより深刻さを増してきたことの表れかもしれない。

2012（平成24）年に公表された内閣官房社会的包摂推進室の社会的排除リスク調査チームの調査[9]では、**社会的排除**の状況にある人びとの生活史を見ると、彼らの多くが、幼少期からさまざまな生活困難を抱えており、これらの生活困難は、それ自体が決定的に社会的排除に結びつくものではないものの、社会的排除となる可能性を高くすると考えられる。従来は、ホームレスや**依存症**、**自殺**、若年シングル・マザーなどの問題は、それぞれ独自の社会問題として捉えられてきたが、これらをすべて社会的排除という1つの社会問題であり、社会的排除の表出の仕方の違いと見ることができる。

また、この調査で分析された事例においては、社会的排除に至るプロセスのパターンが3通り認められたという。つまり、①生まれつきの本人の持つ「生きづらさ」（発達障害、知的障害など）が幼少期からさまざまな問題を引き起こし、問題を抱えたまま成人となったパターン、②家庭環境にさまざまな問題が内包されており、教育、人間関係の形成などへ悪影響を及ぼしており、成人となったときに大きなハンデとなってしまっているパターン、③さまざまな潜在リスクが存在したとしても、決定的な悪影響を受けずに来たものの、学校や職場などにおいて劣悪な環境に置かれたことによって排除状況となったパターンである。

社会的包摂
すべての人びとを孤独や孤立、排除や摩擦から援護し、健康で文化的な生活の実現につなげるよう、社会の構成員として包み支え合うこと。ソーシャル・インクルージョン（social inclusion）。

インクルーシブ
inclusive
包含的、包摂的。障害だけでなく、性別、年齢、国籍や宗教、文化の違いを含め、すべての人の多様性を認めあう地域社会づくりが目指されている。

社会的孤立
意味のあるソーシャルネットワークが欠如した状態。

社会的排除
経済的貧困のみならず、労働、住居、教育、医療と福祉などの生活諸条件の劣化、それらへのアクセスの排除による人間的社会関係からの断絶、将来への可能性の喪失などを指す。ソーシャル・エクスクルージョン（social exclusion）。

依存症
日々の生活や健康、大切な人間関係や仕事などに悪影響を及ぼしているにもかかわらず、特定の物質や行動をやめたくてもやめられない（コントロールできない）状態。アルコールやニコチン、薬物などに関連する物質依存症とギャンブルなどの行動や習慣に関連する行動嗜癖がある。

自殺
多くが追い込まれた末の死であり、その多くが防ぐことができる社会的な問題。わが国1年間の自殺者は約2万人で、人口10万人当たりの自殺者数は主要先進7ヵ国の中で最も高い。

出生時から成人期に至るまでの各ライフ・ステージにおいて、これら3類型の社会的排除のプロセスに応じ、以下に例示するような適切な支援が必要であると考えられるとした。たとえば、①生まれつきの本人の持つ「生きづらさ」から排除へとつながるケース：早期発見、親への働きかけ、適切なプログラムと実施機関の普及、成人期の支援、②家庭環境のさまざまな問題から排除へとつながるケース：子どもへの直接支援、子どもが相談しやすい環境の整備、子どもと接する大人（援助者）への教育・支援、保護者への支援、成人してからの「帰る場所」の提供、③学校や職場などの劣悪な環境が排除へと促すケース：スタートラインとしての教育現場、地域の企業・自治体との連携（人・ネットワーク）、雇用の改善、職の保障（創出）、フォローアップ・サポートなどである。

注)
　　　ネット検索によるデータの取得日は，いずれも 2021 年 10 月 18 日.
(1)　マッキーヴァー，R. M. 著／中久郎・松本通晴監訳『コミュニティ―社会学的研究　社会生活の性質と基本法則に関する一試論』ミネルヴァ書房，2009，pp.45-68.
(2)　倉沢進『コミュニティ論（改訂版）』放送大学教育振興会，2002，pp.9-18.
(3)　広井良典『コミュニティを問いなおす―つながり・都市・日本社会の未来』ちくま新書，2009，pp.9-27.
(4)　野田隆「災害対策と地域社会」大村英昭編『臨床社会学を学ぶ人のために』世界思想社，2000，pp.187-214.
(5)　奥田道大『都市コミュニティの理論』現代社会学叢書，東京大学出版会，1983，pp.24-67.
(6)　岡村重夫『地域福祉論』光生館，2009，pp.11-41.
(7)　三本松政之「コミュニティ臨床社会学」岡田徹・高橋紘士編『コミュニティ福祉学入門―地球的見地に立った人間福祉』有斐閣，2005，pp221-233.
(8)　岸恵美子「なぜゴミ屋敷の住人は平気な顔で暮らせるのか―自分の人生を放棄した人たちの選択（2020 年 1 月 30 日）」PRESIDENT Online，2020.
(9)　社会的排除リスク調査チーム『社会的排除にいたるプロセス―若年ケース・スタディから見る排除の過程』2012.

▌理解を深めるための参考文献

● 筧裕介『人口減少×デザイン―地域と日本の大問題を、データとデザイン思考で考える。』英治出版，2015.

人口減少のメカニズムや課題解決についての提言がまとめられている。人口減少問題の本質を理解し、身近な地域でできる問題解決の「アクション」について考えるきっかけになる。

● オルデンバーグ，レイ著／忠平美幸訳／モラスキー，マイク解説『サードプレイス―コミュニティの核になる「とびきり居心地よい場所」』みすず書房，2013

第1の家、第2の職場に続く「第3の居場所」ともいうべきインフォーマルな公共の集いの場は、あらゆる人を受け入れる地元密着の場として「コミュニティ」の新たな可能性を提起している。

自立相談支援機関を併設した地域包括支援センター

　核家族化や単独世帯の増加に加え、地域の共同体による支援力の低下や8050問題のようにさまざまな問題が絡み合い、複雑化することにより、制度の挟間に陥ったり、相談先がわからず支援を受けられないケースが増えている。

　北海道函館市では、高齢者等が住み慣れた地域で安心して暮らすことができるよう、地域包括ケアの中核機関として、市内10ヵ所に地域包括支援センターを設置しているが、2022（令和4）年度から自立相談支援機関を併設した「福祉拠点」として地域包括支援センターの機能を拡充し、地域包括支援センター運営業務と自立相談支援機関業務を一体的に運営することにした。

　この新たな「福祉拠点」では、従来の地域包括支援センター運営業務（高齢者の困りごとなどへの支援）に加え、自立相談支援機関業務（障害者、子ども、生活困窮者、ひきこもり等の幅広い困りごとへの支援）として、①包括的・継続的支援、②アウトリーチ支援、③地域の情報共有機能の充実、社会資源開発の推進、④住居確保給付金の相談、申請受付および受給中の相談、指導、助言などを担う。自立相談支援機関業務に従事する職員としては、①主任相談支援員（社会福祉士、精神保健福祉士、保健師のいずれか）のほか、②相談支援員兼就労支援員を2名配置し、あらゆる相談に備える。

　また、福祉拠点は事務室のほか、福祉拠点専用の相談室を設け、地域の関係者等が情報交換を行うために集える場所を事務室に隣接して設けることや、自ら支援につながることができない人の発見やその支援の継続のため、町会、民生委員、NPO法人などと連携し、地域の情報共有機能の充実を図ることとしている。

　高齢者だけでなく全世代を対象として、複合的な生活課題（高齢者、就労支援、子ども、健康、障害者、空き家、DV、自殺、生活困窮者、消費者被害、認知症、難病、教育、子どもの貧困など）に、ワンストップで対応できる包括的な相談支援体制は、各地に拡がりつつある。制度・分野ごとの「縦割り」や「支え手」「受け手」という関係を超えて、地域の多様な主体が世代を超えて「丸ごと」つながることで、住民一人ひとりの暮らしと生きがいをともに創っていく「地域共生社会」。新たな「福祉拠点」はこれを具現化するシステムとして、今後の取組みに注目が集まっている。

第4章 地域福祉の主体と対象

社会および地域社会は絶えず変化を遂げており、新たな地域課題が私たちの日常に出現する。本章では地域課題へ取り組む地域福祉を担う主体と対象についての変遷、主体や主体形成、対象および活動領域とそれらの内容について学ぶ。

1

地域福祉の主体とは何かを理解し、わが国の地域福祉の概要を学ぶ。

2

この地域福祉の主体については社会福祉協議会の存在が重要である。さらに地域福祉の推進については推進主体の全体を理解する。

3

地域福祉の対象と活動内容を理解し、住民参加の重要性を学ぶ。

4

地域福祉での住民の主体性形成のための国の取組みを学び、主体性形成の事例から福祉教育の目標を理解する。

1. 地域福祉の主体

A. 地域福祉と住民主体

地域福祉とは住民の福祉課題や生活問題を解決していく過程において、その問題や課題が生じてくる地域そのものについて、どうあるべきか問い直しながら地域を変革していくことである。わが国の地域福祉の主体について考える際、「住民主体の原則」への流れの出現に大きな影響を与えたのはロスの『コミュニティ・オーガニゼーション』(1955) である。ロスは当時のアメリカ社会の都市化の進行とともに、地域住民の参加と組織化の活動過程が重要であると考えた。この背景には地域住民の無関心層の拡大によって**ニューステッター**が唱えた地域代表会議で集団調整の方法をとる「**インターグループワーク説**」(1947) では限界を迎えたため、ロスの「**統合化説**」(組織化説) が主流となり、わが国の地域福祉に大きな影響を及ぼした。

社会福祉の主体について「他者に対して自己の意思を及ぼす根源者を意味する」もので社会福祉の主体は3構成要素に分類でき、福祉供給側である「政策主体」としての「実践主体」、運動主体となる「権利主体」がある[1]。

この「政策主体」とは地方自治体で行政の福祉・民生部を意味し、ここで創設される福祉法制度や福祉サービスは、ナショナル・ミニマム水準に基づいた社会政策を提供している。

「実践主体」とは福祉法制度や福祉サービスを実施し、サービス提供を行う行政や福祉施設・福祉団体・福祉機関などを指す。

「権利主体」とは地域住民を意味している。つまり地域福祉を推進する担い手または主体となるのは、一般的には保健・医療・福祉分野における以下の関係機関および団体で、行政の福祉・民生部や保健・衛生部局、福祉公社・公団・事業団、医療機関、地域の医師会、**社会福祉協議会**（以下、社協）、ボランティア、住民組織、当事者、代弁者、市民などが考えられる[2]。

地域福祉の「実践主体」として地域福祉を推進する主体の代表的な団体としての社協では、地域を基盤に地域福祉に関する事業展開をしてきており、活動の指針として 1962（昭和 37）年には「社会福祉協議会基本要項」を、1992（平成 4）年には「新・社会福祉協議会基本要項」をそれぞ

ロス
Ross, Murray George
1910-2000

ニューステッター
Newstetter, Wilber
1896-1972

インターグループワーク説
コミュニティ・オーガニゼーションの方法として、地域社会の問題はグループの代表者による委員会などを組織化し、調整することで、地域問題の解決に向け協働が促進すると考えた。

統合化説
コミュニティ・オーガニゼーションの機能は住民主体で地域組織化活動を行うことであるとした。

れ発表してきた。

　前者の「基本要項」では社協活動の基本的な方針が示され、①社協は民間の自主的組織である、②**住民主体**の原則、③基本機能は組織化活動である、④市町村社協が基本単位であることなど４点について述べられている。

　後者の「新・基本要項」でのポイントは①地域住民の組織、公私関係者により構成すること、②住民主体の理念で地域福祉の実現を目指すこと、③住民の福祉活動の組織化・事業の連絡調整・事業の企画および実施を行う、④公共性と自主性を持つ民間組織であることの４点を示した。

　ここで「権利主体」である住民に注目をすると、「基本要項」では「②住民主体の原則」としか書かれていないが、「新・基本要項」では「②住民主体の理念」・「③住民の福祉活動の組織化」が加わり、この「権利主体」の住民は個人レベルではなく組織化された団体であると表明していることが理解できる。その主体性は地域住民の個人の精神に存在しているものの、個人レベルでは「権利主体」となりえず、ボランティアグループや組織化された団体として活動を展開することで地域福祉の主体になっていくのである。換言すると、福祉の主体性を持つボランティア精神を内在させた個々人が組織化され、集団や組織を形成し地域福祉の主体として位置づけられる。だが地域福祉は「権利主体」として活動を展開する地域住民だけで行われると考えるのは先にもみたように誤りである。「政策主体」が機能し「実践主体」へ伝達されて、初めて「権利主体」である地域住民を支援することが可能となる。

　さらに2000（平成12）年の**社会福祉法**の改正では地域福祉の推進組織に社協が位置づけられ、同法４条では住民を地域福祉推進の主体として示していることからも地域福祉の主役は地域住民といえる。

B. 地域福祉推進の主体

　地域福祉の主体の代表的な例として「実践主体」の社協と、「権利主体」の住民を中心に取り上げたが、この他にも地域福祉を推進する「実践主体」とは社協以外にも以下の推進主体がある。松原一郎らは**図 4-1-1**「地域福祉の主体・客体・活動領域」のように分類をしている(3)。これは地域福祉の捉えなおしとしての概念図式図として構築された枠組みである。３次元で捉えられたこの図ではＸ軸で主体を示し、Ｙ軸で営為として何をするのかを問題としている。Ｚ軸では客体である誰に対してなのかが示されている。ここではこの図を基本として地域福祉推進主体について概略していく。

住民主体
地域住民の主体的な意志を尊重することで地域活動の原則とされている。

社会福祉法
社会福祉基礎構造改革のもと、社会福祉事業法から改正・改称された。

図 4-1-1　地域福祉の主体・客体・活動領域

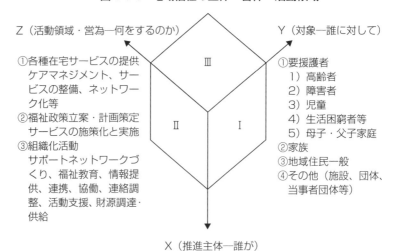

Z（活動領域・営為―何をするのか）

①各種在宅サービスの提供
　ケアマネジメント、サービスの整備、ネットワーク化等
②福祉政策立案・計画策定
　サービスの施策化と実施
③組織化活動
　サポートネットワークづくり、福祉教育、情報提供、連携、協働、連絡調整、活動支援、財源調達・供給

Y（対象―誰に対して）

①要援護者
　1）高齢者
　2）障害者
　3）児童
　4）生活困窮者等
　5）母子・父子家庭
②家族
③地域住民一般
④その他（施設、団体、当事者団体等）

X（推進主体―誰が）

①公的機関
　1）国（主に厚生労働省）
　2）自治体
　　都道府県、市町村、福祉事務所、保健所、児童相談所等
②民間機関
　1）法制的機関
　　社会福祉協議会、共同募金会、民生委員・児童委員、社会福祉施設
　2）非法制的機関
　　民間非営利団体、当事者団体、ボランティアグループ・団体等
　3）ボランティア、当事者、代弁者、市民
③営利組織
　1）営利組織
　　株式会社、有限責任事業組合、合同会社等
　2）社会的企業

出典）松原一郎・明石隆行「第1部　地域福祉運営の組織と機関」右田紀久恵・高田真治編『福祉組織の運営と課題』地域福祉講座2，中央法規出版，1986，p.3.
※一部について平野隆之・宮城孝・山口稔編『コミュニティとソーシャルワーク』社会福祉基礎シリーズ 9　地域福祉論，有斐閣，2001，p.113 を参考に筆者が修正を加えた.

［1］公的機関

（1）国

　まず X 軸の公的機関は国であり、その中心は厚生労働省、社会・援護局（障害保健福祉部）、老健局、雇用均等・児童家庭局などで全国的な視点での制度や仕組みの構築と地方の政策を支援し、国民生活の安定保持の基盤を整備していくことが基本的役割である。

（2）公的機関―都道府県

　行政機関と事務部局があり、行政機関には福祉事務所、児童相談所、身

体障害者更生相談所、知的障害者更生相談所、婦人相談所がある。事務部局は生活福祉部や民生部などに福祉関係の部課が設置されている。都道府県の役割は市区町村を広域的視点から調整・監督・支援をすることと、社会福祉事業の許認可指定や監督の実施、福祉サービスの内容の充実と質確保などや広域圏内の調整などである。政令指定都市と中核市は都道府県と同等の事項を行う。

（3）市町村

市町村には保健福祉部や民生部などに社会福祉関係の課が設置されている。福祉事務所は市では必置、町村は任意設置である。市町村は地域住民の身近な生活基盤であるため、社会福祉の政策立案および実施、介護保険の事業者指定と管理監督などを行う。

①福祉事務所

福祉六法に規定の福祉行政措置の事務が中心に行う。都道府県福祉事務所の場合は生活保護法、児童福祉法、知的障害者福祉法での援護、育成、更生の中で都道府県や知事の行う業務を担当している。

市町村福祉事務所は生活保護法、児童福祉法、母子及び父子並びに寡婦福祉法、老人福祉法、身体障害者福祉法、知的障害者福祉法の援護、育成、更生の措置の市町村または首長が行うものを業務としている。

②保健所・保健センター

地域保健法に基づいた市町村設置の機関で母子保健・老人保健・疾病患者、精神障害者への保健指導、相談援助や訪問指導を行っている。地域住民の健康増進や保持の基本的な業務を担う。

③児童相談所

都道府県は必置で、児童福祉法に基づく児童に関する家庭やその他からの相談を受け、必要な調査や判定および指導を窓口だけでなく必要に応じて巡回で実施する。また必要な場合は児童の一時保護を行う。

④地域包括支援センター

市町村直営または社会福祉法人などに委託ができる。居宅の介護保険被保険者が要介護状態にならないための事業を包括的効果的に行うための援助や、権利擁護や虐待防止のための早期発見と取組みを行う。基本的な機能として地域支援の総合相談、介護予防マネジメント、包括的・持続的マネジメント支援がなされる。

地域包括支援センター
2005（平成17）年の改正介護保険で全国の自治体に設置された。必置職員としては保健師、社会福祉士、主任介護支援専門員が各１名ずつ配置され、これらの専門職は連携しながら業務にあたる。

［2］民間機関

地域福祉推進主体の民間機関については、法的な枠組みの組織として社会福祉施設、社会福祉協議会、民生・児童委員、共同募金会がある。一方

の非法的な組織として民間非営利団体として NPO やボランティア団体、当事者団体がある。そのほかに営利団体の分野がある。ここでは社協、共同募金会と民間非営利団体・ボランティア団体、当事者組織、営利団体について概略し、詳細は他章に譲るものとする。

(1) 法制的主体・非法制的機関

①社会福祉協議会

社会福祉協議会
住民を主体とした民間の自主的組織である。財源は住民の会費と自治体からの補助金や助成金などで賄われている。

社協は地域住民や社会福祉施設経営者を会員として地域福祉を展開する民間の福祉団体である。全国社会福祉協議会（以下、全社協）、都道府県社会福祉協議会（以下、都道府県社協）、市区町村社会福祉協議会（以下、市区町村社協）の全国・都道府県・市区町村のレベルで協働関係を組み、それぞれが社会福祉法人として独立した団体として業務を遂行している。小地域福祉の拠点として地区社協を持って活動している市区町村社協もある。

主な事業は小地域福祉活動推進、地域住民組織化、ボランティア事業の推進、在宅福祉サービス推進、行政・民間福祉施設および関係団体との連携などである。

②共同募金会

共同募金会
社会福祉法に基づく社会福祉法人で、配分委員会の承認で寄付金を配分し、配分終了後は募金総額、配分額を毎年、広告での報告をする。

共同募金会は社会福祉法で地域福祉推進の財源として位置づけられた。第2次大戦後の1947（昭和22）年に民間社会福祉事業支援の財源として開始した国民のたすけあい精神に基づいた募金である。1996（平成8）年には共同募金会のあり方委員会が「新しい『寄付の文化』の創造を目指して」を答申し、新しい寄付文化などが提言された。

③民間非営利団体

NPO
Non-Profit Organization
都道府県知事または内閣総理大臣の認証を受けて法人化するもので、公益法人よりも簡易に法人化できるようになった。

NPO 法
正式名称は「特定非営利活動促進法」。

民間非営利団体は NPO として理解されている。1998（平成10）年にNPO 法が施行し、営利を目的としないが有給職員を雇用している団体もあり、全員がボランティアで構成されているものではない。しかしNPOの活動はボランティア精神に基づいた社会貢献活動である。東日本大震災後の復興支援においても多くの法人が活躍をしており、2011（平成23）年には NPO 法人の健全な発展を促進するための法律が改正された。

④当事者団体

当事者団体
当事者団体の運動の成果として 1993（平成5）年改正となった「障害者基本法」の条文では審議会や計画策定に障害当事者が参加することを明記している。当事者の具体的な運動や活動が問題状況の改善に結びついている。

セルフヘルプ・グループ
SHG: Self-Help Group

アドボカシー
adovocacy

エンパワメント
empowerment

セルフヘルプ・グループとも表現され、共通の課題や問題を抱える本人や家族等の当事者で構成される。たとえば同じ障害、疾病、難病、精神疾患、家族介護者、死別体験者、犯罪被害者や性的マイノリティ、異文化などに拡大をしている。メンバー間の相互支援によるピアサポートや**アドボカシー**などの代弁者機能を通じた抑圧、差別、偏見などからの解放が**エンパワメント**への効果につながる。

⑤ボランティア、市民、代弁者など

　わが国のボランティアは社協のボランティア・センター、非営利組織、福祉施設、公的機関などに登録し、個人や団体で他者のための無償の活動を行うが、最近は日常的かつ継続的な活動に対し有償やポイント制の活動も増えている。高齢化率の上昇と人口減少により、地域社会では公的サービスに馴染まないインフォーマルな支援が増えていると考えられる。地域包括ケアシステムや地域共生社会の実現に向け、住民等による地域福祉推進が求められており、「福祉教育」を通じた理解が重要である。変化する社会とともに発生する新たな福祉課題の解決に取り組む「市民」活動が期待されている。たとえば成年後見制度における市民後見人や、地域見守り活動の住民組織、児童の分野では「次世代育成支援対策推進法」（2003〔平成15〕年）で子育てが国、地方公共団体、事業主と私たち国民も含まれている。福祉課題に取り組む市民として時に当事者たちの代弁者としての役割が求められている。

(2) 営利組織

①営利組織

　少子高齢化やグローバル化により国民のニーズは多様化し、国は地方公共団体がコントロールをしてきた公共性の高いサービス分野（官製市場）の規制改革を進めてきた。福祉サービスの利用は保育・介護・障害分野で措置から契約へ移行し、「第二種社会福祉事業」分野に拡大をしている。

　福祉分野では営利法人である株式会社、**有限会社**、**合同会社**、**有限責任事業組合**などが社会福祉事業に参入をして多様なニーズに応えている。しかし営利法人などのサービス提供事業者への行政による監督権限のあり方が課題になっている。

②社会的企業

　社会的企業とは解決をみない地域社会固有の課題や問題に対して、革新的な方法で取り組み、政府および行政や既存組織の取組みの手法を改善に向けるよう支援する社会的目的を持つ企業である。利益は事業維持のために使われ、あくまでも社会事業は使命達成にある。具体的にはノーベル平和賞を受賞した貧困層への少額資金貸し付けの「グラミン銀行」や、国内では病児保育を会員制で展開する**認定NPO法人**「フローレンス」などがある。

　このような組織の担い手は「社会的起業家」といわれ、社会問題の解決を目的とした社会的企業を設立・運営または組織内改革をして社会変革をもたらしている。

有限会社
有限会社は合同会社の創設により2006（平成18）年度より廃止となったが、これ以前に設立された組織は、特例有限会社に移行し「有限会社」の名称は残っている。

合同会社
合同会社（LLC）とは法人格を所有し設立は1人でも可能でベンチャー企業家向けの組織である。

有限責任事業組合
有限責任事業組合（LLP）とは法人格は持たないが民法上の組合の扱いと同様で契約・財産の所有・訴訟を行うことができる。

認定NPO法人
認定NPO法人制度（認定特定非営利活動法人制度）とは、NPO法人への寄付を促進させ、活動を支援するために、2011（平成23）年に創設された。

2. 地域福祉の対象

A. 地域福祉の対象と活動内容

　地域福祉の対象とは、誰に対して地域福祉が行われるのかについてであるが、地域福祉の対象については、さきに示した**図4-1-1**「地域福祉の主体・客体・活動領域」では誰に対しての地域福祉なのかその対象をＹ軸に示している。Ｙ軸に示された対象とは、地域社会の福祉サービス利用対象やその家族、高齢者、障害者、児童、母子・父子世帯などの当事者とその家族、生活困窮者や地域住民一般、その他として福祉施設や関係団体などである。だが福祉施設や関係団体および住民は地域福祉推進団体にもなり、主体と対象の二重の役割を遂行する存在でもある。

　さらにこの対象に対して地域福祉推進主体はどのような活動を展開するのか**図4-1-1**のＺ軸に活動領域が示されている。この分類とは異なる視点から地域福祉の対象に提供する在宅福祉サービスを中心に捉えた永田幹夫や全国社会福祉協議会での図式を、地域福祉の対象としてまとめた分類を参考に活動領域を確認し肉付けをしていく（**図4-2-1**）。

　この**図4-2-1**の分類では地域福祉の対象を３分類している。①在宅福祉サービスとして予防的福祉サービス、専門的ケアサービス、在宅ケアサービス、福祉増進サービス、②環境改善サービスとして、物的条件の改善、

図4-2-1　地域福祉の内容について

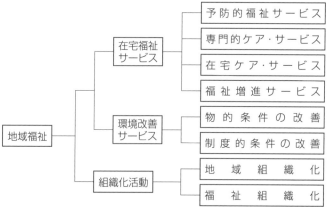

出典）松永俊文・野上文夫・渡辺武男編『新版 現代コミュニティワーク論―21世紀、
　　　地域福祉をともに創る』中央法規出版，2002，p.17.

制度的条件の改善、③組織化活動として地域組織化と福祉組織化を挙げている⁽⁴⁾。

［1］ 在宅福祉サービス

この在宅福祉サービスとは予防的福祉サービス、専門的ケアサービス、在宅ケアサービス、福祉増進サービスである。予防的福祉サービスは介護予防教室などが想定されるように介護を受けない状態を持続するためのサービスで、高齢者や地域住民が対象になる。専門的ケアサービスは、在宅での専門業者のケアサービスで、家族の介護負担の軽減や専門的ケアの提供を受けるものである。サービス提供の場が在宅のため、施設サービスに含めず在宅にしたが、施設サービスに分類する場合もある。在宅ケアサービスは在宅で受ける介護・家事援助・入浴・見守りなど在宅の状態で受ける介護サービスである。福祉増進サービスは一般住民も対象とした地域福祉推進の取組みなどである。要援護者向けの在宅ケアサービスと専門的ケアサービスを「狭義の在宅福祉」、また一般向けの予防的福祉サービスと福祉増進サービスを「広義の在宅福祉」に分類する場合もある⁽⁵⁾。

在宅福祉サービス
1990（平成2）年の福祉関係八法改正で福祉の団体委任事務が進められ、各自治体が社会福祉の計画化や在宅福祉サービスの供給について責任を負うようになった。

［2］ 環境改善サービス

環境改善サービスには物的条件の改善、制度的条件の改善がある。これは、地域福祉の対象となる人びとが地域生活を送る上で障壁となる環境や福祉法制度およびサービスを、環境面や制度面で改善していく福祉サービスのことである。現実には現行制度や福祉サービスの改善が困難なケースも多く、ソーシャルワーカーの専門性や意欲にゆだねられてきた。しかし、課題解決システムとして住民からのニーズ充足のために改善が可能な仕組みづくりが期待される。たとえば富山県の氷見市社会福祉協議会では総合福祉相談の窓口を開設し、そこから入る住民のニーズを充足するために福祉サービスを創設する努力を重ねてきた。福祉サービスの枠内に対象者のニーズが該当するかどうかではなく、暮らし難さや困っているニーズをどのように解決するかがタスク・ゴールになるはずである。事例のように積極的な取組みが求められる領域である。

タスク・ゴール
task goal
コミュニティワークにおいて目標をどの程度、達成したかについて、住民や福祉サービス利用者が評価する視点のこと。

［3］ 組織化活動

組織化活動は地域組織化と福祉組織化がある。地域組織化は地域住民の主体性を尊重しつつ、民主的に地域社会づくりに参加する過程を重要であると考え、人びとの連帯意識を強固なものにしていくことである。福祉組織化とは不十分な福祉制度や施策の整備拡充を求め当事者のセルフヘルプ

組織化活動
コミュニティワークといわれ、地域福祉を推進していくためには不可欠であると考えられている。

ソーシャルアクション
social action
社会活動法。非政治的な
社会の変革を求める社会
運動または社会改良的な
活動。またその活動をす
る人びとの支援活動も含
む。

活動を支援したり、ソーシャルアクションによる活動を起こすなどして福祉コミュニティ形成に向けた展開をしていくことである[6]。

B. 活動内容の多様化と拡大

　地域福祉の対象に提供する活動内容の多様化と拡大が、現在までの大きな変化といえる。わが国の急速な高齢化と2025年問題、経済的な原因の格差社会、人口の過疎化による限界集落、若年女性人口が半減することで予測される消滅可能都市の問題など多くの不安を抱えている。

　加えて日本の地域社会における若者のひきこもり、非正規労働などによる貧困や失業、希薄化した人間関係による精神的な疾患、虐待、自殺などの危機状態に晒されている。さらに地域社会のつながりの希薄化や、建前では物わかりよく理解を示すが、自身に影響が及ぶと反対を表明する利己主義が目立つ不寛容な大人社会、過度な個人情報保護やプライバシー意識などの状況下で、福祉課題を抱える人びとが周囲へ救済の手をあげられずに周囲もわからない場合がある。国は縦割り分野ごとの福祉政策から生活の場での支援を目的とした地域包括ケアシステムや地域共生社会などのコミュニティを基盤とした地域福祉の取組みに注目をしてきた。今後は「新しい地域包括支援体制」（「誰もが支え合う地域の構築に向けた福祉サービスの実現―新たな時代に対応した福祉の提供ビジョン」厚生労働省社会援護局．2015年）の構想で全世代・全対象型地域包括支援として構想が出されている。

3. 地域福祉への住民参加

A. 住民参加の現状と類型

[1] 住民参加の変遷

　わが国における戦後の地域福祉への住民参加の萌芽は、1960年代以降の工業化や都市化に伴う福祉問題および高齢者問題が拡大していた時代にある。この時代の「**市民活動**」とはいわば反国家・反政府的な活動として一般には捉えられていた。したがって一般の地域住民の活動とは言いがたく、その課題発生地域の住民だけではない他地区から駆けつけた活動家の

市民活動
わが国の概念は定着していないが、現在では一般的に、政治・宗教などとは無関係にボランタリー精神に基づいて社会運動・活動をすることといえる。経済企画庁（当時）の「継続的・自発的に社会的活動を行う営利を目的としない団体」との定義もある。

ものと考えられていた。他の領域の政治学や行政学および社会学の分野でも住民参加の研究は行われていたが、地域福祉の住民参加とはボランティア活動における住民の自主性に基づいた地域活動や福祉活動を含む内容であった[7]。この時代の公害問題など環境汚染が著しかった時代で政治的イデオロギーと結びつかずに、地域福祉を推進していた住民主体の地域として神戸市長田区刈藻地区の「公害追放運動」の取組みが知られている。

　地域福祉を構築する対象活動としては①在宅福祉サービス、②環境改善サービス、③福祉組織化で、つまり一般的にコミュニティケア実施のための対人サービスを創出することと、その地区に住む人びとの暮らしやすい環境づくりや主要な福祉課題や生活課題を解決に向けていくことである。この根底の理念には**ノーマライゼーション**と**インテグレーション**、住民主体、福祉サービス利用での利用者本意、自立支援が掲げられている。

　さらに1970年以降の地域福祉を踏まえた地域福祉構築の必要条件を示すと、①分権化、②公私協働化、③参加化、④総合化、⑤在宅化、⑥計画化がある[8]。この地域福祉構築には住民の参加が大きな意味や必要性を占めている。この内容をみると①分権化とは基礎自治体の市町村で福祉サービスの推進実施である。高齢者福祉・身体障害者福祉・知的障害者福祉の事務が順次、市町村実施で権限委譲が拡大している。②公私協働化とは行政の「公」と民間や地域住民の「私」の役割分担と協働化が地域福祉の重要なポイントである。③参加化とは地域住民や当事者を含めた主体の重要性が指摘されている。④総合化とは住民参加のもとに保健・医療・教育・住宅・交通など地域福祉の総合的な展開が必要である。⑤在宅化とは地域福祉の対象となる活動領域でも在宅福祉サービスは中心に据えられている。⑥計画化とは市町村の**地域福祉計画**や社協の**地域福祉活動計画**の他に介護保険事業計画、障害者計画、児童育成計画など地域福祉の推進には計画的な取組みが重要になっている。

　特にこの地域福祉計画においては住民参加の重要性が強調されている。2002（平成14）年に厚生労働省の「市町村地域福祉計画及び都道府県地域支援計画策定指針の在り方について（一人ひとりの地域住民への訴え）」（社会保障審議会福祉部会）では、住民参加の具体的なあり方として意見を述べるだけでなく、地域福祉の活動を担い手として認識することの重要性が示されている。またさらに策定過程や実施段階でも住民が主体者および主役として位置づけられなければならないとしている。特に関係団体の代表者の要請では形式的参加にすべきでないとして、住民の実質的参加を求めている。このように住民が位置づけられたことは歓迎したいが、しかし、他分野の都市計画の「都市計画マスタープラン」策定では地域福祉計

ノーマライゼーション
normalizatoin
障害者への保護的で隔離的な福祉環境を提供してきたことへの反省から、社会の中でハンディキャップのある人びとに対して、人間としての尊厳に配慮した生活や環境づくりをしていく活動と理念。

インテグレーション
integration
2つの内容を意味する。第1は社会福祉の対象となる当事者が差別を受けずに地域社会での生活を送れるようにする援助をすること。第2に福祉サービスの利用者や対象となる人びとが地域社会で生活する場合に、地域住民や関係団体などが問題解決を行うことである。

地域福祉計画
自治体で整備の必要な福祉サービスや福祉施設の数値目標が示される地域福祉推進のための行政計画。

地域福祉活動計画
社会福祉協議会が、住民とともに住民自治の活性化を促進しつつ、福祉のまちづくり活動計画を立案すること。地域福祉計画と連携させることが重要である。

画との住民の位置づけの違いが明確である。都市計画法18条の2をみると「公聴会の開催等住民の意見を反映させるために必要な措置を講ずる」としており、地域福祉計画での住民の位置づけは弱い[9]。さらに実際の地域福祉計画において福祉関係当事者および住民は少数派であり、どこまで住民の声が反映されるか疑問が残る。この住民の参加形態については次項で取り上げていく。

[2] 住民参加の形態

　地域福祉の推進主体でもみてきた2000（平成12）年の社会福祉法での地域福祉計画の策定指針では、住民参加がなければ地域福祉計画は完成しないものとし、この指針では住民の参加形態については下記の3点について示されている。

　第1として、地域福祉推進役としての住民参加である。住民の自主性発揮について側面的な援助が必要であるため、小地域ごとに推進役となる者を見出し、ここを中心として地域住民の参加促進を促す。積極的参加者としての住民の存在について強調されている。

　第2として、地域福祉計画策定委員会へ住民参加を図る。地域福祉推進役となる地域住民、学識経験者、福祉・保健・医療関係者、民生委員・児童委員、市町村職員が参加した策定委員会を設置し、住民が積極的に関われる機会を確保することを提言している。つまり参加機会確保の強調である。

　第3として、住民参加の促進に関し情報提供のあり方について提言をしており、住民の参加を得るには情報の提供が重要であり、情報を確実に伝えるための工夫が必要であるとしている。具体的には地域実情を勘案して外国語、点字、インターネット、ケーブルテレビなど多様な媒体での情報提供が提言されている。積極的な情報提唱による地域住民の地域福祉に関する注意や興味の喚起が生起し、その結果として地域福祉の問題解決に積極的参加が期待される。つまり積極的情報発信の受け手として問題認識を期待されている。その結果、この住民の参加形態過程を通じ、地域福祉の推進が図られるとしている。

　ここで述べられている第1の地域福祉の推進役の住民とは、社会福祉法4条において福祉サービスの担い手としての「主体」であり、福祉サービスの受け手としての「客体」という2つの側面を意味している。現在、各自治体で進められている地域包括ケアシステムの構築や地域共生社会の実現が迫られるなか、各地域で発生する災害や福祉課題などへの対応等において特色ある住民活動が展開されており、それらの好事例はあらゆる情報

ツールで確認が可能になっている。なかには特定非営利活動法人の法人格を取得し組織的・継続的な活動も展開する市民活動もある。

前述の通り地域福祉計画における第２の参加形態に積極的参加の重要性を提唱している。それは計画段階だけではなく日常的な住民自治活動によって醸成され、活動とともに共助が育まれる。

住民は地域社会の既存組織を母体に重要な役割を担っている。民生委員・児童委員、自治会、区長会、家族内で障害や介護を行う介護者としてのケアラーや当事者組織、社会福祉法人、地縁による**地域自主組織活動**、ボランティアなど相互に連携や協力を行う地域メンバーたちである。これらの住民による地域組織は、たとえば介護保険における「地域ケア会議」では、組織化された地域住民の既存組織を母体に持つ組織の代表者が地域課題への取組みの協議・検討・実践のために参画をしている。つまり個別の介護問題が解決困難な場合、地域全体の普遍性を持つ地域課題として理解し地域支援計画を立て改善に導く取組みである。

具体的な地域課題として高齢や障害および精神的な不調からペットの猫などによる「多頭飼育」の適正化が地域の中で課題になっている。管理しきれない頭数に増えた飼い猫による問題が近隣住民などから苦情として挙げられることが増えている。「地域猫」として地域住民が猫を飼育する取組みも、コミュニティ全体の理解と協力による改善策の事例として報告されている。

B. 住民の主体性形成

これまでみてきたように地域福祉における住民は主体であり客体でもあるが、その主体性が重要であることは**岡村重夫**もその原理の１つに住民の主体的参加を挙げている[10]。岡村は「福祉コミュニティ」を概念化し、当事者を中心に据え地域的共同体や連帯を重視した。岡村によると住民は「福祉問題解決の機能」だけではなく「問題の予防的な機能」ももつとしている。その後、地域福祉の時代が到来し、まさに住民が主役の時代が訪れた。

地域福祉到来のきっかけとなった時期は1990（平成２）年の社会福祉八法改正以降で、1990年から2000（平成12）年にかけての在宅福祉サービス整備が行われ、その結果、地域福祉に目が向けられていった。さらに2000年以降は整備された在宅福祉サービスを軸とし、地域福祉に福祉諸制度の舞台がシフトしていく。

1990年以降の住民の主体性形成が、主体的な判断力を持ち得る市民の

地域自主組織活動
「共助」と理解される住民自治組織活動としての「地縁型組織」である。近隣住民により組織化され社会的包摂の視点で孤立や排除される人びとがないよう取り組む活動。

多頭飼育
「改正動物愛護管理法」25条１項、３項で動物の飼育環境の適正化が謳われている。「多頭飼育崩壊」などとも表現され、飼い主による動物飼育管理不全に陥った状態。

地域猫
公益財団日本動物愛護協会によると、飼い主のいない猫を殺処分するのではなく、命ある生き物として、地域住民による餌やりと去勢不妊手術を行い、次世代に向けた頭数を減少させていく飼い方。この課題の解決策の一案として採用されている。

岡村重夫
1906-2001
岡村理論と呼ばれる社会福祉学理論を構築した。社会福祉論の技術論を深化させた。

育成にあるものと捉え、福祉教育の流れを中心にみていく。主体的な市民を育成するために、国としても福祉教育の必要性を認識し、1993（平成5）年の「障害者対策に関する新長期計画」で「福祉教育の推進」が提言され、ボランティアや福祉教育・学習の推進の必要性が高まっていった。1994（平成6）年の「21世紀福祉ビジョン」や「高齢者保健福祉推進十か年戦略の見直し」（新ゴールドプラン）の中では、「ボランティア活動・福祉教育・市民参加の推進」が盛り込まれる。さらに1998（平成10）年の教育課程審議会答申では「総合的な学習の時間」の福祉に関する学習時間の導入や主体的に行動できるための学びの体験重視の内容が提示される。

　2000（平成12）年施行の社会福祉法4条についてはこれまでみてきたように「地域福祉の推進」を目的とし、「福祉サービスを必要とする地域住民」を「地域社会を構成する一員」としている。同年の厚生省（現・厚生労働省）で報告をした「社会的な援護を要する人々に対する社会福祉のあり方に関する検討会」では、「全ての人々を孤独や孤立、排除や摩擦から援護し、健康で文化的な生活が実現できるよう、社会の構成員として包み支え合う（ソーシャル・インクルージョン）」としている内容とその理念が共通しており、社会的包含を希求し実現していこうとするものである。この内容は1982（昭和57）年に全社協の「福祉教育研究委員会」に示されている「社会福祉サービスを受給している人々を、社会から、地域から疎外することなく、共に手をたずさえて豊かに生きていく力、社会福祉問題を解決する実践力を身につける」ことを目的とした福祉教育概念とも共通するものである(11)。

　その後、初等中等教育については、2002（平成14）年7月に示された中央教育審議会答申「青少年の奉仕活動・体験活動の推進方策等について」では、初等中等教育でのボランティア活動や社会奉仕活動と社会参加の基盤づくりを関係機関や民間企業との連携のもとに、そのプログラムづくりや支援・コーディネーター養成と確保などについて盛り込まれた。

　住民の主体性形成はソーシャル・インクルージョンを具現化していくことであり、準備された福祉教育のプログラムや福祉サービス利用当事者の体験談だけではなく、地域福祉の推進が必要な地域の福祉課題を解決していく過程に関わっていく際の学びや実践力を構築するためにも変化する社会状況をふまえた福祉教育は重要である。

ソーシャル・インクルージョン
social inclusion
2000年に当時の厚生省から「社会的な援護を要する人々に対する社会福祉のあり方に関する検討報告書」での鍵概念になっている。

注）
(1)　嶋田啓一郎「社会福祉の主体」仲村優一他編『現代社会福祉事典（改訂新版）』全国社会福祉協議会，1988，p.245.
(2)　園田恭一『地域福祉とコミュニティ』有信堂高文社，1999，pp.39-40.

(3) 松原一郎・明石隆行「第1部 地域福祉運営の組織と機関」右田紀久恵・高田真治編『福祉組織の運営と課題』地域福祉講座 2, 中央法規出版, 1986, p.3.

(4) 大島侑監修／杉本敏夫・斉藤千鶴編『地域福祉論』シリーズ・はじめて学ぶ社会福祉 7, ミネルヴァ書房, 2004, pp.44-57.

(5) 前掲書 (4), p.46.

(6) 山縣文治・柏女霊峰編集代表『社会福祉用語辞典（第4版）—福祉新時代の新しいスタンダード』ミネルヴァ書房, 2004.

(7) 竹原健二編『現代地域福祉論』法律文化社, 1992, pp.98-99.

(8) 稲葉一洋編『福祉コミュニティ形成の技術』学文社, 2003, pp.3-5.

(9) 原田仁「地域福祉計画」牧里毎治編『地域福祉論—住民自治型地域福祉の確立をめざして』社会福祉士・介護福祉士養成テキスト, 川島書店, 2000, pp.209-210.

(10) 岡村重夫『地域福祉論』社会福祉選書 1, 光生館, 1974, p.62.

(11) 池田幸也「地域づくりと福祉教育・ボランティア学習実践」日本福祉教育・ボランティア学習学会編『地域を創る福祉教育・ボランティア学習』日本福祉教育・ボランティア学習学会年報 Vol.9, 万葉舎, 2004, p.23.

▌理解を深めるための参考文献

● 紙屋高雪『どこまでやるか、町内会』ポプラ新書, 2017.

地域社会への役割が拡大する中、地方では高齢化により自治会を解散する地域も散見される。世代交代が進む地域組織のあり方はこれまでの組織運営と変化を遂げている。町内会のいまを学び、地域社会の役割を再考する 1 冊である。

● 農文協編『むらの困りごと解決隊—実践に学ぶ地域運営組織』農山漁村文化協会, 2018.

地域を歩いて集めた解決策が訴えるのは、小さな拠点としての住民自治が地域を変えているという事実である。自治体から補助金を得るのではなく、仕事を奪うのだという。移住者とともに多様な世代がつくり上げていく住民自治は持続可能な地域づくりの原型を学ぶことができる。

社会資源が乏しい場合の取組み

　介護ケアにおける地域ケアマネジメントには「地域ケア会議」として、居宅高齢者の介護保険未利用者も含めた解決困難ケースを対象に検討を行う「地域ケア個別会議」と解決困難な課題を地域の普遍的な共通課題として取り上げ協議する「地域ケア推進会議」の2種類がある。主任ケアマネジャーおよびケアマネジャーたちは地域包括支援センターへ困難ケースを報告し、逐次、地域住民とともに解決に向けた取り組む場が「地域ケア会議」である。個別の解決困難な課題を地域共通の課題として理解し、解決のために取組み支援を検討および実施をするが、解決手段が存在しない場合は、既存の社会資源の組み合わせを工夫し、それでも困難な場合は新しい社会資源を創設することが求められている。

　かつて権利擁護センターの開設を県内初で、関係者たちと手掛けた経験がある。社会資源の創設までに5年ほどの時間を要した。それなりの規模の社会資源創設には一般住民等のボトムアップとともに自治体や専門機関の理解と協力を得て予算を確保し、大きな労力を必要とする。社会資源の創設過程において地域の連帯感が増強される副産物もあり大きな成果も得られる。しかし現状は厳しい。

　高齢化と人口減少や町村合併が進む地方の中小規模の地域の福祉関係者は、目前の業務が多忙なため新規社会資源の創設にはやや諦念気味である。このような地域では既存のネットワークを十分に機能させながら困難ケースへの成果報告も確認できる。社会資源の不足によるものだが、代替機能での実践がうまくいっていることが多い。「たまたま、うまくいった」と偶然性の高い希少な成功体験として記憶している。一方、多種多様に社会資源が整備されている自治体においては、福祉課題を抱え困惑する住民を福祉専門職がたらい回しするケースも散見され、一部専門職者にはセクト主義に陥る傾向もある。

　新しい社会資源の創設は当然必要だが、目前の課題に対して十分なアセスメントを行い、個々の支援者が丁寧な仕事を重ねる取組みは、適切に成果を上げることを理解し、既存の社会資源活用による支援の振り返りをする必要はある。重要な不足や欠落は改善が前提であるが、丁寧な取組み実践の蓄積と分析を重ねていくことが実践現場における困難課題の改善や解決の突破口となる。

第5章 福祉計画策定の目的と意義

ソーシャルワークの実践において、個別（ミクロ）レベルのみならず、国や地方自治体、身近な地域を対象としたメゾ・マクロレベルでのプランニングの技術も身につけることが必要である。本章では、福祉計画を中心に、メゾ・マクロレベルでの計画づくりの目的や意義、内容について理解することを目指す。

1

計画とは何か、また、福祉計画とは何か、その概念を身近な例などから理解した上で、ソーシャルワークの視点から、また、福祉行財政との関係から理解する。

2

福祉計画の歴史について、①萌芽期、②試行期、③展開期、④確立期前期、⑤確立期後期の5つの期に分けて理解する。

3

各分野での福祉計画の種類と概要について、地域福祉（支援）計画はじめさまざまな計画を概観した上で、計画行政、地域福祉計画と地域福祉活動計画との関係などを理解する。

4

地域福祉計画について、市町村地域福祉計画および都道府県地域福祉支援計画の定義と機能、社会福祉法に位置づけられた各計画に盛り込むべき事項などから理解する。

5

福祉計画の策定過程と方法について、そのサイクル、課題の把握と分析、協議と合意形成、実施とモニタリング、評価のサイクルから理解する。また、プログラム評価との関係も学ぶ。

1. 福祉計画とは

A. 福祉計画の概念

「○○建設計画」「○○実行計画」など、私たちの生活の中で「計画」という言葉に触れることも珍しくない。小中学校の長期休暇（夏休みや冬休み）には、期間内で宿題を終えることを目指して「学習計画」を立てた経験もあるだろう。それぞれ「○○建設」や「○○実行」「宿題を終わらせる」といった実現しようとする目標を明確にし、そこに向かって物事を進めていくための手順を具体的に示したものが「計画」である。そこには具体的に、「目標」「根拠となるデータ」「方法」「期間」「費用」「担当部署」などが書き込まれているはずだ。

より大きな視点で見てみると、「○○建設」「○○実行」「宿題を終わらせる」という目標は、その計画の目標地点であるだけではない。「○○」を建設したり、実行したり、宿題を終えたりすることは、より大きな目標を達成するための計画の一部ともいえる。たとえば、長期休暇の宿題は何のために行っているのか、考えてほしい。大きな視点でみれば「終わらせること」自体は目標ではなく、宿題を終えたことによって得られる学力、知識や技術を身につけることが目標となる。このようにさまざまな計画は、重なり合って立てられており、重層的になっていることがわかるだろう。

では、「福祉計画」はどのように捉えればいいだろうか。今から3年後、5年後、10年後、私たちが暮らす将来の「福祉」の実現に近づいている社会は、どのような社会だろう。これをデザインし、どのようにそのあるべき「福祉」を実現するかを具体的に表すものが、**福祉計画**である。

つまり、福祉計画は、「福祉」を将来あるべき姿や、より望ましい状態に近づけていく具体的な目標達成プロセスを、科学的かつ合理的な根拠に基づく方法や手続きをもとに、「計画」化したものである。

しかし、「福祉」が何を指すかは時代ごとの価値観や文脈によって異なる。どのような「将来のあるべき姿」「より望ましい状態」を目指す「計画」となるのかには違いがあることに留意して、計画の目標を設定しなければならない。

B. ソーシャルワークの視点で捉えた福祉計画

ソーシャルワークの視点で福祉計画を捉えると、メゾ・マクロレベルでのソーシャルワークに位置づけられる**社会計画**のアプローチである。このメゾ・マクロレベルのソーシャルワークの文脈では、コミュニティの問題の解決が目標となる。ソーシャルワーカーの所属や立ち位置により関わり方が異なる。データ等の根拠に基づいた計画づくりや市民との協働による参加型の計画づくり、地域住民やコミュニティの力を高めるための計画づくり、計画策定委員等の立場で地域住民やさまざまなコミュニティの声の**アドボケート**、計画づくりによる社会変革への働きかけなどが、介入方法として想定される[(1)]。

また、地域住民のエンパワメントに向けたソーシャルワーカーのアプローチと関連して、計画が地域住民の意思決定の仕組みとして機能する可能性がある。地域への無関心や、問題解決へのあきらめ、参加機会が得られないことで意思決定に参加できていない状況の地域住民もいる。地域住民が、資源・情報を獲得したり、知識・技術を獲得したり、動機づけられたりすることを経て、ワークショップなどの計画策定過程に主体的に参加することにより、地域住民の参加が促進されることにつながる[(2)]。

社会計画
social planning

アドボケート
advocate
クライエントや地域住民の声を代弁することによって、人びとの権利や利益を守ること。クライエントなどの個人の声を代弁するケース・アドボカシーやコミュニティや地域、集団の声を代弁するコーズ（クラス）・アドボカシーなどがある。

C. 福祉行財政と福祉計画の関係

行政にとっての福祉計画は、介護保険法や社会福祉法などの法律に計画策定の根拠があり、それぞれの法律において位置づけられている計画策定の趣旨や目標等に基づいて都道府県や市町村が策定するものである。法律に位置づけられた行政の福祉計画には、各自治体の社会福祉施策を総合的・効果的・効率的に推進する基盤を整備する計画と福祉サービスの整備（サービスの量と供給体制）の計画などがある。法律に基づいて行政が主体的に策定に取り組む。しかし、地域住民や組織、福祉施設・機関・団体とともに取り組まなければ、計画は絵に描いた餅となり、機能しないだろう。

これらの計画の実施には、計画をフォローする財政の配分が必要だ。複数年度の計画を実施する際、自治体の単年度主義の予算では財源確保の見通しは不透明となる。それぞれの自治体の財政状況や特徴を十分に把握し、適切に福祉計画の実施にかかる財源を確保するよう取り組む必要がある。どのように財源を確保するか、どのような財源を求めるかについて財政計画を立てる。毎年度の予算編成で財政計画が機能することが期待される[(3)]。

2. 福祉計画の歴史

　何を福祉計画として策定するかで、福祉計画の歴史の取扱い方には違いがある。ここでは、福祉計画として成立する前の段階からの歴史も含む福祉計画の歴史的な展開を5期に分けた和気[4]の説明を参考に説明したい（**表5-2-1**）。

表5-2-1　福祉計画の歴史的な展開

①**萌芽期**（1945〔昭和20〕〜1959〔昭和34〕年）
貧困問題の解決が最大の関心事であった戦後復興期に策定された国の経済や社会保障に関する構想計画に福祉計画自体が組み込まれており、独自の制度としては成立していなかった。
②**試行期**（1960〔昭和35〕〜1973〔昭和48〕年）
高度経済成長期において、国の経済計画や開発計画に加えて「厚生行政の課題（1964年）」などの厚生行政に関わる計画として社会福祉計画が策定され、「社会福祉施設緊急整備5カ年計画（1971〜1975年）」「東京都中期計画（1968年）」、地方自治法の改正（1969年）により全国の自治体に義務づけられた「基本構想（義務づけは2011年に廃止）」などが策定された。
③**展開期**（1974〔昭和49〕〜1989〔平成元〕年）
高度経済成長が終わった時期で、国レベルの福祉計画は策定されていないものの複数の先駆的な自治体が福祉計画を策定し始めたり、社協が「地域福祉計画」の策定に取り組み、東京都が「地域福祉推進計画」、区市町村が「地域福祉計画」、区市町村の民間団体（社協など）が地域福祉活動計画を策定する「三相計画」が推進されるなど、計画の取組みが地方レベルで実践された。
④**確立期前期**（1990〔平成2〕〜2005〔平成17〕年）
「高齢者保健福祉推進十か年戦略（ゴールドプラン）（1989年）」、福祉関係八法の改正（1990年）による「老人保健福祉計画」の策定義務づけ、「新・高齢者保健福祉推進十か年戦略（新ゴールドプラン）」「今後の子育て支援のための施策の基本的方向について（エンゼルプラン）」などの国レベルの計画策定と、自治体レベルでの「障害者計画」「児童育成計画」などの策定、介護保険制度における全国自治体での「介護保険事業計画」策定、2000（平成12）年の社会福祉法による「地域福祉計画」策定の法定化、「（次世代育成支援）行動計画」「障害福祉計画」の法定化により、高齢者保健福祉・障害者福祉・児童福祉の3分野のすべてで福祉計画が策定されるようになった。
⑤**確立期後期**（2006〔平成18〕年〜現在）
子ども・子育て関連3法の成立に伴う「子ども・子育て支援事業計画」や社会福祉法改正による自治体の「地域福祉計画」などの充実が図られた。

出典）和気康太「福祉計画の意義と種類、策定と運用」一般社団法人日本ソーシャルワーク教育学校連盟編『地域福祉と包括的支援体制』最新社会福祉士養成講座・精神保健福祉士養成講座6，中央法規出版，2021，pp.241-244をもとに筆者作成.

　また、和気[5]は、歴史を貫く変化の方向について、「経済計画、社会保障計画から社会福祉計画へ」「社会福祉計画から地域福祉計画へ」「中央集

権型の計画から地方分権型、地方自治型の計画へ」の３点に分けて論じている。また、「試行期」に開催された社会保障制度審議会の「**1962年勧告**」では、「現在の社会福祉の最大の欠陥は、思いつきで、組織的、計画的でないこと、体系化への努力が払われていないことである。（中略）社会福祉の対策についても10年計画を具体的にうちたてるべきである」[6]と述べられている。1962年勧告を含む「試行期」では、初めて福祉に関する計画が策定された。社会福祉を組織的、計画的に推進するために社会福祉を体系化する必要性が理解され、「展開期」につながった時期ともいえる。

3. 各分野での福祉計画の種類と概要

福祉計画にはさまざまな種類と分類方法があるが、ここでは地域福祉計画を保健福祉分野の総合計画と位置づけた2017（平成29）年の社会福祉法改正を反映した**図5-3-1**をもとに分野を示し、代表的な福祉計画とそれぞれの概要を説明したい。

A. 地域福祉（支援）計画

地域福祉計画は、2000（平成12）年の社会福祉法（以下、「法」）によって地域福祉の推進に関する事項を一体的に定める計画として法定計画化された。同法107条に「市町村地域福祉計画」、108条に「都道府県地域福祉支援計画」が位置づけられた。

2017（平成29）年の改正により「策定するよう努めるもの」（法107、108条）として各自治体による策定の努力義務化、「地域における高齢者の福祉、障害者の福祉、児童の福祉その他の福祉に関し、共通して取り組むべき事項（同条1項1号）」を定める福祉分野の上位計画に位置づけられた。また、各自治体は、策定した地域福祉（支援）計画を定期的に「調査、分析及び評価を行うよう努める」ことが規定された。

B. 高齢者福祉分野での計画

1989（平成元）年の国の「**高齢者保健福祉推進十か年戦略（ゴールドプラン）**」策定により、1990（平成2）年に老人福祉法が改正（福祉関係八

1962年勧告
1962（昭和37）年の社会保障制度審議会による「社会保障制度の総合調整に関する基本方策についての答申および社会保障制度の推進に関する勧告」を指す。日本経済の急成長における国民所得階層の格差の拡大による問題に対して、社会保障制度推進の指針について勧告したものである。

高齢者保健福祉推進十か年戦略（ゴールドプラン）
1989（平成元）年に策定された、数値目標をもって、在宅福祉事業を積極的に進めるための計画であり、1990（平成2）年の老人福祉法の改正により、同計画を円滑に推進するため、全国の地方公共団体で老人福祉保健計画を策定することを義務づけることにつながった。これらの全国の地方公共団体の老人福祉保健計画の内容を踏まえ、1994（平成6）年には、計画の内容を見直して充実を図るため「新・高齢者保健福祉推進十カ年戦略（新ゴールドプラン）」が策定された。

図 5-3-1　地域福祉計画と諸計画の関係性・イメージ

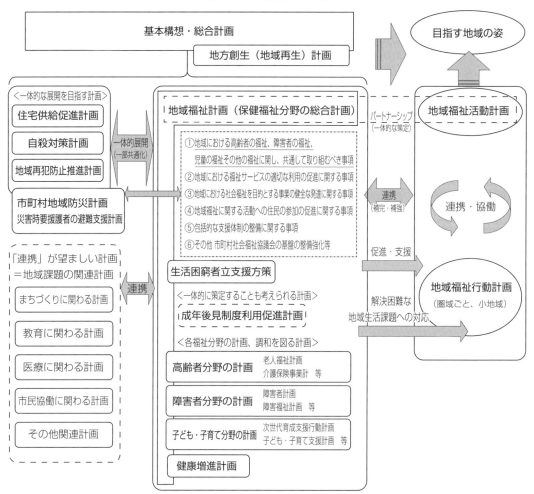

基本構想・総合計画
地方創生（地域再生）計画

目指す地域の姿

＜一体的な展開を目指す計画＞
- 住宅供給促進計画
- 自殺対策計画
- 地域再犯防止推進計画
- 市町村地域防災計画　災害時要援護者の避難支援計画

一体的展開
（一部共通化）

地域福祉計画（保健福祉分野の総合計画）

パートナーシップ
（一体的な策定）

地域福祉活動計画

① 地域における高齢者の福祉、障害者の福祉、児童の福祉その他の福祉に関し、共通して取り組むべき事項
② 地域における福祉サービスの適切な利用の促進に関する事項
③ 地域における社会福祉を目的とする事業の健全な発達に関する事項
④ 地域福祉に関する活動への住民の参加の促進に関する事項
⑤ 包括的な支援体制の整備に関する事項
⑥ その他 市町村社会福祉協議会の基盤の整備強化等

連携
（補完・補強）

連携・協働

「連携」が望ましい計画
＝地域課題の関連計画
- まちづくりに関わる計画
- 教育に関わる計画
- 医療に関わる計画
- 市民協働に関わる計画
- その他関連計画

連携

生活困窮者立支援方策

＜一体的に策定することも考えられる計画＞
成年後見制度利用促進計画

＜各福祉分野の計画、調和を図る計画＞

高齢者分野の計画　老人福祉計画　介護保険事業計　等

障害者分野の計画　障害者計画　障害福祉計画　等

子ども・子育て分野の計画　次世代育成支援行動計画　子ども・子育て支援計画　等

健康増進計画

促進・支援

解決困難な
地域生活課題への対応

地域福祉行動計画
（圏域ごと、小地域）

出典）社会福祉法人　全国社会福祉協議会ウェブサイト「地域共生社会の実現に向けた地域福祉計画の
　　　策定・改定ガイドブック」2018, p.49.

介護保険事業支援計画
介護保険法118条により、区域（老人福祉圏域）の設定、市町村の計画を踏まえて、介護サービス量の見込み（区域ごと）、各年度における必要定員総数（区域ごと）、市町村が行う介護予防・重度化防止等の支援内容および目標等について、策定する計画。

介護保険事業計画
介護保険法117条により、国の定めた基本指針に基づいて、保険給付の円滑な実施のため、区域（日常生活圏域）の設

法改正）され、老人福祉計画が位置づけられた（法20条の8～9）。「老人福祉事業」の供給体制の確保に関する計画で、各都道府県・各市町村の区域で確保すべき老人福祉事業の量の目標等を定めた。

　2000（平成12）年の介護保険制度施行後は、都道府県および市町村の「介護保険事業（支援）計画」の策定が介護保険法に規定された（法117～118条）。都道府県の**介護保険事業支援計画**は、区域（老人福祉圏域）の設定や市町村計画を踏まえた介護サービス量の見込み（区域ごと）等、市町村の**介護保険事業計画**は、区域（日常生活圏域）の設定、各年度における種類ごとの介護サービス量の見込み（区域ごと）等を含む、3年を1期とした。

2005（平成 17）年の老人福祉法改正で、老人福祉計画は介護保険事業計画と一体のものとして作成され、社会福祉法に規定されている地域福祉（支援）計画とも調和の保たれたものでなければならないとされた。また、介護保険事業計画は、2014（平成 26）年に成立した医療介護総合確保推進法に規定される都道府県計画および市町村計画との間でそれぞれ整合性の確保が図られたものでなければならないとされた。

定、各年度における種類ごとの介護サービス量の見込み（区域ごと）、各年度における必要定員総数（区域ごと）、各年度における地域支援事業の量の見込み、介護予防・重度化防止等の取組内容および目標等について、策定する計画。

C. 障害者福祉分野での計画

1993（平成 5）年の障害者基本法成立により、国には障害者基本計画の策定が義務づけられ、都道府県および市町村には障害者計画の策定が努力義務として規定された（法 11 条）。その後、2004（平成 16）年の法改正により、都道府県障害者計画および市町村障害者計画も策定が義務づけられた。この計画は「障害者の自立及び社会参加の支援等のための施策の総合的かつ計画的な推進を図る」ことを目的とし、国・都道府県・市町村の三層構造の計画であり、国の計画はこれまでおおむね 5 年を 1 期として策定されている。

一方で 2005（平成 17）年には障害者自立支援法（現・障害者総合支援法）に都道府県障害者計画および市町村障害福祉計画の策定が規定された（法 88 ～ 89 条）。この計画は、障害福祉サービスの提供体制の確保、その他この法律に基づく業務の円滑な実施に関する計画として作成が義務づけられている。

2016（平成 28）年の児童福祉法の改正では、都道府県および市町村に障害児福祉計画の策定が規定された。障害児通所支援および障害児相談支援の提供体制の確保目標や各年度の指定通所支援、または指定障害児相談支援の種類ごとの必要な見込み量等を計画する。

障害者総合支援法に規定される障害福祉計画と児童福祉法に規定される障害児福祉計画の両計画は、一体のものとして作成できるとされている。

D. 子ども・子育て分野での計画

子ども・子育て分野では、エンゼルプラン（1994〔平成 6〕年）、緊急保育対策等 5 か年事業（1994 年）、新エンゼルプラン（2000〔平成 12〕年）、子ども・子育て応援プラン（2004〔平成 16〕年）、新待機児童ゼロ作戦（2008〔平成 20〕年）、子ども・若者ビジョン（2010〔平成 22〕年）などが、国レベルの計画として策定されてきた。

エンゼルプラン
正式名称は「今後の子育て支援のための施策の基本的方向について」。

新エンゼルプラン
正式名称は「重点的に推進すべき少子化対策の具体的実施計画について」。

2005（平成17）年には次世代育成支援対策推進法が成立（時限立法）し、国の行動計画策定指針に関する都道府県および市町村の行動計画の策定が規定された。同時に常時雇用する労働者が101人以上の企業に対して一般事業主行動計画の策定が義務づけられた（100人以下の企業は努力義務）。

2012（平成24）年には子ども・子育て支援法が成立し、教育・保育および地域子ども・子育て支援事業の提供体制を整備し、子ども・子育て支援給付ならびに地域子ども・子育て支援事業、および仕事・子育て両立支援事業の円滑な実施の確保、その他子ども・子育て支援の施策を総合的に推進するための基本的な指針に即して、5年1期の市町村子ども・子育て事業計画および都道府県子ども・子育て支援事業支援計画を定めるものとされた。

E. 地域福祉と計画行政の関係

1969（昭和44）年の地方自治法改正で市区町村に総合計画の基本構想の策定が義務づけられ、計画行政が進展していく大きなきっかけとなった。わが国の地方自治体は、「基本構想」としてまちづくりの基本的な理念、目標、方針などを決定し、「総合計画」の最上位計画とした。そして、基本構想に基づく具体的な施策を示す基本計画、基本計画に基づく具体的な事業を示す実施計画などを策定している。

2011（平成23）年5月の地方自治法改正では市区町村の総合計画における基本構想の策定義務づけ規定は廃止されたが、計画行政がその役割を終えたとはいえない[7]。基本構想の策定義務づけ規定が廃止された後も、ほとんどの自治体が策定していることからもわかる。

福祉分野で計画行政が進展したのは、福祉関係八法改正などが契機となったといえる。その後、基礎構造改革を経て、地域福祉の文脈においても2000（平成12）年の社会福祉法改正によって「地域福祉計画」が法定化されたことは、地域福祉と計画行政のつながりが確立された点で重要である。

地域福祉の推進と計画行政という点では、2017（平成29）年の社会福祉法改正における計画に関する条文の変更に注目したい。改正前は策定が任意から努力義務へと変更され、他の福祉関連計画の上位計画と位置づけられた。また、「調査、分析及び評価を行うよう努める」ことが明記された。これらにより、地域福祉を計画的に進めることと調査、分析および評価に基づいて計画を見直すこと、縦割りのさまざまな計画を横につなぎ、福祉に関する計画を横断的に、また包括的に推進する必要性が示された。

前掲図5-3-1の上部に「基本構想・総合計画」「地方創生（地方再生）計画」が位置づけられ、地域福祉計画の策定も、計画行政の一部とみなされる。

F. 地域福祉計画と地域福祉活動計画との関係

　地域福祉活動計画は、社会福祉協議会が中心的な役割を果たしつつ、地域住民による主体的な地域福祉の推進に向けて策定する住民等の福祉活動計画である。前掲図5-3-1の通り、地域福祉計画と目指す地域の姿を共有しており、地域福祉計画と一体的に策定することや、その内容を一部共有すること、地域福祉計画の実現を支援するための施策を盛り込むことなど、相互に連携を図ることが求められ、地域福祉推進の両輪として機能する。

　また、地域福祉活動計画は、行政が中心になって策定する地域福祉計画に対して、社会福祉協議会を始め、地域住民等が中心になって策定する民間の行動計画である。これらは、地域福祉の推進に向けて多者が協働する共生社会を実現するためのパートナーとして機能し合う計画ともいえる。

4. 地域福祉計画

A. 市町村地域福祉計画および都道府県地域福祉支援計画の定義と機能

　地域福祉計画は、2017（平成29）年の社会福祉法改正により、地域福祉の推進に関する事項を一体的に定める計画として福祉分野の上位計画に位置づけられた。地域福祉計画は、法の社会福祉の理念を達成するために「誰が、何を、どのようにするのか」という方法や戦略を示すものといえる。

　厚生労働省では、地域共生社会の実現に向けた地域福祉の推進に向けて、「市町村地域福祉計画、都道府県地域福祉支援計画の策定ガイドライン（以下、策定ガイドライン）」を含む、「地域共生社会の実現に向けた地域福祉の推進について」を通知した[8]。

　通知によれば、**市町村地域福祉計画**は、「地域住民に最も身近な行政主体である市区町村が、地域福祉推進の主体である地域住民等の参加を得て、地域生活課題を明らかにするとともに、その解決のために必要となる施策の内容や量、体制等について、庁内関係部局はもとより、多様な関係機関や専門職も含めて協議の上、目標を設定し、計画的に整備していくこと」

を内容としている。また、**都道府県地域福祉支援計画**は、「市町村の区域を包含する広域的な行政主体として、広域的な観点から、市町村の地域福祉が推進されるよう、各市町村の規模、地域の特性、施策への取組状況等に応じて支援していくこと」を内容としている。

　各機能を抽出してまとめると、市町村地域福祉計画は、「（計画策定への）住民等の参加」「地域生活課題の明確化」「地域生活課題の解決に向けた施策（内容・量・体制等）の目標設定および計画的整備」の機能を果たし、一方の都道府県地域福祉支援計画は、「広域的観点からの市町村の地域福祉推進に向けた支援」を各市町村の規模や特性、取組み状況等に応じて行う機能を果たすことが求められている。

　地域福祉計画が社会福祉法に初めて法定計画として位置づけられた2000（平成12）年の社会福祉法改正の後、2002（平成14）年に社会保障審議会福祉部会が作成した報告書「**市町村地域福祉計画及び都道府県地域福祉支援計画策定指針の在り方について（一人ひとりの地域住民への訴え）**」（以下、策定指針の在り方）では、「地域住民等」が、計画策定への参加にとどまらず、計画策定への参加を通して、同時に「自らが地域福祉の担い手であると認識する」ように働きかけることを期待している。「地域住民等」とは、**表5-4-1**のような者を例として挙げており、計画策定を通して、どのような人びととともに地域福祉を推進していくかを示している[(9)]。

市町村地域福祉計画及び都道府県地域福祉支援計画策定指針の在り方（一人ひとりの地域住民への訴え）
2002（平成14）年、社会保障審議会福祉部会が作成した報告書。新たなコミュニティ形成による地域福祉の推進に向けて、社会福祉に対しての地域住民の参加と行動を訴えた。地域福祉計画の策定においては、広く地域住民の参加を得て策定されることを求め、そのために必要な具体的な手続きについて、「策定ガイドライン」を示した。

表5-4-1 「地域住民等」に含まれる地域福祉の担い手の例

• 地域住民　• 要支援者の団体　• 自治会・町内会、地縁型組織 • 一般企業、商店街等　• ボランティア、ボランティア団体 • 特定非営利活動法人（NPO法人）、住民参加型在宅サービス団体等 • 農業協同組合、消費生活協同組合等 • 社会福祉法人、地区（校区）社会福祉協議会等 • 社会福祉従事者（民間事業者を含む） • 福祉関連民間事業者（シルバーサービス事業者等） • その他の諸団体

出典）厚生労働省ウェブサイト「市町村地域福祉計画及び都道府県地域福祉支援計画策定指針の在り方について（一人ひとりの地域住民への訴え）」2002, p.5をもとに筆者作成.

　この報告書では、「これまでの社会福祉は、ややもすると行政から地域住民への給付という形をとってきた。しかしながら、これからは、個人の尊厳を重視し、対等平等の考え方に基づき、地域住民すべてにとっての社会福祉として、かつ、地域住民すべてで支える社会福祉に変わっていかなければならない。そのためには社会福祉に対しての地域住民の理解と協力、つまり地域住民の参加と行動が不可欠なのである」「行政計画でありなが

ら、福祉サービスにおける個人の尊厳の保持を基本に据えて、自己決定、自己実現の尊重、自立支援など住民等による地域福祉推進のための参加や協力に立脚して策定されるべきである」と述べている。

　行政が社会福祉に果たす責任が軽減されたという意味ではない。人びとがよりよく生きるための社会福祉法の理念を実現するために地域住民等（**表5-4-1**）の参加は必要不可欠であるといえる。地域福祉計画の策定・実施・評価を繰り返していくことは、地域住民等が自分たち自身の暮らす社会をよりよいものにするために参加し、力を発揮することの必要性を理解し、行動することにつながる。つまり、地域福祉計画は、地域住民等の参加を促す1つの大きな装置として機能することが示されたといえる。

B. 市町村地域福祉計画および都道府県地域福祉支援計画に盛り込むべき事項

　地域福祉（支援）計画の内容として、社会福祉法107条・108条に示された市町村地域福祉計画（**表5-4-2**）および都道府県地域福祉支援計画（**表5-4-3**）に盛り込むべき事項は次の5点である。厚労省通知に含まれる策定ガイドラインにはこれら5点が踏まえられていなければ、法上の「地域福祉計画」とは認められないものであると述べている。

表5-4-2　市町村地域福祉計画に盛り込むべき事項（法107条）

①地域における高齢者の福祉、障害者の福祉、児童の福祉その他の福祉に関し、共通して取り組むべき事項
②地域における福祉サービスの適切な利用の推進に関する事項
③地域における社会福祉を目的とした事業の健全な発達に関する事項
④地域福祉に関する活動への住民の参加に関する事項
⑤包括的な支援体制の整備に関する事項

表5-4-3　都道府県地域福祉支援計画に盛り込むべき事項（法108条）

①地域における高齢者の福祉、障害者の福祉、児童の福祉その他の福祉に関し、共通して取り組むべき事項
②市町村の地域福祉の推進を支援するための基本的方針に関する事項
③社会福祉を目的とする事業に従事する者の確保又は資質の向上に関する事項
④福祉サービスの適切な利用の推進及び社会福祉を目的とする事業の健全な発達のための基盤整備に関する事項
⑤市町村における包括的な支援体制の整備への支援に関する事項

C. 市町村地域福祉計画に盛り込むべき事項の内容

　厚生労働省通知の中の策定ガイドラインでは、計画に盛り込むべき事項

に掲げられた5項目それぞれについて、次の**表5-4-4～表5-4-8**のように説明している。各事項について中項目として取り上げられているもののみを抜粋しており、詳細については策定ガイドラインを確認してほしい。

表5-4-4　地域における高齢者の福祉、障害者の福祉、児童の福祉その他の福祉に関し、共通して取り組むべき事項（抜粋）

ア	様々な課題を抱える者の就労や活躍の場の確保等を目的とした、福祉以外の様々な分野（まちおこし、商工、農林水産、土木、防犯・防災、社会教育、環境、交通、都市計画等）との連携に関する事項
イ	高齢、障害、子ども・子育て等の各福祉分野のうち、特に重点的に取り組む分野に関する事項
ウ	制度の狭間の課題への対応の在り方
エ	生活困窮者のような各分野横断的に関係する者に対応できる体制
オ	共生型サービス等の分野横断的な福祉サービス等の展開
カ	居住に課題を抱える者への横断的な支援の在り方
キ	就労に困難を抱える者への横断的な支援の在り方
ク	自殺対策の効果的な展開も視野に入れた支援の在り方
ケ	市民後見人等の育成や活動支援、判断能力に不安がある者への金銭管理、身元保証人等、地域づくりの観点も踏まえた権利擁護の在り方
コ	高齢者、障害者、児童に対する虐待への統一的な対応や、家庭内で虐待を行った養護者又は保護者が抱えている課題にも着目した支援の在り方
サ	保健医療、福祉等の支援を必要とする犯罪をした者等への社会復帰支援の在り方
シ	地域住民等が集う拠点の整備や既存施設等の活用
ス	地域住民等が主体的に地域生活課題を把握し解決に取り組むことができる地域づくりを進めるための圏域と、各福祉分野の圏域や福祉以外の分野の圏域との関係の整理
セ	地域づくりにおける官民協働の促進や地域福祉への関心の喚起も視野に入れた寄附や共同募金等の取組の推進
ソ	地域づくりに資する複数の事業を一体的に実施していくための補助事業等を有効に活用した連携体制
タ	全庁的な体制整備

表5-4-5　地域における福祉サービスの適切な利用の促進に関する事項（抜粋）

ア	福祉サービスを必要とする地域住民に対する相談支援体制の整備
イ	支援を必要とする者が必要なサービスを利用することができるための仕組みの確立
ウ	サービスの評価やサービス内容の開示等による利用者の適切なサービス選択の確保
エ	利用者の権利擁護
オ	避難行動要支援者の把握及び日常的な見守り・支援の推進方策

表5-4-6　地域における社会福祉を目的とする事業の健全な発達に関する事項（抜粋）

複雑多様化した地域生活課題を解決するため、社会福祉を目的とする多様なサービスの振興・参入促進及びこれらと公的サービスの連携による公私協働の実現

表 5-4-7 地域福祉に関する活動への住民の参加の促進に関する事項（抜粋）

ア	地域住民、ボランティア団体、NPO 等の社会福祉活動への支援
イ	住民等による問題関心の共有化への動機付けと意識の向上、地域福祉推進への主体的参加の促進
ウ	地域福祉を推進する人材の養成

表 5-4-8 包括的な支援体制の整備に関する事項（法 106 条の 3 第 1 項各号に掲げる事業を実施する場合）（抜粋）

ア	「住民に身近な圏域」において、住民が主体的に地域生活課題を把握し解決を試みることができる環境の整備
イ	「住民に身近な圏域」において、地域生活課題に関する相談を包括的に受け止める体制の整備
ウ	多機関の協働による市町村における包括的な相談支援体制の構築

5. 福祉計画の策定過程と方法

A. 福祉計画の策定過程

　福祉計画にはさまざまな種類が存在し、それぞれ計画としてのあり方は異なるが、福祉計画の策定過程に必要な手続きは共通している。個別レベルの計画では、たとえばサービス利用計画（ケアプラン等）が挙げられ、ケアマネジメントのプロセスとして作成過程が示されている。

　一定の地理的な範囲とその範囲に暮らす人びと等を主な対象として地域福祉の理念の実現を目指す福祉計画は、メゾ・マクロレベルでの実践である。より良い計画を作成し、よりよく目標を達成するためには、策定過程を踏まえた取組みは必要不可欠である。

　前述したように、2017（平成 29）年に改正された社会福祉法には、市町村地域福祉計画および都道府県地域福祉支援計画ともに「定期的に、その策定した市町村地域福祉計画について、調査、分析及び評価を行うよう努めるとともに、必要があると認めるときは、当該市町村（都道府県）地域福祉（支援）計画を変更するものとする」と規定されている。

　策定過程は「つくって終わり」「計画の印刷がゴール」ではない。作成後には計画を実施し、計画実施の手続きは順調に進んでいるか、計画通りに福祉サービスの供給体制が整備されているか、必要な人がみなサービスを利用できているのかなどを確認し、計画によって地域住民が抱えていた

生きづらさの問題は解決したか、目標達成のために目指していた変化を起こすことができたかを評価する。そして、その確認や評価を再び策定過程へとフィードバックする。このプロセスを回し続け、行政や地域住民等がともに地域福祉の推進に継続的に取り組み続ける。

策定過程の循環について、和気が「地域福祉計画の過程モデル」（**図5-5-1**）として示したPlan（策定）−Do（実施）−See（評価）からなる**PDSサイクル**、Plan（策定）−Do（実施）−Check（評価）−Action（改善）からなる**PDCAサイクル**が提唱されている（**図5-5-2**）。PDSサイクルのSee（評価）には、PDCAサイクルのCheck（評価）とAction（改善）を含む。PDCAサイクルでは、計画の評価とあわせて改善という行為を構成要素として位置づけ、計画の問題解決志向を明確にしている。PDSサイクルでは、計画を一定の期間で見直すRolling（再策定）が改善プロセスとなる。

計画策定過程では、このプロセスの循環を誰が、どのように動かすかが重要である。地域福祉計画の過程モデル（**図5-5-1**）では、Plan（策定）

PDSサイクル
マネジメント・サイクルの1つ。Plan（策定）−Do（実施）−See（評価）からなる。

PDCAサイクル
マネジメント・サイクルの1つで、品質管理の父といわれるデミング（Deming, W.E.）が提唱したとされる。デミング・サイクルとも呼ばれる。Plan（策定）−Do（実施）−Check（評価）−Action（改善）からなる。Planでは、KPI（重要業績評価指標）を設定し、Doに対するCheckでは、計画通りに実行できなかった場合はその要因を分析し、Actionにつなげる。

図5-5-1　地域福祉計画の過程モデル（PDSサイクル）

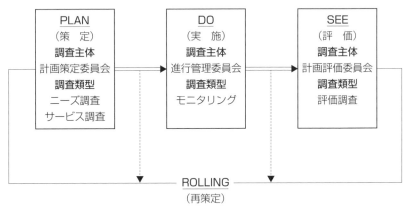

出典）和気康太「地域福祉計画と地域福祉調査―ニーズ調査を中心にして」ソーシャルワーク研究編集委員会編『ソーシャルワーク研究』Vol. 28 No.1, 相川書房, 2002, p.12.

図5-5-2　PDCAサイクル

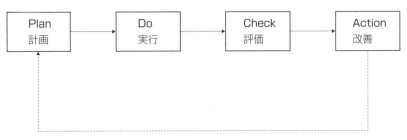

表5-5-1　地域福祉計画策定手順（策定委員会と住民等との協働関係）

			課題	市町村レベル 策定委員会の役割	小地域レベル 地域福祉推進役の役割	地域福祉推進役による住民等に対する直接的働きかけ
第一段階	住民等自身による課題の把握	準備段階	・地域福祉計画策定の趣旨の確認と合意 ・地域福祉推進役の育成	・小地域における地域福祉推進役の選定 ・地域福祉計画策定の広報	・地域福祉計画策定の意義の共有	・地域福祉計画策定の意義の住民に対する周知
			・地域の特性と生活課題の大要を把握するための地域社会の各種データの収集と分析 ・地域のサービス関係機関・団体等の活動状況を把握	・行政や社協が保有する生活課題とサービスについての情報の策定委員会への提示 ・地域福祉推進役の会議・研修	・生活課題とサービスの分析結果のわかりやすい解説による、解決活動を起こすための必要性の理解の促し ・地域福祉推進の主体は皆、同格のパートナーであることの確認 ・各々の立場から、各々どのようなことができるかの話し合いと合意	
第二段階	地域福祉計画策定委員会	手順①	・地域住民の自主的協働活動を必要とする生活課題の存在を確かめ、その実態を把握するための各種調査活動の実施	・調査活動の企画（目的・実施方法の検討・決定） ・地域住民自身による生活課題発見のため、地域住民が調査に参加する方策の検討 ・調査結果の取りまとめ・分析	・調査活動の目的と方法を理解 ・調査結果の策定委員会への報告 ・小地域における人づくり	・住民等による交流会・小地域座談会などの活動への参加・協力を求めることにより、住民等の意識の変革を図り、将来の活動に向けての動機づけを実施 ・こうした活動により、その地域における生活上の課題を自ら発見するよう支援
		手順②	・住民等に、調査の結果明らかになった地域における生活課題を周知し、解決活動への動機づけを行うための広報 ・教育活動の実施	・効果的な広報・教育活動の実施方法の検討	・小地域における効果的な諸広報・教育活動の企画	・文書 ・集会 ・視聴覚 ・その他 による各種広報・教育活動の実施
	地域福祉計画策定	手順③	・前の段階で明らかにされた、住民が解決したいと考えるようになった生活課題の中から、計画に位置付ける解決活動の課題を決定するよう援助	・計画に位置付ける生活課題の検討	・右欄の各種活動の結果を報告し、課題に位置付ける解決活動の課題を策定委員会に報告	・各種の会合で、地域社会の生活課題について検討するよう働きかけ、また援助し、意見をまとめる
		手順④	・取り上げられた課題に関係を持つ人達を選び出し、活動に組み入れ	・課題別に候補の団体機関・個人を選び出し、また必要な下部組織や、計画と活動のための体制案の作成	・地域福祉推進役のメンバーができるだけ役割分担して、計画策定に参加するように働きかける	・候補に上った団体・機関・個人への公式、非公式の働きかけ。 ・計画と活動のための活動体制・組織作りを援助
		手順⑤	・地域福祉計画の目標の決定	・「何を実現しようとするのか」を決定	・住民等が目的解決のためにそれぞれ何をどのように行うかを働きかける	・話合いを重ね、目的の共有を目指す ・各種の問題別の組織や機構の会合が定期的にしかも能率的に開かれるよう事務的な処理を進める ・討議に必要な資料を提供して、また専門家を招く
		手順⑥	・地域福祉計画の策定 ・地域福祉計画評価方法の決定	・実際に何を、どこが（誰が）、いつまでに、どのようにやるかを決める ・計画評価方法の検討		・上記に加えて、予想される計画策定上の障害や問題点を指摘しつつ、任務分担、時期、その他について討議を行い、解決活動を起こすよう援助 ・評価方法の周知
第三段階	地域福祉計画評価委員会	計画の実施 手順⑦	・地域福祉計画の実施	・計画実施状況の点検 ・計画の円滑な実施のための方策の検討及び実施	・右欄の結果を評価委員会に報告し、必要に応じ、決定あるいは指示を受ける	・計画実施上の問題を解決するための具体的な援助の実施 ・参加団体、機関、個人の協力を維持するよう援助の実施 ・地域社会に対する活動の意欲を維持、発展させるために実際に行われている活動や残された生活課題について発信・広報、啓発活動の実施
		評価・見直し提言 手順⑧	・地域社会の協力活動の体制がどのくらい高まったか、福祉水準がどのくらい高まったかを評価、必要な見直しを提言	・必要に応じ、効果測定のための調査を行い、評価の結果を、地域社会に知らせ、次の活動への動機づけの一助とする	・右欄の調査結果及び全般的な状況について検討がなされ、適切な評価が行われるように援助	・評価のための調査活動への参加・協力を求める

出典）厚生労働省ウェブサイト「市町村地域福祉計画及び都道府県地域福祉支援計画策定指針の在り方について（一人ひとりの地域住民への訴え）」2002，p.24.

の主体を計画策定委員会、Do（実施）の主体を進行管理委員会、See（評価）の主体を計画評価委員会としている。地域住民等がこれらの委員会の委員として意見を述べることは、地域住民等の参加のカタチの1つである。

ソーシャルワーカーとして、計画策定過程に関わる立場は、大きく分けて3つある。1つ目は計画策定を推進・実施のため、各委員会の事務局役割を担う立場、2つ目は地域のソーシャルワーカーとして計画の策定委員となり、地域住民の声をアドボケートする立場、3つ目は地域住民として計画策定の公募委員になることや策定のプロセスで実施されるワークショップや調査に協力する立場である。1つ目と2つ目は職場との関わりでの参加であり、3つ目は生活の場での参加である。いずれも、ソーシャルワーカーの使命を踏まえ、積極的な参加が期待される。ソーシャルワーカーとしてさまざまな計画の策定過程に関わる可能性があり、どの立場でも、計画の策定過程を十分に理解しておかなければならない。

また、表5-5-1のように、地域福祉計画策定手順は、策定委員会と住民等との協働関係から、「住民等自身による課題の把握」は課題把握・分析、「地域福祉計画策定」は協議と合意形成、「計画の実施」「評価・見直し提言」は実施およびモニタリング、そして評価と捉えられる。

ここでは、主に各委員会の事務局を担当するソーシャルワーカーの立場から、「課題把握・分析」「協議と合意形成」「実施およびモニタリング」「評価」それぞれのプロセスを説明したい。

B. 課題把握・分析

課題を把握・分析するためには、初めに情報収集に取り組まなければならない。これは、計画の策定過程では Plan（策定）の初めに行うことである。

地域で生活上の困難や生きづらさを抱えている人は誰で、どこにいるか、背景には何があるか、その情報をキャッチしている人は誰かなどを特定して、互いに情報を共有できなければ、地域の実情は見えてこない。

自分自身が日ごろから地域の相談を担当し、関わっている人びとや団体・組織から、地域住民が生活する上で、何が必要かを聞き取る機会もあるだろう。しかし、地域で生活上の困難や生きづらさを抱えている人たちは、自分が担当する窓口に来る人だけではない。さまざまな立場の専門職や地域住民等からも、地域で起きていることを教えてもらう。

すでに、グループインタビューやワークショップ、イベントの実施、ヒアリング、アンケート調査の実施等により、「地域住民等」の参加を得る

ためのアプローチは始まっている。小地域レベルでの住民等による交流会や小地域座談会も有効だろう。得られたデータをわかりやすくまとめ、ワークショップやイベントの実施の際に提供する。まとめたものは、その後、地域福祉計画策定委員会に報告できるよう準備を進めることになる。

　この過程は、「情報を集めること」だけが目的ではない。計画への関心や理解を高めることを通して、地域住民等が計画に基づいて地域の変革を促すためのパワーを高めることにつながるアプローチであることも、強く意識をする必要がある。より多くの地域住民等が、グループインタビューやワークショップでの他の地域住民等との対話を通して、自分自身が直面している問題だけではなく、地域の人びとや組織、団体の生きづらさにも気づき、その問題を共有していくことも期待できる働きかけとなる。このプロセスでは、地域住民がさまざまな学習の機会を通して、福祉計画および地域の生活課題への関心を高めていくよう意図的に働きかける必要がある。

　つまり、この課題の把握・分析の段階は、計画策定の基礎となる計画策定に必要な情報を地域住民等から集めるだけではなく、計画策定への参加に必要な地域住民のパワーを高めるという意味も含んでいる。

　課題の把握・分析の過程は、事務局による一定の準備の上、初めに計画策定委員会を組織して、委員の協力も得ながら取り組むこともある。その場合、第1回策定委員会でどのように課題の把握・分析を行っていくか協議し、第2回策定委員会までに上記の取組みを実施することもある。

C. 協議と合意形成

　協議の場は、主に計画策定委員会となる。計画策定委員会の運営には、事務局の役割を担う人やチームが必要である。複数の担当者で事務局を担う場合、チームでの協議の機会も多くなる。

　協議の場の運営には、初めに事務局として委員会に提出する資料を作成する。チームでの協議、関係者との合意形成の上、計画策定委員会に提出・説明する。計画策定委員会を全体で何回開催するか、毎回の委員会の到達点をどこにするか検討し、どのように計画を策定するか検討する。

　計画策定委員会の開催に先立って重要なのが委員の選任作業である。単に地域にある法人や団体、関連部署の代表者を、いわゆる「あて職」で選任することは、協議を有意義なものにするとは限らない。事務局の立場から、合意形成のしやすさを優先させ、いわゆる「都合のいい人」を選任することも、地域住民のエンパワメントや問題解決に効果的とはいえない。

計画策定委員会の場では、協議・合意形成の基礎として、委員が地域（自治体）にある課題や状況を共有できるように働きかける。その上で、①地域福祉計画の目標として「何を実現しようとするのか」を決定すること、②地域福祉計画として「実際に何を、どこが（誰が）、いつまでに、どのようにやるか」を決定すること、③「計画実施のモニタリング及び評価」をどのように行うかを決定すること、について協議・合意形成に取り組む。

D. 実施およびモニタリング

実施の前に、**モニタリング**の仕組みをどうするかという議論は、計画を「絵に描いた餅」にしないための重要な検討事項であり、「協議・合意形成」のプロセスで地域福祉計画策定委員会において決定される。

「地域福祉計画の過程モデル」（前掲**図5-5-1**）では、実施（Do）（計画の進行管理〔モニタリング〕）の取組みの主体として進行管理委員会が、「地域福祉計画策定手順」（前掲**表5-5-1**）では地域福祉計画評価委員会が、位置づけられている。

進行管理委員会を、計画に位置づけておくことによって、Rolling（再策定）の機会をあらかじめ設定する。進行管理委員会では、①実施中の計画が予定通りに実施されているかという「計画実施状況の点検」、②予定通りに実施されていない場合は「計画の円滑な実施のための方策の検討及び実施」、場合によっては、③計画の見直しの提案に向けて、協議することになる。

事務局として進行管理委員会に関わる場合、計画が予定通り実施されていることを確認するためのデータを集める。サービス提供体制の整備は、計画した通りに整備が進んでいるかを確認する数量的なデータが必要である。相談窓口の設置などを計画に位置づけた場合は、実際に相談窓口の設置が進んでいるかなど、計画の内容に合わせて、進行管理のために収集するデータの内容を計画策定時に検討し、位置づけることが必要である。

E. 評価

評価の取組みの主体として、和気の「地域福祉計画の過程モデル」（前掲**図5-5-1**）では、評価の主体として計画評価委員会が、「地域福祉計画策定手順」（前掲**表5-5-1**）では前述のモニタリングに引き続き地域福祉計画評価委員会が位置づけられている。

評価のプロセスは、実施・モニタリングのプロセスと混同されやすい。

モニタリングが行われていても、十分な評価が行われないままになっていることもある。また、評価報告として、単にモニタリングに活用されるデータが用いられていることもあるので、注意が必要である。

　たとえば、サービス提供体制の整備が計画に位置づけられており、計画に従ってサービスが整備されたとする。サービス提供体制の整備自体は、計画の目標ではなく、計画の目標に向けたアプローチなので、「整備された」ことを確認するのはモニタリングのプロセスとして整理する。では、その整備されたことによって、計画の目標（実現しようとすること）は達成できただろうか。地域福祉計画では、「達成できた」ということを明確にすることが難しいことも少なくない。では、計画の目標の達成に向けて効果的だっただろうか。これらは評価の内容として整理することができる。

　「地域福祉計画策定手順」（前掲**表5-5-1**）では、「地域社会の協力活動の体制がどのくらい高まったか、福祉水準がどのくらい高まったかを評価、必要な見直しを提言」するという課題に対して「必要に応じ、効果測定のための調査を行い、評価の結果を、地域社会に知らせ、次の活動への動機づけの一助とする」という委員会の役割を説明している。また、小地域レベルでは地域住民等に対して「評価のための調査活動への参加・協力を求める」としている。

6. 福祉計画とプログラム評価

　福祉計画の策定の全体像を、社会福祉法等の根拠法に示された目標の実現に向けたプログラムづくりと捉えると、**プログラム評価**の考え方が計画策定の際に役に立つ。

　プログラム評価のさまざまな定義を検討した上で源は次の**表5-6-1**のようにその特徴を整理している[(10)]。

　プログラム評価を福祉計画との関係で捉えると、PDCAサイクルのCheckやPDSサイクルのSeeにおける評価（アウトカム／インパクト評価）にとどまらず、ニーズ（ニーズ評価）に対する計画の構造・理論（セオリー）や実施プロセス（プロセス評価）、実施の効率性（効率性評価）も含む計画（**社会的介入プログラム**）の評価であるといえる。それぞれの評価の意味と評価する際の問いかけ（設問）について、**表5-6-2**を引用したい。

　地域福祉計画を社会的介入プログラムと位置づければ、プログラム評価

社会的介入プログラム
公共セクターにおいて社会的な課題の解決を目指して社会的目的を達成するためのプログラムを指す。

アカウンタビリティ
accountability
説明責任や説明義務のことを指す。ここでは、計画に位置づけたプログラムに関する必要性や実施プロセス、効果（アウトカム／インパクト）、効率性に関する説明責任を指す。

の方法を参考にそれぞれの局面で評価に取り組むことが必要だろう。プログラム評価から得られた情報をもとに、プログラムの改善と**アカウンタビリティ**の確保に取り組み、地域福祉の推進に向けた計画策定を続けていくことが求められている。

表5-6-1　プログラム評価の特徴

プログラム評価とは
- ある社会的目的の達成に向けて取り組まれる社会的介入プログラム（Social intervention program）の評価である。
- 社会科学の方法を使い、体系的に調査を行い、根拠となるデータ（量・質）を収集する。
- 評価データをもとに、何らかの基準と比較しながら、プログラムの有効性を明らかにするものである。
- 評価の方法は、プログラムを取り巻く政策的・組織的文脈にあわせて選択される。
- プログラムのアウトカム（成果）のみならず、プログラムの構造・理論（セオリー）や実施プロセス、実施の効率性も評価の視点に含まれる。
- 評価情報は社会状況を改善するための活動の情報源として活用される。

出典）山谷清志監修／源由理子・大島巌編『プログラム評価ハンドブック─社会課題解決に向けた評価方法の基礎・応用』晃洋書房，2020，p.24.

表5-6-2　評価の5階層と評価設問

評価の5階層		評価の問いかけ（評価設問）
ニーズ評価	プログラムの実施により充足しようとしているニーズは何か、プログラムを実施する必要性はあるかを策定すること	• 解決しようとする社会的ニーズは何か、どの程度のニーズがあるのか • どのようなステークホルダーが関わるのか、ターゲット集団は誰か • プログラムの実施は必要か
セオリー評価	プログラムがどのように組み立てられているか、その設計は目的を達成するために妥当であるかを明らかにすること	• プログラムがめざす成果は何か • プログラムはどのように成果を上げようとしているのか • プログラムの戦略は妥当か • 活動の組み立ては妥当か
プロセス評価	プログラムが意図されたとおりに実施されているのか、プログラムの実施過程で何が、なぜおきているのかなどを明らかにすることか	• 活動中に何がおきているのか • 計画どおりに実施されたか • 意図した対象者にサービスが提供されているか • 実施体制（マネジメント）は適切か • 関係組織との連携は十分に行われているか • プログラムに対する関係者の認識の変化はあったか • プログラムの成否に影響を与えた要因は何か
アウトカム／インパクト評価	プログラムの成果があがっているかどうかを明らかにすること	• ターゲット集団や社会に変化（社会課題が解決された状態）がもたらされているか • プログラム介入により成果があがっているか • プログラムの帰属性を重視（特にインパクト評価）
効率性評価	プログラムが効率的に実施されているかどうかを明らかにすること	• 効果に対して費用は適切に投入されたか • 他のプログラムと比較して効率性は高いか、低いか

出所：Rossi et al.［2004］を参照し出典の筆者作成.

出典）山谷清志監修／源由理子・大島巌編『プログラム評価ハンドブック─社会課題解決に向けた評価方法の基礎・応用』晃洋書房，2020，p.37.

注)

ネット検索によるデータの取得日は，いずれも 2021 年 12 月 26 日．

(1) 渡辺裕一「マクロソーシャルワーク実践の理論的枠組み」公益社団法人 日本社会福祉士会編『社会を動かすマクロソーシャルワークの理論と実践—あたらしい一歩を踏み出すために』中央法規出版，2021，pp.60-63．

(2) 渡辺裕一『地域住民のエンパワメント—地域の福祉課題解決に働きかける地域住民のパワー』北方新社，2006，pp.189-190．

(3) 澤井勝「社会福祉計画と財政」定藤丈弘・坂田周一・小林良二編『社会福祉計画』これからの社会福祉⑧，有斐閣，1996，p.99．

(4) 和気康太「福祉計画の意義と種類、策定と運用」一般社団法人日本ソーシャルワーク教育学校連盟編『地域福祉と包括的支援体制』最新社会福祉士養成講座・精神保健福祉士養成講座 6，中央法規出版，2021，pp.241-244．

(5) 和気康太「社会福祉計画の歴史」定藤丈弘・坂田周一・小林良二編『社会福祉計画』これからの社会福祉⑧，有斐閣，1996．

(6) 総理府社会保障制度審議会編『社会保障制度の総合調整に関する基本方策についての答申および社会保障制度の推進に関する勧告』1962，p.69．

(7) 三菱 URJ リサーチ＆コンサルティングウェブサイト「基本構想策定義務付け廃止から 5 年　自治体総合計画の最新動向（2017 年 5 月 12 日）」．

(8) 厚生労働省ウェブサイト「地域共生社会の実現に向けた地域福祉の推進について（平成 29 年 12 月 12 日局長通知）」．

(9) 厚生労働省ウェブサイト「市町村地域福祉計画及び都道府県地域福祉支援計画策定指針の在り方について（一人ひとりの地域住民への訴え）」．

(10) 源由理子「『プログラム評価』とは」山谷清志監修／源由理子・大島巌編『プログラム評価ハンドブック—社会課題解決に向けた評価方法の基礎・応用』晃洋書房，2020，p.24．

▌理解を深めるための参考文献

●山谷清志監修／源由理子・大島巌編『プログラム評価ハンドブック—社会課題解決に向けた評価方法の基礎・応用』晃洋書房，2020．

これからのさまざまな種類の計画策定において共通して重視されるべきプログラム評価について、基礎を理解することと実践で活用する方法が説明されている。

●ストロー，デイヴィッド・ピーター著／小田理一郎監訳／中小路佳代子訳『社会変革のためのシステム思考実践ガイド—共に解決策を見出し、コレクティブ・インパクトを想像する』英知出版，2018．

社会課題の解決に向けた「個別の努力の限界を超えて、協働を通じて大きな変化を生み出そうという、新しいアプローチ」であるコレクティブ・インパクトについて、戦略策定のためのシステム思考が説明されている。

コラム　計画の「策定委員」になることの意味

　みなさんは、市町村や都道府県の「○○福祉計画の策定」と言われても、ちょっと遠いところの話だと感じてはいないだろうか。どこかで誰かが、いつの間にかつくっているもので、実は「○○計画」の中身なんて、読んだことがないという人がほとんどではないだろうか。

　市町村には「総合計画」を始め、さまざまな計画が策定されている。社会福祉の現場で働いていると、計画を見るときについ「○○福祉計画」に関心が向きがちだが、タイトルに「福祉」とついていなくても、「○○計画」は地域住民の生活に直接関係しているものが多い。ソーシャルワーカーであれば、「福祉」とついている計画に限らず、広い視野をもって計画が地域住民に与える影響を考え、意見を伝えていく力が必要だ。

　そこで、みなさんに「○○計画の策定委員になろう」という提案だ。インターネットで「策定委員　公募　○○市（自分の働いている、また、暮らしている自治体名）」と検索してみる。そこには、さまざまな計画の名前が挙がってくる。公募委員には応募要件があるが、在住の方に限るものも、在住・在勤の方にオープンになっているものもある。年齢要件は18歳以上や20歳以上とそれぞれ設定され、いくつかの要件をクリアすれば、策定委員に応募し、採用される可能性がある。

　これはソーシャルワークにおけるメゾ・マクロレベルでの実践の一部だ。行政・政治の意思決定への参加は、選挙で投票することがクローズアップされることが多い。しかし、応募要件に合えば、私たちには公募委員として、直接意見を言う機会が認められている。ソーシャルワーカーとして地域の人びとの生活に触れたとき、それぞれの計画がどうあれば目の前で生きづらさを抱える人たちの生活を変えていくことができるか、という問いに直面するだろう。「もっとこんな仕組みがあれば」「もっとこのように税金の使い道を変えてくれれば」など、具体的なアイディアをもつ。

　次の一歩は、ソーシャルワーカーとして、計画の策定委員となり、地域で生活する人びとの生きづらさを代弁することだ。ソーシャルワーカーだからこそ、人びとの生の声を策定委員会に届けることができる。策定委員となったからといって、思うような計画をつくれるわけではないというジレンマもある。しかし、社会を変えるきっかけは確かにそこにある。

第6章　地域福祉における地方自治体の役割

　この章では、地域福祉を推進するために地方自治体が果たすべき役割や、社会福祉行政の実施体制を学習する。国から地方自治体への権限移譲や地方自治体間の役割分担など、社会福祉内外の行政改革に伴う地方自治体の役割の変容を理解した上で、地方自治体が設置する専門機関やそこに配属される専門職の現状や今日的な課題を学ぶことを目指す。

1

　近年の改革により、社会福祉行政における地方自治体、とりわけ住民生活に最も身近な市町村が果たすべき権限や責任が拡大してきたことを理解した上で、こうした状況のもとで都道府県や市町村がそれぞれ果たすべき役割を理解する。

2

　社会福祉行政において、都道府県に設置される専門機関には、高い専門性を保持して市町村の補完や後方支援をする機能をもつものが多く含まれるのに対し、市町村が設置する専門機関は、相談援助など直接的なサービスの提供に特化した傾向が強いことを学ぶ。

3

　社会福祉行政の各専門機関に配置される職員にはどのような資格が求められているのかを学んだ上で、専門性の確保という観点からみるといまだに課題があること、一方でそれを克服しようという新たな動きがみられることを確認する。

1. 国や都道府県との関係性

A. 地方自治と地方分権

［1］地方自治の理念

　戦前の日本では、地方自治体が地域の実態に即して柔軟な行政運営を行う制度的な保障はなく、実際に行われることもほとんどなかった。大日本帝国憲法において「地方自治」の理念が明文化されていなかったため、地方自治体は中央省庁によって厳しく統制されていたためである。この反省を踏まえ、第2次世界大戦後に新たに制定された日本国憲法では、地方自治の理念を国政に反映させるため、第8章に「地方自治」の規定が設けられ、92条で「地方公共団体の組織及び運営に関する事項は、地方自治の本旨に基いて、法律でこれを定める」と明記された。さらに93条は、すべての地方自治体の長と議員は住民の直接選挙によって選出されると規定した。こうした事態を受け、中央省庁は自らの地方行政に対する指揮監督権を失うまいと、機関委任事務などの手段を駆使して地方行政を統制していくことになるのである。

　この**機関委任事務**においては、国の事務を委任された都道府県知事や市町村長は、その事務の執行に関しては所管の省庁の下部機関であるとされ、主務大臣（市町村長の場合は都道府県知事）からさまざまな指示や監督を受ける。そして、都道府県知事や市町村長が職務命令に従わない場合、主務大臣（または都道府県知事）は職務執行命令を提起して裁判所から職務執行命令判決を得て、その職務を代行することができる。さらに、地方自治体の議会は、機関委任事務の執行を拘束する議決をすることは認められないなど、主務大臣が地方自治体に対して包括的・権力的な指揮監督権をもつものであった。

　日本は戦後復興期以降、国民の生活水準の向上が国政の最優先課題とされ、国家的事務を全国規模で画一的に実行して全国的な公平性・統一性を確保するため、中央省庁が強大な許認可権限を保有する**中央集権型行政システム**が構築された。そして、中央省庁は機関委任事務を全国的な統一性やナショナル・ミニマムを確保する上で極めて便利な仕組みとして積極的に活用したため、それは社会福祉を含むあらゆる行政分野で導入されていったのである。

機関委任事務
地方公共団体の長を国の下級行政組織とみなし、国が処理すべき事務を委任し、執行させる事務。主務大臣は、事務の執行において地方公共団体の長に包括的な指揮監督権をもつため、地方公共団体の自主性や独自性を大きく制限し、地域の実情に応じた地域行政の展開にとって大きな足かせとなった。国と地方の上下・主従の関係の象徴的な制度とされる。

中央集権型行政システム
政治、経済などあらゆる権限が中央政府に集中する行政システム。戦後、日本では中央省庁が所管する法律ごとに縦の指揮監督関係が形成され、中央政府が強大な権限を有する中央集権型行政システムとしての特質を維持してきた。

　しかし、高度経済成長を遂げて国民生活が向上し、市民の行政ニーズや地域の特性といった要素を行政サービスに組み込むことが求められるようになると、中央集権型行政システムの制度疲労による弊害が徐々に顕在化してきた。すなわち、国と地方自治体の上下・主従の関係は、地方自治体における創意を妨げ、かつ行政機能の効率性も低下させるなど、地方自治の理念の実現に対する大きな足かせとなっていたのである。事実、都道府県知事および市町村長は、機関委任事務の執行に際し、国との事務調整に多大な時間とコストの浪費を強いられ、地方自治体の首長としての本来の役割に徹し切れなかった。また、地方自治体の自由裁量的な判断の余地が狭められ、地域の行政に住民の意思を反映させることもできなかった。このように機関委任事務を中核とした中央集権型行政システムという構造的な欠陥が、地方自治体における独自性・自発性の発揮や住民参加型の民主社会の形成を妨げる要因となった。つまり、地方自治の理念は、日本国憲法の要請にもかかわらず、制度上の欠陥のために十分に実現されない状態が続いたのである。

[2] 地方分権改革の推進

　このような中央集権型行政システムが地方分権型行政システムへ転換する直接的な契機となったものの1つは、経済情勢の変化であった。1973（昭和48）年のオイルショックにより高度経済成長が終焉を迎えると、1980年前後に福祉国家の社会保障費負担増による国の財政再建を主な目的として、地方分権の論議が開始されたのである。その後、1990年初頭のバブル経済の崩壊をピークに日本経済が深刻な経済危機に陥ると、従来の国家主導による中央集権的行政システムの限界が露呈することになり、「規制緩和」や「地方分権」の推進により民間活力の導入や地方自治体の活性化を国政に反映させることが強く求められるようになった。このような流れを受け、1993（平成5）年6月、衆・参両院で「地方分権の推進に関する決議」が全会一致で可決され、1995（平成7）年5月、地方分権推進法が制定された。同法に基づいて地方分権推進委員会が設置され、1999（平成11）年7月、同委員会の勧告を具現化した地方分権一括法が成立し、翌年4月より施行されたのである。

　この地方分権一括法は、機関委任事務を定めていた関係法律や個別法の詳細な改正を含む大規模な法改正となり、国と地方自治体の役割分担の明確化、地方自治体に対する国の関与についてのルールの定立、**国地方係争処理委員会**の創設など、国と地方自治体を対等・協力関係に転化させるためのさまざまな規定が新設された。なかでも、明治時代の市制町村制から

地方分権一括法
正式名称は「地方分権の推進を図るための関係法律の整備等に関する法律」。

国地方係争処理委員会
地方自治法250条の7に基づき、国の不当な関与から生じる紛争を解決するため、地方公共団体などからの申し出があった場合、勧告または調停を行う行政委員会。

続き、中央省庁と都道府県および市町村との間に上下・主従関係を構築してきた機関委任事務の廃止は、地方自治の理念の実現や行政サービスの効率化の促進が期待される画期的な制度改革であった。具体的には、従来の機関委任事務は、国の直接執行事務を除き、自治事務と法定受託事務に区分されることとなった。

このうち自治事務とは、地方自治体が処理する事務のうち、法定受託事務を除いたものを指す。要介護認定や障害支援区分認定、国民健康保険の給付、生活保護に関する助言や相談など、福祉行政に関する事務もその大半がこの自治事務に区分されている。これに対し、法定受託事務は、国においてその適正な処理を特に確保する必要があるものとして、法律または政令に特に定める地方自治体の事務である。すなわち、事務の性質上、その実施が国の義務に属し、国の行政機関が直接執行すべきであるが、国民の利便性、または事務処理の効率性の観点から、法律またはこれに基づく政令の規定により、地方自治体が受託して行うこととされる事務である。たとえば、国政選挙や旅券の発給がそれである。また、一般国道のうち、国が直轄する道路以外の管理も法定受託事務とされ、都道府県もしくは指定都市に委任されている。社会福祉行政においては、生活保護の支給、児童手当・児童扶養手当の給付、社会福祉法人の認可などが法定受託事務に位置づけられている。もっとも、かつての機関委任事務と異なり、法定受託事務はあくまで地方自治体そのものの事務という位置づけであるため、地方自治体は法令に従いつつも、自らの責任において地域の実情に応じた判断をすることができるようになっている。

[3] 地方分権の実現に向けた課題

このように地方分権一括法により、機関委任事務の全廃を始めとする画期的な制度改正が行われたが、その一方で、国から地方への税源移譲は課題として残されることになった。地方自治体の権限が拡充されても、その事務執行を支えるべき財源がともに移譲されなければ、地方自治体が自らの判断と責任に基づく柔軟な行政運営をすることはできない。したがって、地方分権を実質的に推進するためには、権限の改革だけでなく、財源の改革も進める必要があるのである。

この財源の改革を行うために実施されたのが三位一体の改革であった。三位一体の改革とは、国庫補助金の縮減、国から地方への税源移譲、地方交付税の見直しの3つを同時に進める税財政改革であり、小泉内閣による構造改革の一環として2004（平成16）年度から実施された。これにより、2004年度から2006（平成18）年度にかけて総額約3兆円の税源移譲が達

成されたが、一方で地方交付税の削減が自治体間の財政格差、さらには行政サービスの格差を拡大させたとして、地方自治体の反発を招く結果となった。さらに、2006 年に成立した地方分権改革推進法は、地方分権改革をさらに推進するため、税源配分等の財政上の措置のあり方の検討を行うことが明記された。

　しかしながら、いまだに地方自治体が自主的な行政を行うための財政的な基盤が整ったとはいいがたい。むしろ一部の地方自治体が従来の行政事務を遂行するのにも窮している状況であることを踏まえれば、地方自治体の自主性を確立するためにより抜本的な税財政改革が求められているといえるだろう。財源の改革を進めずに権限だけを地方自治体に移せば、地方分権改革は「絵に描いた餅」に終わり、地方自治体はむしろ新たな権限を担いきれずに疲弊することにもなりかねない。そしてそれは、それぞれの住民の生活問題を解決するための行政サービスの劣化につながることになる。したがって、地方自治体が地域の実情に即した行政を行うためにも、権限の改革とともに地方自治体の税源のさらなる拡充を進める必要があるといえよう。

　また、地方分権一括法によって大きな進展をみせた権限の改革についても、課題が残らなかったわけではない。たとえば、地方分権一括法の施行によって地方自治体が自主的な行政運営を行うための基盤が整備されたとはいえ、自治事務についてさえも、全国統一的な基準を定める国の法令が多く存在していたため、地方自治体が自主性を発揮する余地は限定的であった。こうした状況を受け、2010（平成 22）年に「地域主権戦略大綱」が閣議決定された。そこでは、地域主権改革は「住民に身近な行政は、地方公共団体が自主的かつ総合的に広く担うようにするとともに、地域住民が自らの判断と責任において地域の諸課題に取り組むことができるようにするための改革」と定義されている。以来、地方自治体を拘束する法令の見直しや条例制定権の拡大、基礎自治体への権限移譲などを推進するために、2011（平成 23）年から 2021（令和 3）年までの間に 11 次にわたる「地域の自主性及び自立性を高めるための改革の推進を図るための関係法律の整備に関する法律」（第 1 ～ 11 次地方分権一括法）が成立している[1]。このように財源の改革だけでなく権限の改革もいまだ途上にあり、その意味で地方分権は「未完の改革」といえるのである。

条例
地方自治体が議会の議決によって制定する法形式。その内容は当該地方公共団体の事務に関し、法令に違反しない範囲とされる。

B. 地方分権と地域福祉

[1] 社会福祉における地方分権と市町村中心主義

　日本の社会福祉行政は、1951（昭和 26）年に制定された社会福祉事業法を共通基盤とし、さらに高齢者、障害者、児童など利用者の属性分野ごとに福祉サービスを規定した社会福祉六法により運用されてきた。そこでは、社会福祉は国の機関委任事務として扱われ、これを地方自治体に設置された福祉事務所が措置制度のもとで展開してきた。このように社会福祉行政は中央集権型行政システムの枠組みの中に組み込まれてきたのである。

　しかしその後、社会福祉行政において、地方分権を進めるための動きが他の行政分野に先行する形で進むことになる。1990（平成 2）年に交付された「老人福祉法等の一部を改正する法律」（社会福祉関係八法改正）では、前年に厚生省（当時）が策定した「高齢者保健福祉推進十か年戦略（ゴールドプラン）」を受ける形で都道府県および市町村に老人保健福祉計画の策定が義務づけられた。社会福祉計画の法定化は、地方自治体を社会福祉行政の主体として位置づけ、その効率的かつ計画的な実施を促すものとして理解することができる。さらにこの法改正では、高齢者および身体障害者の施設入所措置事務が都道府県から町村に移譲された。このことは、市町村が在宅福祉サービスと施設福祉サービスを一元的に提供する責任を負うようになったことを意味している。そしてこれ以降も、社会福祉は住民に最も身近な基礎自治体である市町村を基盤に展開すべきであるとする理念、すなわち「市町村中心主義」に沿った制度改正が進められていくことになる。1997（平成 9）年に成立した介護保険法において市町村が保険者に位置づけられたことも、こうした流れの中に位置づけられよう。

　さらにこの時期、厚生省は措置制度から契約制度への転換、その基盤となる利用者本位のサービスの提供や利用者の利益の保護、地域福祉の推進を基調とする**社会福祉基礎構造改革**に着手し、その集大成として 2000（平成 12）年、社会福祉事業法が**社会福祉法**へ改正・改称された。同法では地域福祉の推進が明示されるとともに、住民参加を要件とする地域福祉計画が法定化された。この計画は高齢者、障害者、児童といった福祉サービスの利用者の属性分野ごとに法定化されてきた各種福祉計画を地域福祉の観点から統合的に展開するためのものである。現在、社会福祉行政では複合的な問題や「制度の狭間」のニーズに対応するため、分野横断的な支援体制を市町村単位で構築することが課題となっているが、市町村地域福祉計画の法定化をこうした潮流の端緒に位置づけることもできるだろう。

　このように 1990 年代以降、地方分権を推進する社会福祉の制度改革が

社会福祉基礎構造改革
社会福祉の基礎構造、すなわち社会福祉行政に共通する実施体制に関する人材や資源、財源、サービスのあり方を抜本的に改め、利用者本位の社会福祉制度の実現や、福祉サービスの質の向上、地域福祉の推進を基本的方向とした制度改革。

社会福祉法
社会福祉を目的とする事業の全分野における共通的な基本事項を規定する、社会福祉の基本法。1951（昭和 26）年に社会福祉事業法として制定されたが、利用者本位の社会福祉制度や地域福祉の推進などを図るべく、社会福祉基礎構造改革の一環として改称・改正され、2000（平成 12）年 6 月より施行された。

推進され、住民生活に最も身近な基礎自治体である市町村の権限が増大した。「市町村中心主義」の理念を実現する制度的な条件が整いつつある今日、市町村は民間事業者等と連携を図りながら分野横断的な支援体制を構築したり、住民が地域福祉に関する活動を展開するための条件整備をしたりするなど、地域の実情に応じた柔軟な行政運営によって地域福祉を推進することが求められているのである。

[2] 広域自治体としての都道府県の役割

　ところで、「市町村中心主義」が福祉行政の基本的な方向性となることは当然としても、そうした状況下において、広域自治体である都道府県はどのような役割が求められるのだろうか。そもそも都道府県は、地方自治体が処理すべき事務のうち、「広域にわたるもの」「市町村に関する連絡調整に関するもの」「その規模又は性質において一般の市町村が処理することが適当でないと認められるもの」の3点を処理するものとされている（地方自治法2条5項）。社会福祉行政においては、社会福祉法人の認可や、社会福祉施設の指導監査、福祉人材の養成・確保といった福祉サービスの基盤整備は、それぞれの市町村が別個に行うよりも都道府県を単位として広域的に行う方が効率的であると考えられ、実際に都道府県が処理すべき事務として位置づけられている。また、一口に市町村といってもその人口規模や行財政基盤、職員体制にはばらつきがあり、それがそのまま自治体間格差につながるおそれがある。したがって、広域的な視点で市町村を見渡し、特に遅れを取る市町村に対して技術的な助言や指導、財政的支援、専門性の補完を行うことも、都道府県の重要な課題といえる。

　もっとも、都道府県の業務は法令という枠の中で完結したり、行財政基盤が脆弱な市町村をバックアップしたりする性格のものばかりではない。都道府県が自由な創意を発揮して独自の政策を打ち出し、社会福祉の行政や実践のありように積極的な働きかけをすることも可能だからである。こうした実例は、住民生活に身近な範囲を基本とするために基礎自治体である市町村との関連性が強いと考えられる地域福祉においても確認することができる。ここではその例として、富山県の単独補助事業の事例を紹介しよう。1993（平成5）年、富山県内のある民間事業者が子どもや障害者、高齢者など多様な人びとが同じ場に集う「共生ケア」の活動を開始した。こうした活動は対象者ごとの「縦割り行政」を運営する国の政策にはなじみにくいものだが、富山県はこれを普及させることが地域福祉の推進につながると考え、同様の取組みを独自に支援するための単独補助事業を創設した。この結果、富山県では他県にはみられないほど共生型のデイサービ

スが普及することになるのである。ここで重要なのは、富山県が地域福祉の推進を福祉行政の重点目標に位置づけていたことと、県の職員がこの目標を達成するために地域福祉実践の現場に出向き、そこで展開されている優れた実践に着目した上で、その構造や効果を柔軟な発想で読み解き、政策化したことである。この事例が示しているように、現場との距離が国より近く、市町村よりも広いエリアを見渡すことのできる都道府県だからこそ、すぐれた地域福祉実践を市町村の範囲を越えたより広いエリアに拡大していくことが可能になる(2)。「市町村中心主義」が社会福祉行政の主流となった今日においても、都道府県が地域福祉の推進に向けて果たしうる役割は決して小さなものではないのである。

2. 福祉行政の組織および役割

社会福祉行政の専門機関は、児童相談所や婦人相談所、身体障害者更生相談所など、名称に「相談所」とつくものが多く、実際に相談や情報提供を行っている。しかし、これらの専門機関は、相談を始めとする非権力的行為だけでなく、特定の国民の権利義務を決定する権力的な行為も行っている。たとえば、児童養護施設や児童自立支援施設への入所を措置する権限は、都道府県知事から児童相談所長に委任されているし、婦人保護施設への収容保護に関する権限を有するのは、婦人相談所長である。これらの行為は、相手方の意思にかかわらず、一方的判断によって相手の権利義務を決定するものであり、行政庁だからこそ認められるのである(3)。

近年、社会福祉行政の専門機関は市町村の相談体制を強化する法制度改革の進展に伴い、市町村を後方支援するために高い専門性を保持する組織と位置づけられるようになった。これに対し、指定都市や中核市を除く市町村の場合、専門機関は市に設置を義務づけられている福祉事務所を除くとほとんど設置されていない。つまり、ここで紹介する専門機関のみが社会福祉行政を担っているわけではないことには留意する必要がある。

A. 福祉事務所

[1] 概要

社会福祉法14条が規定する「福祉に関する事務所」は、福祉各法に定

める援護または育成の措置に関する事務を総合的に行う福祉行政機関であり、住民と直接に接触をもつ第一線の現業機関である。福祉事務所は、この「福祉に関する事務所」の一般的な呼び方であるが、その名称は、設置する地方自治体が条例で決定することになっており、福祉事務所のほか、「社会福祉事務所」「福祉センター」等の名称がつけられている。また、保健と福祉の連携を確保するため、福祉事務所を保健所や保健センターと統合し、「保健福祉事務所」や「保健福祉センター」と称する例もみられる。

　都道府県および市は、福祉事務所を設置しなければならないのに対し、町村は福祉事務所を設置することができるとされている（社会福祉法14条1項、3項）。都道府県が設置する福祉事務所は、都道府県内の区域のうち、市部を除いた町村部（郡部）のみを管轄する。ただし、都道府県内に福祉事務所を設置している町村があれば、その町村域は町村の福祉事務所の管轄となるため、都道府県福祉事務所の管轄からは外れることになる。すなわち、都道府県福祉事務所は、福祉事務所が設置されていない町村部のみを管轄とするわけだが、1つの福祉事務所で全域を網羅することが難しいため、町村部を分割して複数の福祉事務所を設置している。一方、市の場合は1つの福祉事務所が市全域を管轄することが多いが、人口が多い市の中には市域を分割し、その地区ごとに福祉事務所を設置しているところもある。

［2］業務

　福祉事務所の業務は、都道府県福祉事務所と市町村福祉事務所とで異なる。都道府県福祉事務所は、従来、福祉六法に関する事務を行っていたが、先にみたように、1990（平成2）年の福祉関係八法改正の一環として老人福祉法および身体障害者福祉法が改正され、両法による施設入所措置事務等が1993（平成5）年度より都道府県から町村へ委譲された。また、2000（平成12）年の社会福祉の増進のための社会福祉事業法等の一部を改正する等の法律により、知的障害者福祉法による施設入所措置事務等も2003（平成15）年度より都道府県から町村に委譲された。したがって、都道府県福祉事務所の現在の事務は、生活保護法、児童福祉法、母子及び父子並びに寡婦福祉法の三法に定める援護または育成の措置に関する事務のうち、都道府県が処理することとされている事務である（社会福祉法14条5項）。一方、市町村福祉事務所は、福祉六法に定める援護、育成または更生の措置に関する事務のうち市町村が処理することとされている事務を行う（同条6項）。

B. 児童相談所

[1] 概要

　児童相談所は、児童福祉行政の中核的専門機関である。子どもに関する問題について家庭等からの相談に応じ、調査、診断、判定の上、個々の子どもや家庭にとって最も効果的な援助を行うほか、必要に応じて一時保護所が設置される（児童福祉法 12 条の 4）。都道府県および指定都市に設置が義務づけられているほか、中核市や児童相談所設置市（政令で指定する市および特別区）も任意で設置することができる（同法 12 条、59 条の 4 第 1 項）。児童虐待問題の深刻化を受け、都道府県や指定都市に加えて東京都港区、世田谷区、荒川区、江戸川区、横須賀市、金沢市、明石市が児童相談所を設置している（2021〔令和 3〕年 11 月現在）。

[2] 業務

　従来、児童相談所はあらゆる児童家庭相談に対応することとされてきたが、急増する児童虐待への対応が求められる一方、身近な子育て相談ニーズも増大しており、緊急性や専門性が異なるこれらの多様な相談をすべて児童相談所が受け止めることには限界がある。こうした状況を踏まえ、2004（平成 16）年の児童福祉法の改正により、2005（平成 17）年 4 月から児童家庭相談に応じることを市町村の業務として法律上明確にし、住民に身近な市町村が虐待の未然防止・早期発見を中心に積極的な取組みを行うことが明確にされた。これに対し、都道府県等（児童相談所）の役割は、専門的な知識および技術を必要とする事例への対応や市町村の後方支援に重点化されている。

　なお、児童相談所は児童虐待の対応機関という印象が強いが、非行少年に関しても重要な役割を担っている。たとえば、**触法少年**および 14 歳未満の**虞犯少年**について、児童福祉法に基づく措置をとるのか、家庭裁判所に送致するのかを判断することや（少年法 3 条）、家庭裁判所から送致された児童の処遇を決定することは児童相談所長の権限とされている（児童福祉法 26 条）。

C. 身体障害者更生相談所・知的障害者更生相談所

[1] 概要

　都道府県は、市町村等に対する専門的な技術的援助および助言、情報提供、市町村間の連絡調整、各種判定、相談等の専門的機能を維持するため、

触法少年
14 歳未満で児童福祉法上の措置が刑罰法令に触れる行為を行った少年（少年法 3 条 1 項 2 号）。

虞犯少年
次に掲げる事由があって、その性格または環境に照らして、将来、罪を犯し、または刑罰法令に触れる行為をするおそれのある少年（20 歳未満）。①保護者の正当な監督に服しない性癖のあること、②正当な理由がなく家屋に寄りつかないこと、③犯罪性のある人もしくは不道徳な人と交際し、またはいかがわしい場所に出入すること、④自己または他人の徳性を害する行為をする性癖のあること（少年法 3 条 1 項 3 号）。

身体障害者更生相談所および知的障害者更生相談所を設置しなければならない（身体障害者福祉法 11 条 1 項、知的障害者福祉法 12 条 1 項）。また、指定都市は任意で設置できることになっており（身体障害者福祉法 43 条の 2、知的障害者福祉法 30 条）、実際にほとんどの指定都市がこれらの更生相談所を設置している。

［2］業務

身体障害者更生相談所の業務は、①情報の提供など市町村の援助、②身体障害者に関する専門的な知識や技術を必要とする相談および指導、③身体障害者の医学的、心理学的および職能的判定、④補装具の処方や適合判定等である（身体障害者福祉法 11 条 2 項）。一方、知的障害者更生相談所の業務は、①情報の提供など市町村の援助、②知的障害者に関する専門的な知識や技術を必要とする相談および指導、③知的障害者の医学的、心理学的および職能的判定とされており（知的障害者福祉法 12 条 2 項）、補装具に関するものを除き、身体障害者更生相談所の業務と同様の規定となっている。さらに、たとえば介護給付費等の支給の要否の決定等や補装具費の支給に際し、市町村からの意見照会があった場合に応じるなど、障害者総合支援法も両更生相談所の業務を定めている（障害者総合支援法 22 条 2 項）。

障害者総合支援法
正式名称は「障害者の日常生活及び社会生活を総合的に支援するための法律」。

D. 精神保健福祉センター

［1］概要

精神保健福祉センターは、精神保健福祉法に基づき、地域精神保健福祉に関する活動を推進する上で中核となる行政機関である。都道府県および指定都市に設置義務がある（精神保健福祉法 6 条 1 項、51 条の 12 第 1 項）。

精神保健福祉法
正式名称は「精神保健及び精神障害者福祉に関する法律」。

［2］業務

精神保健福祉センターの業務は広範囲に渡っており、主だったものだけでも、①精神保健福祉主管部局や関係諸機関に対する提案、意見具申、②保健所、市町村および関係諸機関に対する技術指導および技術援助、③精神保健福祉業務に従事する職員等に対する教育研修、④一般住民に対する普及啓発、保健所や市町村が行う普及啓発活動への協力、⑤調査研究および資料提供、⑥相談および指導のうち、複雑または困難なものへの対応、⑦家族会や患者会、社会復帰事業団体など地域住民による組織的活動の支援、保健所、市町村ならびに地区単位での組織の活動への協力、⑧**精神医**

精神医療審査会
精神障害者の人権に配慮しつつ、その適正な医療および保護を確保するため、都道府県および指定都市に設置される専門的かつ独立的な審査機関。精神保健福祉法 12 条に規定されており、精神科病院に入院している精神障害者の処遇等を審査する。

療審査会の審査に関する事務、⑨精神障害者保健福祉手帳の判定がある。

E. 婦人相談所

[1] 概要

　婦人相談所は、売春防止法に基づき、売春を行うおそれのある女子の保護更生のため、相談、調査、専門的な判定、指導、および一時保護を行う行政機関であり、都道府県に設置が義務づけられている（売春防止法34条1項）。名称は都道府県が条例で定めており、婦人相談所のほか、女性相談所や女性相談センターなどの名称が用いられている。

[2] 業務

　婦人相談所はもともと売春を行うおそれのある女性を支援することを主たる目的として設置された機関であったが、社会情勢の変化に伴い、相談内容の中心は経済的な問題や家族問題へと移っている。2001（平成13）年に成立したDV防止法により、配偶者暴力相談支援センターとしてDV被害者の支援機能が付与されたこともあり、近年は特に家庭内暴力に関する相談や援助の件数が増えている。さらに、2004（平成16）年12月の「人身取引対策行動計画」に基づき、人身取引被害者の保護も行っている。

DV防止法
正式名称は「配偶者からの暴力の防止及び被害者の保護に関する法律」。

　婦人相談所には一時保護施設が設置されるが（売春防止法34条5項）、婦人相談所が実施する一時保護は、婦人保護施設や母子生活支援施設への入所措置が採られるまでに行われるほか、短期間の生活指導や自立に向けた援助が有効と認められる場合にも行われる。一時保護所を退所した後もさらなる支援が必要な場合、婦人保護施設への入所が決定されることがあるが、この婦人保護施設への入所の措置も婦人相談所が有する権限の1つである。

F. 地域包括支援センター

[1] 概要

　地域包括支援センターは、地域住民の心身の健康の保持および生活の安定のために必要な援助を行うことにより、地域住民の保健医療の向上および福祉の増進を包括的に支援することを目的として、介護予防支援事業や包括的支援事業等を地域において一体的に実施する役割を担う中核的機関である（介護保険法115条の46第1項）。2005（平成17）年の介護保険法の改正により創設され、翌2006（平成18）年4月より設置されている。

市町村は、地域包括支援センターを直接設置することも、社会福祉法人や医療法人、NPO法人等に委託することもできる。

[2] 業務

　主な業務は、介護予防支援および包括的支援事業（介護予防ケアマネジメント業務、総合相談支援業務、権利擁護業務、包括的・継続的ケアマネジメント支援業務）であり、地域包括ケアの中核的な機関と位置づけられている。なお、地域包括支援センターの設置が外部に委託されている場合であっても、地域包括ケアシステムの構築に対する最終的な責任を負うのは依然として基礎自治体であることには留意する必要がある。このため、基礎自治体は、地域包括支援センター運営協議会を通じ、地域包括支援センターが地域包括ケアシステムの構築という観点から適切に運営されているかどうかを確認し、必要に応じて支援していくことが求められる。

3. 福祉行政に関わる専門職の役割

A. 福祉行政の各組織に置かれる職員

[1] 福祉事務所の職員

　福祉事務所には、所の長（所長）、指導監督を行う所員（査察指導員）、現業を行う所員（現業員）、事務を行う所員（事務員）が配置されなければならない（社会福祉法15条1項）。査察指導員はスーパーバイザー、現業員はケースワーカーという通称が用いられることが多いが、これら2つの職種は**社会福祉主事**でなければならない（同条6項）。しかし、平成28年福祉事務所人員体制調査によると、社会福祉主事資格の取得率は査察指導員が72.8％、現業員が71.7％にとどまっているのが現状である。

　福祉事務所の所員の定数は、地域の実情に合わせて各地方自治体が条例で定めることとされているが、現業員だけは、被保護世帯数80世帯につき1人（市町村）、または65世帯に1人（都道府県）を標準として定めるよう明記されている（社会福祉法16条）。しかし実態としては、生活保護を担当する現業員の配置は標準数の90.4％となっている（平成28年度福祉事務所人員体制調査）。福祉事務所の現業員は、1人でいくつもの仕事を抱えている。たとえば生活保護担当であれば、福祉事務所へ相談に来た

社会福祉主事
福祉事務所で援護または育成の措置に関する事務を行うことを職務とする者（社会福祉法18条）。社会福祉主事になるための任用資格は、人格が高潔で思慮が円熟し、社会福祉の増進に熱意がある20歳以上の者であり、かつ、①大学等で厚生労働大臣が指定する34科目のうち3科目以上を修めて卒業した者、②養成機関または講習会の課程を修了した者、③社会福祉士、④社会福祉事業従事者試験に合格した者、⑤これらと同等以上の能力を有する者のいずれかに該当する者である。

人への対応や申請書類の確認、資力調査、保護費の計算、被保護者の自宅訪問などであるが、これらの仕事の大半を単独で行うため、1人で問題を抱え込み、悩みやすい。だからこそ、現業員の配置を増やして1人当たりの負担を減らし、適正な仕事量を保つことが必要なのであり、それはまた福祉事務所の業務が円滑に遂行されるためにも不可欠なことである。

福祉事務所には、これらの社会福祉法が規定する職員のほか、他の社会福祉関係法に規定される職員も配置されている。たとえば、老人福祉指導主事がある。老人福祉指導主事は社会福祉主事であり、現業員に対し、老人福祉に関する業務について指導監督を行ったり、養護老人ホームへの入所の措置など専門的知識および技術を必要とする業務を行ったりする。都道府県の場合は、福祉事務所への老人福祉指導主事の配置は任意であるが（老人福祉法7条）、市および福祉事務所を設置する町村は、福祉事務所に老人福祉指導主事を必ず置かなければならない（同法6条）。

[2] 児童相談所の職員

児童相談所に置くべき職種は、その規模に応じて異なる。具体的には、人口150万人以上の地方自治体の**中央児童相談所**はA級、150万人以下の中央児童相談所はB級、その他の児童相談所はC級とする。そして、C級の児童相談所には、所長や各部門（総務部門や相談・指導部門、一時保護部門等）の長のほか、教育・訓練・指導担当児童福祉司、児童福祉司、相談員、精神科医、児童心理司、心理療法担当職員などが配置される。B級の場合、これらの職員に加えて小児科医や保健師が配置される。A級の場合は、さらに次長や理学療法士等、臨床検査技師が加わる。また、一時保護所には、児童指導員や保育士、看護師、栄養士、調理員が配置される。

これらの職種のうち、児童相談所の中核的所員となるのが児童福祉司である。児童福祉司は、児童相談所に必ず配置される職員であり、その業務は、虐待等児童の福祉に関する相談に応じ、社会調査・社会診断を行い、専門的技術に基づいて援助・指導するソーシャルワーカーである。児童福祉司の任用要件は、①厚生労働大臣指定の学校等を卒業し、または講習会の課程を修了した者、②大学において心理学、教育学、社会学を専修する学科を卒業した後、1年以上の相談業務に従事した者、③医師、④社会福祉士、⑤社会福祉主事として2年以上児童福祉事業に従事した者等である（児童福祉法13条）。児童福祉司は本来、虐待事例へ対応するにあたっては、子どもの自立支援や親子の支援を継続的に行うべきであるが、相談事例数の大幅な増加や困難事例の増加などによって初期対応に終始しているのが現状であり、さらなる増員が求められている。

［3］ 更生相談所・知的障害者更生相談所の職員

身体障害者更生相談所および知的障害者更生相談所の職員構成は、所長、事務職員のほか、医師、心理判定員、職能判定員、ケースワーカー、保健師または看護師、理学療法士、作業療法士等の専門的職員が標準とされている。さらに、身体障害者更生相談所には、義肢装具士、言語聴覚士も配置される。

身体障害者更生相談所には身体障害者福祉司、知的障害者更生相談所には知的障害者福祉司の配置が義務づけられているが、その任用要件は、①身体障害者／知的障害者の福祉に関する事業に２年以上従事した経験をもつ社会福祉主事、②大学で指定科目を修めて卒業した者、③医師、④社会福祉士等である。また、ケースワーカーは、相談および生活歴その他の調査を行うものとされ、その要件は、①知的障害者福祉司／身体障害者福祉司、②社会福祉士、③社会福祉主事等である（身体障害者福祉法12条、知的障害者福祉法14条）。

［4］ 精神保健福祉センターの職員

精神保健福祉センターの職員構成は、所長のほか、精神科の診療に十分な経験を有する医師、精神保健福祉士、臨床心理技術者、保健師、看護師、作業療法士等が標準とされる。また、職員の中に精神保健福祉相談員を配置するよう努めることが求められる。精神保健福祉相談員とは、精神保健および精神障害者の福祉に関する相談に応じたり、精神障害者およびその家族等を訪問して必要な指導を行ったりする専門的な職員である。都道府県および市町村は、精神保健福祉センターおよび保健所等に配置することができる（精神保健福祉法48条1項）。精神保健福祉相談員の任用要件は、①精神保健福祉士、②大学で社会福祉に関する科目または心理学の課程を修めて卒業し、精神保健および精神障害者の福祉に関する知識と経験を有する者、③医師、④厚生労働大臣が指定した講習会を修了し、精神保健および精神障害者の福祉に関する経験を有する者等である（同条2項、精神保健及び精神障害者福祉に関する法律施行令12条）。

［5］ 婦人相談所の職員

婦人相談所には、所長のほか、判定をつかさどる職員、相談および調査をつかさどる職員等が置かれなければならないが（婦人相談所に関する政令2条1項）、このうち相談および調査をつかさどる職員は、社会福祉主事でなければならない（同条3項）。「婦人相談所設置要綱」（昭和38年3

月19日発社第35号厚生事務次官通知）はより詳細に規定しており、所長のほか、相談指導員、判定員、医師、事務員、一時保護所職員が必要としている。この他に配置される職員として、婦人相談員がある。婦人相談員は、売春防止法35条に基づき、都道府県知事または市長から委嘱され、要保護女子等の発見、相談、指導等を行う。法律では婦人相談所に配属されることが明記されているわけではないが、実際は婦人相談所に多くの婦人相談員が配置されている。勤務形態は法律上、非常勤となっているが、常勤化されている場合もある。またDV防止法では、婦人相談員は被害者の相談に応じ、必要な指導を行うことができるとされている（DV防止法4条）。

［6］地域包括支援センターの職員

主任介護支援専門員
一定の資格要件と保健・医療・福祉の分野で合計5年以上の実務経験を有し（資格要件に満たない場合は10年以上）、都道府県知事が厚生労働省令で定めるところにより行う介護支援専門員実務研修受講試験に合格し、かつ、都道府県知事が厚生労働省令で定めるところにより行う介護支援専門員実務研修の課程を修了した後、登録することができる。介護保険法によって秘密保持義務や信用失墜行為の禁止などが規定されている。

地域包括支援センターの職員体制は保健師、社会福祉士、**主任介護支援専門員**の3つの専門職またはこれらに準ずる者である。職員の人数は、担当区域における第1号被保険者の数がおおむね3,000人以上6,000人未満ごとに、保健師、社会福祉士、主任介護支援専門員をそれぞれ1人置くこととされているが、第1号被保険者の数が3,000人に満たない場合などはこの基準が緩和される（介護保険法施行規則140条の66第1項）。原則として市町村ごとに設置される地域包括支援センターに社会福祉士の配置が義務づけられたことは、住民の日常生活圏域で業務を行う職員の福祉的な専門性を確保しようとするものとして積極的に評価することができる。

B. 専門性の確保に向けた課題

任用資格
行政における何らかの専門的な職に任用される際、その資質を有することを証明するために用いられる資格。

福祉事務所をはじめとする社会福祉行政に携わる職員の専門性を担保するための基本となるのが社会福祉主事という**任用資格**である。このことは、これまでみてきたように児童福祉司や身体障害者福祉司、知的障害者福祉司など他の任用資格において、社会福祉主事の資格を保持した上で各領域における一定の現場経験をもつことが資格取得の要件となっていることからも明らかであろう。

社会福祉士の国家資格をもつ者は社会福祉主事の任用資格も満たすことになるが、ほかにも大学などで社会福祉に関する3科目の単位を取得したり、都道府県知事の指定する講習会などを修了したりすることによって社会福祉主事としての条件を満たすことができる（社会福祉法19条1項）。こうした緩やかな資格要件で職員の専門性を確保することは困難であり、これまでに数多くの批判が展開されてきたところである。さらに、この社

会福祉主事の取得率ですら、福祉事務所の査察指導員と現業員のそれぞれ
7割強にしか達していないことはすでに述べた通りである。なかには行政
職として採用され、それまでまったく異なる分野の事務を担当していた職
員が人事異動によって福祉事務所に配属され、社会福祉に関する基礎的な
知識すらないまま生活保護業務を担当するというような例もみられるので
ある。

　とはいえ、行政の側もこうした問題状況を前に手をこまねいているわけ
ではない。特に福祉事務所や児童相談所を設置する市を中心に、職員採用
において、一般行政職とは別に福祉職の採用を行う地方自治体が増えてき
ている。通常、福祉職の受験資格は、社会福祉主事の任用資格を有する者
とされるが、専門性の確保という観点に立てば、今後はより専門性の高い
社会福祉士や精神保健福祉士の採用を積極的に進めていくことが求められ
る。

注）
(1)　たとえば、直近の第11次地方分権一括法においては、介護保険法における小規
　　模多機能型居宅介護の利用定員に関する基準の見直しが行われ、市町村が独自に
　　基準を定めることが可能になった。
(2)　平野隆之・宮城孝・山口稔編『コミュニティとソーシャルワーク（新版）』有斐
　　閣，2008.
(3)　これに対し、都道府県、指定都市に設置される社会福祉審議会は、あくまでも諮
　　問機関であるため、その意思決定が対外的な決定権をもつわけではない。

▌理解を深めるための参考文献
●平野隆之・宮城孝・山口稔編『コミュニティとソーシャルワーク（新版）』有斐閣，
　2008.
　地域福祉の入門書として定評があるが、都道府県による地域福祉政策や公的財源を詳
　説するなど、類書とは異なる構成となっており、本章の主題である地方自治体の役割
　を理解する上でも大いに参考になる。
●畑本裕介『新版社会福祉行政──福祉事務所論から新たな行政機構論へ』法律文化社，
　2021.
　社会福祉行政に関する主要な論点を網羅し、詳細な検討を加えている。社会福祉行政
　の社会保険化や行政職員の非正規化など、本章では触れられなかった論点も含まれて
　いるため、必要に応じて参照してもらいたい。

コラム 　地方自治体職員の人事異動

　多くの地方自治体においては、職員はおよそ2年から3年ごとに異動することが通例となっている。そして異動の際は、それまで道路建設予定地を取得するための交渉を担っていた者が教育委員会で小学校の管理運営の担当となるなど、異なる分野に配属されることも少なくない。こうした慣行の背景には、特定の領域に特化した高い専門性を有するスペシャリストよりも、さまざまな領域に共通する知識や技術を備えたゼネラリストの養成が重視されてきたことがある。

　しかし、当然のことながら、ゼネラリストの養成を重視する人事計画のもとで職員の質を担保するのは容易なことではない。新たな部署に配属された職員は、当初、新しい業務の遂行に必要な知識や専門性を有していない場合が少なくない。そして、その部署で数年を過ごして関係法令に精通し、業務の遂行に必要な知識や専門性を習得したころ、また、次の部署に異動することになる。こうした頻繁な人事異動は、特定の業界や業者との癒着を防ぐという意味合いもあるだろうが、行政サービスの質の向上を妨げるものとして多くの批判を浴びてきたことも事実である。

　社会福祉行政においても、本文中でみたように、福祉事務所の査察指導員や現業員をはじめ、職員には社会福祉に関する高度な知識および専門性が要請されるにもかかわらず、国家資格はおろか、資格要件が極めて緩やかな任用資格すらもたない者が配属されることもめずらしくなかった。これまでに生活保護を担当する職員のモラルの低さがたびたび問題視されてきたが、この問題についても職員の個人的な資質だけでなく、地方自治体における人事異動のありようという構造的要因にも目を向ける必要があるだろう。

　このような中、福祉職の採用を行う地方自治体が増えているものの、国家資格の取得を受験要件に定めている場合はわずかであるなど、依然として課題も多い。しかし、個人の生活問題に直接的に介入する社会福祉において、豊富な知識や高度な専門性が求められることはいうまでもない。社会福祉士や介護福祉士、精神保健福祉士という国家資格の制度化が進められてきたことや、子ども家庭福祉に特化した資格化が議論されていることは端的にそれを示している。人事異動のありようの見直しや国家資格取得者の採用など、社会福祉行政を担う職員の専門性を確保するために検討すべき課題は山積している。

第7章 地域福祉における民間の役割

高齢、障害、子ども、地域等さまざまな領域において住民が抱える、制度の外側や狭間にあるニーズの充足や課題解決を目指す、民間団体による地域に根差した活動抜きに、地域福祉の推進は語れない。本章では地域福祉に関わる民間のさまざまな組織形態、市民の関わりのあり方を知り、その役割を考える。

1

長い取組みの歴史を有する社会福祉法人や自治会・町内会等の住民組織、1995（平成7）年の阪神・淡路大震災を契機に多くの人びとが参加し知られるようになったボランティア活動やその後法制化されたNPO（民間非営利組織）など、民間の組織形態は多様である。

2

現在、社会福祉法人の社会貢献という新たな取組みや、社会的企業、新しい寄付の形態（クラウドファンディング）、企業の社会貢献といった地域課題解決への多様なアプローチの形がみられる。また、市民活動を支え地域づくりを促進する中間支援組織の重要性も増している。

3

本章では、さまざまな民間組織の活動展開の歴史的経緯、根拠となる法律、役割と、今後の課題を学ぶ。

1. 社会福祉協議会

A. 社会福祉協議会とは─法規定と数

　社会福祉協議会（以下、社協という）は、2000（平成12）年の**社会福祉法**第10章に「社会福祉を目的とする事業を経営する者及び社会福祉に関する活動を行う者が参加」（109条）する「**地域福祉の推進**を図ることを目的とする団体」として、共同募金の制度とともに規定されている。**全国社会福祉協議会**を中央に、都道府県に**都道府県社会福祉協議会**、市区町村に**市区町村社会福祉協議会**が設置されており、全国社会福祉協議会は111条、都道府県社会福祉協議会は110条、市区町村社協・地区社協（政令指定都市の区社協）は109条に規定される。

　市区町村社協および都道府県・指定都市社協は全自治体で設置され、その数は2020（令和2）年4月現在1,893団体、うち市区町村が1,825団体、都道府県が47団体、指定都市が20団体、全国が1団体である。

B. 展開の経緯

　第2次世界大戦後の1951（昭和26）年、全国および都道府県のレベルで、民間の社会福祉活動の強化を目的に各地で社会福祉協議会が結成された。全国、都道府県レベルで始まった活動は市区町村レベルへと広がり、制度の外側や狭間にあるニーズを率先して解消するためのさまざまな手段や方策を柔軟に行う組織として位置づけられた。厚生省通知「小地域社協組織の整備について」（1952〔昭和27〕年）により、市区町村社協は**コミュニティ・オーガニゼーション**の手法を用いる組織と位置づけられ、社会福祉事業法改正（1983〔昭和58〕年）で法定組織になった。

　社会福祉協議会は消極的な事業姿勢を批判されることもあり、「**社会福祉協議会基本要項**」（1962〔昭和37〕年）では「ひろく住民の福祉に欠ける状態」に対するための活動指針および組織標準を示した。

　1970年代には事業展開が進み、国の事業補助の比重が高まった。また、ボランティア活動や福祉教育に力を入れるようになった。全国社会福祉協議会による「在宅福祉サービスの戦略」（1979〔昭和54〕年）では、在宅福祉サービスの構成を、予防的サービス、専門的ケア、在宅ケア、福祉増

進サービスとして示した。また 1980 年代には、市町村ボランティアセンター事業といった支援基盤の整備が進められた。

1985（昭和 60）年には全国社会福祉協議会の「地域福祉計画—理論と方法」により、地域福祉の理論がまとめられた。1990 年代の「ふれあいのまちづくり事業」などを契機に、地域を基盤とした総合的な相談支援体制やケアシステムの構築が検討された。その後、社会福祉や社会福祉協議会の置かれた状況の変化に呼応し、1992（平成 4）年に「**新・社会福祉協議会基本要項**」を策定した。なかでも市区町村社協はソーシャルワークを展開する専門的機関として位置づけられた。

2000（平成 12）年の**社会福祉基礎構造改革**により社会福祉事業法から改正された社会福祉法に、社会福祉協議会は地域福祉の推進を図ることを目的とする団体として明確に位置づけられた。権利擁護や苦情解決などの役割が規定され、より多くの機能を担う組織・事業体制になった。

2010（平成 22）年に全社協は「全社協 福祉ビジョン 2011」を提示し、制度外の福祉サービスや活動に対する取組みの強化を挙げ、経済的困窮や社会的孤立といった福祉・生活課題への解決へ向けた「社協・生活支援活動強化方針」（2012〔平成 24〕年）を策定した。2015（平成 27）年度に施行された改正生活保護法および生活困窮者自立支援法に先立ち、2013（平成 25）年度から生活困窮者自立促進支援モデル事業を受託した市区町村社会福祉協議会もある。2018（平成 30）年 3 月には改訂版『社協・生活支援活動強化方針』〜地域共生社会の実現に向けた事業・活動の展開〜」とそれに基づく「第 2 次アクションプラン」を出し、新たに「地域づくりのための活動基盤整備」を加えた。

2020（令和 2）年には、2040 年に向けた「**全社協 福祉ビジョン 2020 〜ともに生きる豊かな地域社会の実現をめざして〜**」を新たに策定した。21 世紀の「**地域共生社会**」、また「SDGs（持続可能な開発目標）」の「誰一人取り残さない持続可能で多様性と包摂性のある社会」の実現を目指し、各構成組織は行動方針を策定し実践活動を展開するとしている。

C. 社協の特徴と役割

市区町村社会福祉協議会は、地域住民にとって最も関わる機会が多く身近な社協といえる。その活動は**ふれあい・いきいきサロン**など「地域福祉の推進」、介護保険による居宅サービスの実施など「在宅福祉サービスの実施」、福祉総合相談など「相談活動の実施」「ボランティア・市民活動社会の運営」を柱に展開している。地域福祉活動計画および地域福祉計画の

ふれあい・いきいきサロン事業
地域を拠点に住民が気軽に集まり交流・相談・情報交換・趣味活動等を行う、仲間づくり・居場所づくりの活動で、地域住民である高齢者・障害者・子育て中の親などの利用者・当事者と、ボランティア等のスタッフにより、共同での企画運営などがみられる。

策定も行う。その方針は 2020（令和 2）年に改定された「**市区町村社協経営指針**」（第 2 次改定版）に定められており、各社協からの意見や 2020 年成立の改正社会福祉法、「全社協 福祉ビジョン 2020」、新型コロナウイルス感染症に伴う地域生活課題の変化を踏まえ「連携・協働の場」として具体的な事業展開を図ることとされている。

　また、**地区社会福祉協議会（地区社協）**という日常生活圏域（小学校区内程度）を範囲に、地域の福祉課題を住民の助け合いにより解決を目指す、法的な位置づけのない住民による自主組織がある。メンバーは活動に賛同する団体・個人（ボランティア、自治会・町内会、民生委員・児童委員など）であり、市社協が活動の支援を行っている。

　都道府県・指定都市社会福祉協議会の活動は、日常生活自立支援事業などの「サービス利用者への支援」「生活福祉資金の貸付」、ボランティア活動の支援や福祉人材の養成・確保など「福祉に携わる者への支援」に大きく分けられる。2004（平成 16）年頃からは、福祉サービス第三者評価事業に取り組んでいる。

　全国社会福祉協議会は、都道府県社会福祉協議会の連絡組織として全国的なネットワークを構成する役割を担っている。

　社会福祉協議会は「社会福祉協議会基本要項」に創設時の主な目標を挙げているが、「新・社会福祉協議議会基本要項」（1992〔平成 4〕年）では、各地域の特性を活かした活動を推進するにあたって、「住民ニーズ基本の原則、住民活動主体の原則、民間性の原則、公私協働の原則、専門性の原則」の 5 つを原則として挙げている。社協はさまざまなレベルにおいて地域住民の個別のニーズに応対するため、地域によって組織形態や中心機能、主たる事業や活動も多様である。福祉事業経営者や福祉活動を行う市民や行政等の外部資源を活用して組織存続を行う必要がある一方、社協のネットワークや情報は、それら主体にとっても欠かせない。

　社会的孤立等地域における課題がさまざまに顕在化、複合化していく中で、福祉サービスおよび福祉サービス利用支援の拡大、**コミュニティソーシャルワーカー**への期待等、歴史的に地域福祉活動を多様に展開してきた社協は今後も重要な役割を担っていくことが期待される。

D. ボランティアセンター

　ボランティア活動の推進・支援と環境整備を行うことを目的とした、社会福祉協議会などの社会福祉法人や **NPO 法人（特定非営利活動法人）**によるボランティアセンターという機関がある。社会福祉協議会によるボラ

ンティアセンターは、1962（昭和37）年に徳島県社会福祉協議会が設置し全国へと広がった善意銀行から発展したもので、現在では都道府県・指定都市の社会福祉協議会で設置されている。高齢化等を背景に、ボランティアは地域の福祉の担い手として大きな役割を果たすようになった。

1990年代には政府によるボランティアに関する提言や施策が増え、国民の関心も高まり、ボランティア活動の領域は広がった。1995（平成7）年の阪神・淡路大震災では多くのボランティアが活躍し「**ボランティア元年**」と呼ばれる。1998（平成10）年の**NPO法**成立・施行を契機に、NPOの設立・活動を支援する**NPO（サポート）センター**も各地でつくられた。2000（平成12）年に入り社協のボランティアセンターでは、小中学校での体験活動や福祉教育の一環としてボランティア活動の推進にも力を入れるようになった[1]。2011（平成23）年の東日本大震災以降、全国各地でさまざまな災害が起こり、被災地でのボランティアコーディネート等を行う**災害（復興）ボランティアセンター**の重要性が認識され、各自治体では災害ボランティアセンター設置運営マニュアル等を策定した。

社会福祉法人全国社会福祉協議会・全国ボランティア・市民活動振興センターは2015（平成27）年の「**市区町村社協ボランティア・市民活動センター強化方策**」で、「あらゆる人の社会参加を支援」「協働の推進」「組織基盤の強化」を重要課題に挙げ、各地センター機能の強化を図っている。

2. 社会福祉法人

A. 社会福祉法人とは—法規定と数

社会福祉法人は、社会福祉法（1951〔昭和26〕年法律第45号）の定めるところにより社会福祉事業を行うことを目的に設立された、経営の原則（社会福祉法24条）に基づき**社会福祉事業**を行う法人である。第1種、第2種の社会福祉事業に加えて、必要に応じ公益事業または収益事業を行える（社会福祉法26条）。

1955（昭和30）年の法制定当時は1,000法人程度であったが、2020（令和2）年度末には2万1,000法人弱となっている[2]。平成に入ってから急増し、1法人1施設型が多い。公共の福祉の増進を目的とする社会福祉法人は、一般の財団法人より厳格な規制があるが、税制等の助成措置は手厚い。

NPO法
正式名称は「特定非営利活動促進法」。社団法人や財団法人など公益法人を規定する民法34条の特別法に位置づけられている。

NPO
Non-Profit Organizaion（民間非営利組織）の略。同様の意味をもつ言葉として、NGO（Non-Governmental Organization：非政府組織）がある。日本では国境を越えた、たとえば国際協力や環境分野の活動を行う団体に対しNGOを使うことが多い。また団体自らが、営利を目的としないことと政府と異なる民間としての立場のいずれを重視するかによってどちらを名乗るかが異なることもある。

社会福祉事業
社会福祉法2条に定められている第1種社会福祉事業および第2種社会福祉事業。第1種社会福祉事業は、利用者保護の必要性が高い事業（主に入所施設サービス）で、利用者への影響が大きく経営安定が必要とされる。経営主体は原則、国、地方公共団体または社会福祉法人である（社会福祉法60条）。第2種社会福祉事業は、利用者への影響が比較的小さく、公的規制の必要性が低い事業（主に在宅サービス）であり、経営主体には制限がない。

115

B. 展開の経緯

第2次世界大戦後の1950（昭和25）年「**社会保障制度に関する勧告**」（50年勧告）後、1951（昭和26）年の社会福祉事業法制定により、社会福祉法人制度が創設された。社会福祉施設は計画的に整備され、運営必要経費は措置費として公的に提供される時代が長かったが、それは一方で依存と画一的なサービス提供という課題をもたらした。

「社会保障制度の再構築」についての提言（1995〔平成7〕年）では、**社会保障推進の5つの原則**が挙げられ、措置制度から選択制度へ向けての課題が指摘された。その後の**社会福祉基礎構造改革**の流れの中で、1998（平成10）年には「中間まとめ」が出され、50年勧告の定義が見直された。その際に改革の基本的な方向として示された7項目のうちの1つが、「幅広い需要に応える多様な主体の参入促進」であった。2000（平成12）年に改正・施行された社会福祉法で、福祉サービスの利用は措置制度から利用者と施設とによる契約制度に転換した。また社会福祉法人に対し新たに「**地域福祉の推進**」と「福祉サービスの適切な利用」が追加された。規模要件緩和により設立が容易になった一方で、量的また質的なサービス内容の確保、経営基盤の強化が要求されるようになった。

2004（平成16）年の社会保障審議会福祉部会による「社会福祉法人制度の見直しについて」の提出後、2005（平成17）年には「厚生労働省認可について」等の一部改正が通知された。社会福祉法人経営研究会は「社会福祉法人経営の現状と課題」（2006〔平成18〕年）を出し、新たな時代における福祉経営の基本的方向性を示した。その後、全国社会福祉協議会では、「全社協 福祉ビジョン2011」（全社協政策委員会、2011〔平成23〕年）とそれを踏まえた「新たな福祉課題・生活課題への対応と社会福祉法人の役割に関する検討会報告書」（全社協政策委員会課題別検討会、2012〔平成24〕年）を出し、新たな福祉課題・生活課題への対応を展開するために取り組むべき内容や推進体制等を提案した。全国社会福祉法人経営者協議会（経営協）は「社会福祉法人アクションプラン2015」（2011年）を出した。また「社会保障制度改革国民会議報告書〜確かな社会保障を将来世代に伝えるための道筋〜」（2013〔平成25〕年）では、非課税扱いにふさわしい、国家や地域への貢献の必要性が言及された。

2016（平成28）年3月31日に**改正社会福祉法**が成立し、同日公布された。後述するように社会福祉法人制度の大きな変更であり、既存法人にも大きな影響があった。

なお、2020（令和2）年6月に**地域共生社会の実現のための社会福祉法**

社会保障推進の5つの原則
普遍性・総合性・権利性・有効性・公平性。

等の一部を改正する**法律**が成立した。社会福祉事業に取り組む社会福祉法人やNPO法人等を「社員」とし、福祉・介護人材確保、法人経営基盤強化、地域共生取組推進などを目的に相互の業務連携を推進する**社会福祉連携推進法人制度**が創設、2022（令和4）年より施行される。また、市町村での既存の相談支援等の取組みを活かしつつ、地域住民の複雑化・複合化した支援ニーズに対応する包括的な支援体制構築を目的に、相談支援、参加支援、地域づくりに向けた支援を実施する事業を創設し、交付金を交付する。

C. 新たな取組みと今後の課題──社会福祉法人の社会貢献

社会的孤立の拡大等、地域社会を取り巻く状況の変化とそれに伴うニーズの変化および多様化に対応し、社会福祉法人に関わる法制度等にも大きな変化が見られる。

「社会保障審議会福祉部会報告書」および「社会福祉法人の『**地域における公益的な取組**』について」（社援基発0417第1号2015〔平成27〕年4月17日）の「**地域における公益的な取組の責務**」において、社会福祉法人は福祉ニーズの多様化・複雑化に伴い他の事業主体では対応困難な福祉ニーズや、既存の制度の対象とならないサービスに対応すること、地域福祉におけるイノベーションの推進は社会福祉法人の社会的使命であり、地域における公益的取組みの実施が責務であるとされた。

2016（平成28）年3月の改正社会福祉法成立により、サービス供給体制の整備充実を目的とした**社会福祉法人制度改革**が行われた。社会福祉法人は、「社会福祉事業及び第26条第1項に規定する公益事業を行うに当たっては、日常生活又は社会生活上の支援を必要とする者に対して、無料又は低額な料金で、福祉サービスを積極的に提供するよう努めなければならない」（24条2項）こととなった。本業に加えて「地域における公益的な取組」として、社会福祉制度の狭間に見られる課題に対する無料もしくは低額でのサービス提供が責務として課された。社会福祉法人の公益的活動は現在、高齢者の住まい探しの支援、障害者の継続的な就労の場の創出、子育て交流広場の設置、複数法人の連携による生活困窮者の自立支援、ふれあい食堂の開設など、さまざまに行われている。

3. 社会福祉に関わる多様な民間組織

A. 生活協同組合

生活協同組合（生協）は、1948（昭和23）年に成立した**消費生活協同組合法（生協法）**に基づく協同組合で、都道府県や厚生労働省の認可による組合員の相互扶助組織かつ経済事業主体として、消費者が出資金を出し合い組合員となり、物品供給などの事業を展開する。大正時代に現在のコープこうべの前身である神戸購買組合と灘購買組合が設立された。戦後、協同組合同盟が設立され、1951（昭和26）年に生協法に基づき現在の日本生活協同組合連合会（生協連）となった。その後1970年から1980年代にかけて、主婦を中心とした共同購入を行い成長し、共働き世帯の増加に伴い1990年代からは戸別宅配を充実させ、組合員数が増加した。2007（平成19）年に生協法が改正され、医療・福祉事業等の組合員以外の利用の規制緩和など、見直しが行われた。

現在、全国組織「日本生活協同組合連合会」には561組合が加入、組合員数は2,996万人である[3]。1人当たりの利用高は減少しており、各生協は事業多角化に取り組んでいる。日本生活協同組合連合会による**「日本の生協の2030年ビジョン」**（2020〔令和2〕年）では、**SDGs（持続可能な開発目標）**の考え方をベースに、生協や協同組合のつながりに加え、行政・諸団体・事業者・個人など、人と人とのつながりから生まれる力を活かしてのビジョンの実現を目指す。また「コープSDGs行動宣言」（2018年採択）では、国連が採択したSDGsの実現に貢献するための7つの行動をまとめている。

また、生協が行う「地域福祉・助け合いの取り組み」の1つ「くらしの助け合い活動」は、高齢者や子育て中の家庭の家事といったくらしの困りごとを、有償で組合員同士が助け合う住民参加型在宅福祉サービスである。この他に、サロン活動、生活困難者支援、認知症サポーター養成、生活支援、居宅介護支援や通所介護、認知症対応型共同生活介護（グループホーム）や介護付き有料老人ホーム、介護保険事業など、生協は地域で多様な役割を担いサービス提供を行っている。

B. 農業協同組合

　農業協同組合（農協：JA）は1947（昭和22）年に制定された**農協法**に基づく協同組合で、「農業生産力の増進及び農業者の経済的社会的地位の向上を図り、もつて国民経済の発展に寄与すること」（農協法1条）を目的としている。

　1985（昭和60）年のJA大会では「農協生活活動基本方針」として「**JA助けあい組織**（農協婦人部や年金友の会等）が有償ボランティア活動を展開し、一人暮らし・寝たきり高齢者を援助するための在宅福祉活動を展開する」ことが決議され、JA助けあい組織活動を組織的に展開していった。

　介護保険制度が始まった2000（平成12）年には、介護が必要な高齢者の福祉活動・事業として「助けあい活動」と「JA介護保険事業」を推進することとなった。2005（平成17）年「JA助けあい組織のあり方（今後の方向性）」（全中取りまとめ）では、「JA高齢者福祉活動も含めた協同組合運動を地域住民へ広める住民参加型の組織」との考え方を示した。さらに2012（平成24）年第26回JA全国大会では「組合員・地域住民によるJA助けあい活動の展開」のインフォーマルサービスの提供主体に、助けあい組織を位置づけた。2016（平成28）年には、改正農業協同組合法が施行された。

　地域包括ケアシステムの構築への寄与を目的に、2020（令和2）年度には174組合、約800の事業所で介護保険事業を実施するなど、農村地域の超高齢化の進行を踏まえ、安心して暮らせる農村、地域社会の維持を目標とした高齢者福祉事業・活動を展開している。

C. 日本赤十字社

　日本赤十字社は、1877（明治10）年に創立された博愛社を前身に、日本政府のジュネーブ条約加入に伴い、1887（明治20）年に日本赤十字社に改称した。1952（昭和27）年の**日本赤十字社法**の制定により、認可法人となった。世界192の国と地域にある赤十字・赤新月社の1つである。

　本社は東京で、全国47都道府県の支部、病・産院、血液センター、社会福祉施設などを拠点としてさまざまな事業（国内外の災害救護、赤十字病院の運営、献血などの血液事業、社会福祉施設の運営など）、救急法の普及、青少年赤十字、ボランティア活動などを展開している。たとえば国内で発生した災害では、災害救助法等に基づき救護員の被災地派遣による医療救護、備蓄している救援物資の提供、義援金の受付など、緊急支援か

農協法
正式名称は「農業協同組合法」。

助けあい組織
JA助けあい組織は現在、ミニデイサービス、施設（病院・特別養護老人ホーム等）ボランティア、元気高齢者健康教室、声かけによる安否確認など、高齢者への生活支援サービスから生きがい活動、学習活動などさまざまな分野の活動を行っている。

ら復興支援までを行っている。また、全国28ヵ所で児童福祉、高齢者福祉、障害者福祉の3つの分野の社会福祉施設を運営している。

D. 共同募金会

　1947（昭和22）年、第1回の共同募金運動が民間の社会福祉事業の支援を目的に全国規模で行われた。1948（昭和23）年に「赤い羽根」が登場し、1951（昭和26）年には社会福祉事業法で法的に位置づけられ、歳末たすけあい運動での募金も**共同募金**の一部になった。各都道府県の区域ごとに**共同募金会**が組織され、その連合体として社会福祉法人中央共同募金会（1952〔昭和27〕年認可）が位置づけられた。社会福祉法、税法等に位置づけられる制度化された運動であり、第1種社会福祉事業（社会福祉法113条）にあたる。2000（平成12）年施行の社会福祉法では、共同募金の目的は地域福祉の推進を図ること（112条）とされ、配分の公平性確保のための配分委員会の規定が新たに盛り込まれた。

　共同募金では、地域の福祉ニーズに基づいた配分計画と募金の目標額、期間を定め、毎年募金活動を行っている。募金期間は毎年10月から翌年3月末までで、うち12月は「地域歳末たすけあい運動」として実施されている。2019（令和元）年度の募金額は目標額193億円に対し総額約174億円（目標額の89.8%）で、募金方法別にみると、戸別募金が71.9%、法人募金が10.3%などとなっている。また助成は4万8,706件の地域福祉活動に対して行われ、総額約148億円であった。

　2014（平成26）年に企画・推進委員会が設置され、共同募金運動創設70年以降の新たな方向性についての70年答申「参加と協働による『新たなたすけあい』の創造〜共同募金における運動性の再生〜」（2016〔平成28〕年2月）が出され、答申に基づく指針として「70年答申に基づく推進方策」、さらには「共同募金会行動原則」が策定された。現在共同募金では新たな募金手法の推進および既存方法の活性化を目指し「地域から孤立をなくす活動への支援等テーマ型の募金活動の推進」および「運動期間の拡大」に取り組んでいる。また、「制度の狭間」にある社会課題の解決を目指す先駆的な取組みに対し助成を行う2016年の赤い羽根福祉基金の創設、東日本大震災支援の継続と頻発する災害への対応、2020（令和2）、2021（令和3）年度の「赤い羽根　新型コロナ感染下の福祉活動応援全国キャンペーン」など、継続する課題や新たなニーズに対応するためにさまざまな取組みを行っている(4)。

4. 市民による多様な活動のかたち

A. 民生委員・児童委員

　民生委員・児童委員（以下、民生委員）は、厚生労働大臣の委嘱により「社会奉仕の精神をもつて、常に住民の立場に立つて相談に応じ、及び必要な援助を行い、もつて社会福祉の増進に努める」（**民生委員法**〔1948（昭和23）年制定〕1条）者である。岡山県で誕生した「済世顧問制度」（1917〔大正6〕年）、大阪府で始まった「方面委員制度」（1918〔大正7〕年）以降、全国に普及し、1936（昭和11）年に公布された「方面委員令」で名称が統一された。1946（昭和21）年の民生委員令の公布で「民生委員」となり、1948（昭和23）年に「民生委員法」が制定された。民生委員法では14条に職務内容、14条2項に民生委員の自主活動の規定、15条に守秘義務、差別的または優先的取扱いの禁止、16条に地位の政治目的への利用の禁止が掲げられている。また生活保護法（22条）には、民生委員の行政協力の職務が規定されている。2000（平成12）年に民生委員法の大きな改正があり、民生委員の名誉職規定が削除された。

　民生委員活動は無報酬のボランティアで、制度ボランティア、委嘱ボランティアとも呼ばれる。任期は3年だが再任が可能で、2019（令和元）年度末現在全国でおよそ23万人が活動しており、その6割が女性である[5]。

　民生委員は児童福祉法に定める児童委員を兼ねており（児童福祉法16条2項）、地域の子どもたちの見守りや、子育てや妊娠中の不安や心配などの相談・支援等を行う。その一部は、1994（平成6）年1月の制度化により厚生労働大臣から**主任児童委員**に指名され、市町村で各区域担当の民生委員・児童委員と連携し、子育てサロンの運営といった子育て支援や児童健全育成活動などを専門に取り組んでいる。とりわけ**児童虐待**の発生予防・早期発見・早期対応に関わり、児童相談所や学校と連携し、**要保護児童対策地域協議会（子どもを守る地域ネットワーク）**など、地域で中心的な役割を果たすことが求められている。その数は2019（令和元）年度末現在、2万1,266人である。

　民生委員は**民生委員児童委員協議会（民児協）**に所属して活動を行う。この市区町村の一定区域ごとに設置される民児協は、民生委員法に規定されており**法定単位民児協**と呼ぶ。

法定単位民児協
さらに上部の組織として、市、区、郡、都道府県・指定都市民児協組織（連合民児協）、都道府県指定都市民児協、全国民生委員児童委員連合会（全民児連）がある。

少子高齢化の進行や単身世帯の増加、核家族化など、世帯構造が変化し社会的孤立が深刻化する中、地域住民の一員として担当区域で「社会調査、相談、情報提供、連絡通報、調整、生活支援、意見具申」を行うなど、民生委員の役割は一層大きくなっている。具体的には住民の生活相談対応や、適切な支援やサービスへとつなげたり、高齢者や障害者世帯の見守りや安否確認、災害時の対応、地域福祉推進のための活動などである。だが地域住民の抱える問題の把握と、情報やサービス提供は容易ではない。市区町村地方自治体から必要な個人情報を適切に提供し地域福祉活動を推進することを目的に、厚生労働省は「自治体から民生委員・児童委員への個人情報の提供に関する事例集について」（2012〔平成24〕年）を発出した。

このように民生委員・児童委員に求められる活動は広がりをみせ、民生委員の担う役割への期待と負担は、今後も大きくなっていくことが見込まれる。厚生労働省が「『民生委員・児童委員の活動環境の整備に関する検討会』報告書」（2014〔平成26〕年4月）で指摘したように、厚生労働省、地方自治体、全民児連（全国民生員児童委員連合会）、全国の民児協組織等が力を合わせて活動しやすい環境を整備していくことが求められる。

B. 保護司

保護司は法務大臣の委嘱を受け、無給かつ非常勤の国家公務員として「社会奉仕の精神をもつて、犯罪をした者及び非行のある少年の改善更生を助けるとともに、犯罪の予防のため世論の啓発に努め、もつて地域社会の浄化をはかり、個人及び公共の福祉に寄与することを、その使命とする」（**保護司法**〔1950（昭和25）年制定〕1条）者である。実質的には民間のボランティアとして、犯罪・非行を犯した人びとが地域で立ち直れるように支える役割を担う。具体的には、保護観察官と協力して指導や助言を行う**保護観察**、釈放後の社会復帰における住居や就業先など生活環境の調整、地域社会での犯罪予防の啓発活動などを行う。全国におよそ4万7,000人（定数の9割弱）、平均年齢は65歳と、減少および高齢化傾向が見られる[6]。

保護司の組織としては保護司会や保護司会連合会があるが、近年、保護司の活動を支援する拠点として「**更生保護サポートセンター**」がつくられ、全国886ヵ所ある保護司会のすべてに設置されている。ここでは保護観察の面接や地域の活動が行える。また、2016（平成28）年6月から「刑の一部執行猶予」制度が始まった。たとえば懲役1年のうち3ヵ月の執行を1年間猶予する判決が言い渡された場合には、服役は最大9ヵ月となり、

その後1年の猶予期間は刑務所から出て社会で立ち直ることを目指すため、より一層保護司の役割が重要となっている。なお現在、この制度の大部分が覚醒剤、大麻、向精神薬等の薬物事犯者に対し適用されている。

C. 自治会・町内会

自治会・町内会は戦時中の隣組を発祥とし、戦後の再組織化により地域の自主的活動の担い手としてさまざまな活動を展開してきた。その役割は、環境整備、社会教育、レクリエーション、福利厚生事業、文化、広報など多岐にわたる。具体的には祭りや行事の取り仕切り、防犯防災対策やごみ集積所管理・公園等清掃、高齢者や児童の見守りなどを行っている。世帯ごとの加入だが、近年では加入率の低下や、活動への参加率の低下が課題となっている。共働き世帯や高齢世帯の増加による担い手減少と活動の形骸化が進む一方で、行政からの依頼は増加傾向にある。東日本大震災等の災害時に、自治会・町内会等が大きな役割を担った例もみられる。

住民の孤立を防ぎ、安心・安全な地域づくりへ向けた地域福祉推進の観点からも、自治会・町内会等の活動を通して、行政と連携しつつ地域住民が主体となって顔の見える関係をつくっていくことが求められている。

D. 住民参加型在宅福祉サービス団体

地域福祉に関わるボランタリーな活動の1つに、高齢化の進展と生活の変化に伴う福祉ニーズの拡大と多様化に対し、都市部と周辺地域で1980年代後半に始まり各地で広がった**住民参加型在宅福祉サービス団体**の活動がある。「みんなで互いに助け合っていこう」を趣旨に、地域を基盤に住民が在宅福祉サービスを提供するもので、1987（昭和62）年の全国社会福祉協議会の調査で「**住民参加型在宅福祉サービス**」と定義づけられた。

サービス利用者は「利用会員」、サービスの担い手は「協力会員」として団体会員となり、利用時間に応じた有償サービスとして利用会員は料金を支払い、協力会員は定められた報酬を受け取る形が多い。運営主体はさまざまで、住民互助、社協、生協、農協、**ワーカーズ・コレクティブ**などがみられる。現在はNPO法人格を有する団体も多い。

各家庭への訪問型サービスが多く、家事援助や介護、入浴、配食、話し相手、外出時付き添い、車での移送などを行っている。近年はデイサービスや、子どもから高齢者までさまざまな世帯を対象とするサロンなど、人びとが集まる場づくりも進めている。地域に暮らす住民のニーズに対応す

ワーカーズ・コレクティブ
地域で求められる仕事を地域住民自らで創出し、メンバー自らで出資、経営、労働を行う。2020（令和2）年に「労働者協同組合法」が成立し、こうした労働のあり方が正式に認められた。

123

る形で、各団体は複数の活動を展開している。利用会員は費用を負担することによって、気兼ねせずにサービスを利用できる。子育て時には利用会員だったメンバーが、子育てが一段落した後に協力会員になるなど、受け手と担い手に双方向性がみられる点も特徴である。

2015（平成27）年施行の介護保険法改正で、全国一律給付であった予防給付による訪問介護や通所介護は市町村が独自に取り組む「**介護予防・日常生活支援総合事業**」となり、従来の行政やサービス提供者、専門職に加え、こうした住民主体の助け合い活動組織の役割が大きくなった。

E. 当事者組織（団体）・セルフヘルプ・グループ

当事者組織（団体）／セルフヘルプ・グループは、同じ状況にある仲間同士で悩みや心配ごと、情報を共有し、時には社会の差別・偏見に対して働きかけ、問題の解決を目指すボランタリーな組織である。依存症（アルコールや薬物など）、障害（精神障害、摂食障害など）、疾病（認知症など）、マイノリティ・グループ（性的指向、出身国や民族ごとのグループなど）、ひきこもりなど多岐にわたる。地域福祉の推進においては、市民参加、中でも当事者が主体となり自身の福祉ニーズの解消を目指して活動し、時には社会へ提言を行うことが重要となっている。

福祉的課題を有する当事者としての視点を活かして行う相談（ピアカウンセリング）や支援（ピアサポート）も困難緩和・解決に重要な意義をもつ。市区町村、保健所、社会福祉協議会等がこれらの活動をサポートしていることも多く、**サポート・グループ**と呼ばれることもある。また、当事者の家族が悩みを共有し相互支援・連携を行う**家族会**も、病院、保健所、地域等を基盤に結成され、困りごとの共有や勉強会、普及啓発を目的とした講演会、行政等への提言などを行っている[7]。

こうした活動は、今後より一層重要性が増してくることが予想される。

5. 民間非営利組織（NPO）とボランティア

A. NPOとボランティア

NPOとは政府の支配に属さず、利益は団体の定めた社会的な使命達成

のための活動に使用する組織である。

　ボランティアとは、その言葉の由来はラテン語の VOLO（ヴォロ）、英語の WILL に相当し、「自分で○○する」であり、個人の自由な意志と発想に基づいて行動を行う「自発性・自主性」が原点にある。義務や強制ではないため、個々の取組みは多様であるが、独善的な行動ではなく、社会のさまざまな課題解決へ向けた活動としての「社会性・公共性」を有し、かつ、新たな課題への対応など「先駆性・創造性」をもった活動が多くみられる。活動における「無償性」も要件として挙げられるが、近年では活動に必要な経費（交通費等）の補助等もみられる。また、自発的な活動であっても、人を支える活動の場合などは特に、自身の気分や都合で善意を押しつけたり安易に活動を終了しないなど、「利他性」「継続性」も必要とされる。すなわち、**ボランティア活動**は、よりよい社会を目指し個々人が自ら進んで行う金銭的見返りを求めない活動といえる。

　ボランティアは個人で行うこともあれば、グループを構成しボランティア団体として活動することもある。行政との関わりの中でボランティアを行うこともある。また構成員の大半がボランティアである NPO も多く、理事や監事など役員として組織運営に関わるボランティアも欠かせない。このようにボランティアは個人としての、NPO は組織としての立場や立ち位置を表すといえる。また、ボランティア団体や後述する NPO 法人などを総称して「**市民活動団体**」または「**市民活動組織**」ということもある。

　ボランティア活動のきっかけは、社会的な問題への気づきとそれへの取組み必要性を感じることから始まる。そのためには情報提供やきっかけづくりが必要との観点から、ボランティア推進のさまざまな施策が展開されてきた。1977（昭和 52）年の「学童・生徒のボランティア活動普及事業」、1985（昭和 60）年の「福祉ボランティアのまちづくり事業（ボラントピア事業）」、1993（平成 5）年のボランティア振興に関する「厚生大臣告示」、1995（平成 7）年の「防災とボランティアの日」「防災とボランティア週間」の設置などである。

　2000（平成 12）年の社会福祉法制定により、4 条に地域福祉の推進主体の 1 つとしてボランティアに相当する「社会福祉に関する活動を行う者」が位置づけられ、地域福祉の担い手として明確化された。

B. NPO 法制定の経緯と特徴

　1995（平成 7）年の阪神・淡路大震災における個人や法人格をもたない団体によるさまざまな復興支援を契機に、ボランティアや NPO という言

葉が知られるようになった。ボランティアや市民活動を支える制度政策が
なかったことから国会議員や市民団体の協力を背景に、**NPO 法**が**議員立
法**として 1998（平成 10）年に成立・施行された。簡易な手続きで認証さ
れ法人格が付与されるようになり、多くの分野の団体が法人格を取得し、
活動に関わる法律行為を行うようになった。福祉分野でも介護保険事業の
指定など、委託・補助契約が可能となり、活動が広がった。

　NPO 法人の数は、2021（令和 3）年 8 月末で NPO 法人、認定 NPO 法
人あわせて約 5 万 2 千となっている[8]。2011（平成 23）年の東日本大震
災後の復興支援でも、NPO が多数活躍した。

　NPO 法 1 条後段には「ボランティア活動をはじめとする市民が行う自
由な社会貢献活動としての特定非営利活動の健全な発展を促進し、もって
公益の増進に寄与すること」と、その目的が掲げられている。NPO 法 2
条の別表にある**認証要件としての特定非営利活動**は、当初は 12 分野であ
ったが、2002（平成 14）年 12 月の改正で 17 分野、2012（平成 24）年 4
月の改正で 20 分野になった。要件を満たし所定の手続きを経て、所轄庁
の認証を受ける流れとなっている。非営利とは営利を第一の目的としない
ことであり、収益を上げてはならないのではなく、活動従事者が無報酬で
ある必要もない。5 条では特定非営利活動以外の事業を行ってもよいこと、
その収益を特定非営利活動に使うことが示されている。

　2012（平成 24）年 4 月の改正では、税制上の優遇措置として設けられ
ていた**認定特定非営利活動法人制度**の大幅改正と NPO 法人会計基準が取
り入れられた。これは認定 NPO 法人制度の利用が少なく、財政面での課
題を抱える NPO が多かったことから、健全な活動発展・促進を目的とし
たものである。さらに 2016（平成 28）年の改正では事業報告書等の備置
期間の延長、貸借対照表の公告、内閣府ポータルサイトでの情報提供の拡
大などが、2020（令和 2）年 12 月の改正では諸官庁への提出書類削減、
設立認証期間の短縮が行われた。

C. 市民活動を支え地域づくりを促進する中間支援組織

　NPO 法が成立し NPO 法人が増加するに従い、**中間支援組織**の設置が
相次いだ。行政による公設、民間による民設、行政が設立し NPO 等が運
営を受託する公設民営等がある。その形態は NPO（サポート）センター、
市民活動（支援）センター、ボランティアセンター、まちづくりセンター、
社会福祉協議会、国際交流協会等多岐にわたる。

　横浜市市民協働条例（2013〔平成 25〕年）では 16 条条項に「中間支援

組織」が挙げられ、事務取扱要綱には、中間支援組織は市民協働に係る「ネットワーク機能」「コーディネート機能」「政策提案」「資金面の支援」「情報提供・相談機能」のいずれかの機能を有するものと定められている。

福祉、教育、環境、文化、災害等の多様な分野において、地域課題の解決を目的にボランティアや市民活動の育成および支援を行い、市民活動団体ともにまちづくり、地域づくりを進めていく役割を担っている。

D. 今後の課題

1998（平成10）年にNPO法が制定されて以降、本法に基づく法人がNPOと呼ばれることが多くなった。だが広義のNPOは、法人格の種類や有無にかかわらず民間としての立場で、行政や企業では扱うのが難しい制度の狭間の問題や利益を期待できないニーズに対し、**使命（ミッション）**を掲げ、社会的サービスの提供や社会問題解決のための活動を自発的に行う団体を指す。NPOの今後の課題としては、財政基盤および組織運営マネジメントの確立、認定NPO法人制度のさらなる活用などが挙げられる。

地域を基盤とした対象横断的な場や、多様なニーズに対応できる柔軟性を活かした活動のための場を設定し、さまざまな人をつなげていく**コーディネーター**も必要である。行政の下請けではなく、既存制度にない先駆的な取組みや、制度改善のための提言等、主体的な取組みが期待される。

6. 地域課題解決へのさまざまな取組みのあり方

A. 社会的企業、ソーシャルビジネス

社会的な課題の多様化と深刻化が見られる中、それらの問題解決を目的にビジネスの手法により経営および財政面で自立した事業を起業し（＝**社会的起業**）運営する者が現れた。この組織を**社会的企業（ソーシャルエンタープライズ）／ソーシャルビジネス**と呼ぶ。それを行う者は社会的起業家、または営利よりも社会的な使命により世の中の変革を目指して事業に取り組むことから「**チェンジ・メーカー**」「**ソーシャル・イノベーター**」

ムハマド・ユヌス
Yunus, Muhammad
1940–

と呼ばれることもある。組織形態は NPO 法人や任意団体、社会福祉法人、株式会社などさまざまである。「ソーシャルビジネス」とはノーベル平和賞を 2006 年に受賞した経済学者**ムハマド・ユヌス**が提唱したもので、経済産業省は「ソーシャルビジネス推進研究会報告書」(2011〔平成 23〕年) において、「さまざまな社会的課題 (高齢化問題、環境問題、子育て・教育問題など) を市場として捉え、その解決を目的とする事業」と定義し、「社会性」「事業性」「革新性」の 3 つを要件に挙げている。

　類似の言葉に**コミュニティビジネス**があるが、これはソーシャルビジネスとその意味内容は重なりつつ、地域や日本国内での活動に軸足を置いた取組みを指して呼ぶことが多い (**図 7-6-1**)。コミュニティカフェやレストラン、家事支援、介護、育児などの取組みがみられる。NPO やワーカーズ・コレクティブとして活動することが多いが、採算性には課題がある。

図 7-6-1　ソーシャルビジネスとコミュニティビジネスの違い

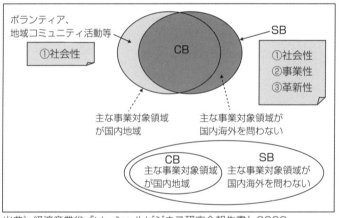

出典) 経済産業省『ソーシャルビジネス研究会報告書』2008.

B. 新しい寄付の形態(クラウドファンディングなど)

　近年は、新しいサービスやものを生み出したり、世の中の課題解決を目指すプロジェクトに対し、インターネットの専用サイトから資金を募り、共感した人たちが寄付に応ずる**クラウドファンディング**という手法も広がっている。この言葉は群衆 (crowd) と資金調達 (funding) を組み合わせた言葉で、福祉作業所の経営安定、子ども食堂の立ち上げ、生活困窮により塾に通えない子どもたちの学習支援の場の運営等、福祉領域でもさまざまな取組みに活用されている。作業所の製品を寄付への返礼品とすることもある。災害支援、福祉・子育て・教育支援など、自治体による「ふる

さと納税」を活用したガバメントクラウドファンディングも行われている。

C. 企業の社会貢献

　企業の社会貢献、また CSR（企業の社会的責任）という言葉が日本で大きな広がりをみせた 2003（平成 15）年は、日本の「CSR 元年」と位置づけられており、その後、CSR の取組みや議論が盛んになった。日本ではCSR を「法令順守」「環境」「社会貢献」として捉える傾向にあったが、近年では企業経営に社会的公正や倫理、環境、人権等への配慮を組み込む考え方へと移ってきた。CSR 以前にも企業は、寄付行為や財団を設立しての助成活動等、メセナやフィランソロピーを行ってきた。フィランソロピー活動は慈善もしくは本業の余力としての取組みの傾向が強かったが、CSR は本業を通した社会貢献により信頼獲得を目指す取組みといえる。

　日本経済団体連合会「企業行動憲章」（2017〔平成 29〕年 11 月改定）では、人権の尊重、環境問題への取組み、多様性等を尊重する働き方の実現を掲げる。具体的には、障害者、女性、性的マイノリティ、外国人など多様な人材を活用するダイバーシティ（多様性）・インクルージョン（包摂）の推進などが挙げられている。

　地域福祉の領域ではたとえば、自動車会社による車いす利用者の移送サービス、牛乳・新聞等の配達業者による一人暮らし高齢者宅への訪問・安否確認、企業による認知症サポート企業登録や社員・店員による認知症サポーター養成講座受講と見守り活動、社員の専門的なスキルや知識を活かしたプロボノの推進など、さまざまな取組みが広がっている。

CSR（企業の社会的責任）
Corporate Social Responsibility の略。日本語で企業の社会的責任と訳されることが多い。

プロボノ
「公共善のために（Pro-Bono Publico）」というラテン語に由来する。たとえば企画・経理・マーケティング・広報など、社員それぞれの専門性を活用して NPO やソーシャルビジネスをサポートすること。

注）
　　　ネット検索によるデータの取得日は，いずれも 2021 年 10 月 10 日および 10 月 24 日.
(1)　2000（平成 12）年までのボランティア活動等の展開は経済企画庁編『平成 12 年版国民生活白書─ボランティアが深める好縁』に詳しい.
(2)　厚生労働省ウェブサイト「令和 2 年版厚生労働白書　資料編」p.195.
(3)　日本生活協同組合連合会ウェブサイト「全国生協の総合概況」.
(4)　社会福祉法人中央共同募金会ウェブサイト「令和 2 年度年次報告書」.
(5)　厚生労働省ウェブサイト「令和元年度福祉行政報告例の概況」p.5.
(6)　更生保護ネットワークウェブサイト「保護司の現況」.
(7)　厚生労働省　知ることからはじめようみんなのメンタルヘルスウェブサイト「家族会・患者会など」.
(8)　内閣府 NPO ウェブサイト「認証・認定数の遷移」.

<u>理解を深めるための参考文献</u>

● 東京ボランティア市民活動センター編『ネットワーク―ボランティア・市民活動を広げ、応援する！』東京ボランティア・市民活動センター，隔月刊.
ボランティア・NPO・市民活動をめぐる動きと、その背景にある社会課題を毎号多様な切り口から知ることを通して理解を深めるとともに、活動へのヒントにもすることができる。
● 大阪ボランティア協会『ウォロ―市民活動総合情報誌』大阪ボランティア協会，隔月刊.
社会問題への市民やNPO・NGOの関わり方について、具体的な活動事例を通して考えることができる。ファシリテーションの連載など、実践の参考になる記事も多い。

 コラム 民間の力による地域の空き家活用

　地域で継続的な活動を行う際に、使える場所がないという問題がよく挙げられます。一方、少子高齢化が進む中、地域に空き家が増え、建物の維持や防犯の不安が聞かれます。こうした空き家が、民間の力でさまざまに活用されつつあり、ウェブサイトを調べるとたくさんの取組みがみつかります。

● 社会福祉協議会に寄贈された家屋をリフォームし、地域の支え合い活動の会場として利用（東京都世田谷区「小林ふれあいの家」）。

● 誰もが気軽に集まり交流できる居場所を地区長会連合会が主催し地域住民とボランティアの協力により運営（東京都文京区「こまじいのうち」）。

● 認知症患者と家族、地域住民がお茶を飲みながら情報交換や交流、レクリエーション、専門家への相談を行う認知症カフェをNPOが運営（徳島県「みんなの家　海辺」）。

● 昔ながらの農村住宅を増築し、認知症高齢者のグループホームとして有限会社で運営（熊本県「グループホーム　せせらぎ」）。

● 生活困窮者の支援活動を行う複数の団体メンバーで社団法人を設立し、空き家を活用した生活困窮者のシェルター・若者向けシェアハウス・子ども食堂などを展開（東京都「一般社団法人 つくろい東京ファンド」）。

　みなさんの町での空き家活動の取組みを探してみてください。

第8章 地域福祉と福祉財政

地域福祉におけるさまざまな活動が充実し効率よく展開されるためには、必要な財源が確保され迅速かつ機能的に配分されることが重要である。

本章では、地域福祉を展開するための財政を理解するべく、まず社会保障や社会福祉の諸制度にどの程度の費用がかかっているか、その財源はどのように調達されているのかを知り、次に国と地方公共団体におけるそれぞれの内容、そして民間からの財源調達などについて学んでもらいたい。

1

地域福祉を支える個々の事業主体において展開される財政の大本でもある社会保障財政について、給付費やその財源について理解する。

2

さまざまな社会福祉に充てられる公費である民生費を中心に、その内訳や財源、都道府県と市町村の異同などについて学ぶほか、保険料などの財源についても理解する。

3

地域福祉を支える上で、公費財源と並んで近年重要性の増している民間部門からの資金調達について、共同募金など従来的な制度のほか、クラウドファンディングなど多様な形態が存在することを理解する。

1. 福祉における財源

A. 社会保障給付費の概要

本章では、さまざまな観点から福祉財政を取り上げるが、まず社会福祉の諸制度にはどの位の費用がかかっているのであろうか。

社会保障に要する費用としては、ILO（国際労働機関）基準に基づく**社会保障給付費**と、OECD（経済協力開発機構）基準に基づく**社会支出**があるが、大きな違いはない。2019（令和元）年度のわが国の社会保障給付費は、総額123.9兆円、1人当たり98万円、1世帯当たり235万円であり、これは同年度の国家予算（99兆円）を上回る規模である。その内訳を**部門別社会保障給付費**として前年度と合わせて示したものが、**表8-1-1**である。

社会保障給付費
ILO（国際労働機関）が調査し公表する社会保障費用のことで、①高齢、②遺族、③障害、④労働災害、⑤保健医療、⑥家族、⑦失業、⑧住宅、⑨生活保護その他という9つのリスク・ニーズをカバーする制度の収支を集計している。

社会支出
OECD（経済協力開発機構）が調査し公表する費用のことで、①高齢、②遺族、③障害・業務災害・傷病、④保健、⑤家族、⑥積極的労働市場政策、⑦失業、⑧住宅、⑨他の政策分野という9つの政策分野における制度的支出を指す。「社会保障給付費」に比べて、その範囲が広く、施設整備費など直接個人には移転されない費用も計上されるという違いがある。

部門別社会保障給付費
社会保障給付費を、「医療」「年金」「福祉その他」の3項目に分類したもの。1980（昭和55）年までは、「医療」が最も多かった。

表8-1-1　部門別社会保障給付費

社会保障給付費	2018年度	2019年度	対前年度比	
			増加額	伸び率
	億円	億円	億円	％
計	1,213,987 (100.0)	1,239,241 (100.0)	25,254	2.1
医療	397,480 (32.7)	407,226 (32.9)	9,746	2.5
年金	552,581 (45.5)	554,520 (44.7)	1,939	0.4
福祉その他	263,926 (21.7)	277,494 (22.4)	13,569	5.1
介護対策（再掲）	103,885 (8.6)	107,361 (8.7)	3,476	3.3

出典）国立社会保障・人口問題研究所ウェブサイト「令和元年　社会保障費用統計」p.10.

「年金」（国民年金、厚生年金など）は55.4兆円（44.7%）で最も多く、「医療」（各医療保険、医療扶助、さまざまな公費負担医療など）が40.7兆円（32.9%）、「福祉その他」（介護対策、社会手当、福祉サービス、労災・雇用給付など）が27.7兆円（22.4%）となっている。1981（昭和56）年に「年金」と「医療」の順位が入れ替わって以来、変動はない。推移については**図8-1-1**の通りであるが、高齢化率の上昇が続く中、今後さ

図 8-1-1　社会保障給付費の推移

	1970	1980	1990	2000	2010	2020 (予算ベース)
国民所得額（兆円）A	61.0	203.9	346.9	386.0	361.9	415.2
給付費総額（兆円）B	3.5 (100.0%)	24.9 (100.0%)	47.4 (100.0%)	78.4 (100.0%)	105.4 (100.0%)	126.8 (100.0%)
（内訳）　年金	0.9 (24.3%)	10.3 (42.2%)	23.8 (50.1%)	40.5 (51.7%)	52.2 (49.6%)	57.7 (45.5%)
医療	2.1 (58.9%)	10.8 (43.3%)	18.6 (39.3%)	26.6 (33.9%)	33.6 (31.9%)	40.6 (32.0%)
福祉その他	0.6 (16.8%)	3.8 (14.5%)	5.0 (10.6%)	11.3 (14.4%)	19.5 (18.5%)	28.5 (22.5%)
B／A	5.80%	12.20%	13.70%	20.30%	29.10%	30.50%

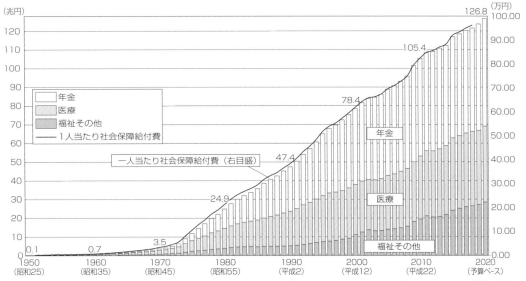

資料：国立社会保障・人口問題研究所「平成 30 年度社会保障費用統計」、2019〜2020 年度（予算ベース）は厚生労働省推計、
　　　2020 年度の国民所得額は「令和 2 年度の経済見通しと経済財政運営の基本的態度（令和 2 年 1 月 20 日閣議決定）」
（注）　図中の数値は、1950,1960,1970,1980,1990,2000 及び 2010 並びに 2020 年度（予算ベース）の社会保障給付費（兆円）
　　　である。
出典）厚生労働省ウェブサイト「令和 3 年版厚生労働白書　資料編」p.20.

図 8-1-2　社会保障給付費の見通し（経済：ベースライン）

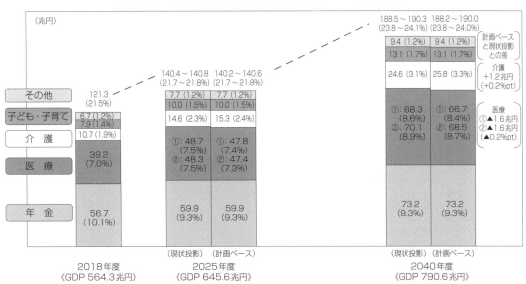

（注 1）（　）内は対 GDP 比。医療は単価の伸び率について 2 通りの仮定をおいており給付費に幅がある。
（注 2）「現状投影」は、医療・介護サービスの足下の利用状況を基に機械的に計算した場合。「計画ベース」は、医療は地域医療構想及び
　　　第 3 期医療費適正化計画、介護は第 7 期介護保険事業計画を基礎とした場合。
出典）厚生労働省ウェブサイト「令和 3 年版厚生労働白書　資料編」p.23.

らなる社会保障給付費の増加は避けられない（**図8-1-2**参照）。なお、社会保障給付費の内訳については、より細分化した9費目による**機能別社会保障給付費**（次項**図8-1-3**参照）で論じられる場合もある。

B. 社会保障財源の概要

　社会保障給付費が124兆円ということは、国民全体がそれだけの給付を受け取ったということであるから、裏を返せば、国は国民に（金銭またはサービスとして）支給したことになり、それを可能とするだけの財源の確保が当然必要となる。これが社会保障（給付）財源である。2019（令和元）年度の社会保障財源の総額は132.4兆円であり、その内訳は、①「社会保険料」74兆円（55.9%）、②「公費負担」52兆円（39.2%）、③「他の収入」6.5兆円（4.9%）となっている。わが国では、戦後一貫して「社会保険料」が主たる財源となっている。なお、その内訳は、被保険者拠出と事業主拠出がほぼ拮抗している。また「公費負担」の内訳は、「国庫負担」34.4兆円、「他の公費負担」17.5兆円であり、国庫負担が大幅に上回っている（**図8-1-3**）。

図8-1-3　社会保障財源と社会保障給付費の関係

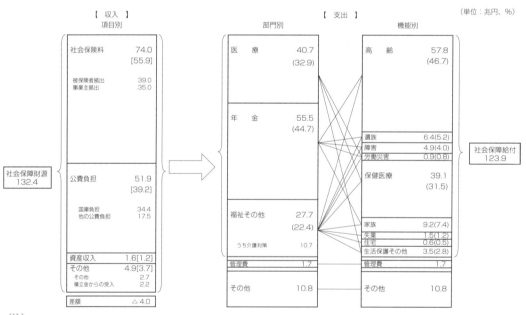

（注）
1. 2019年度の社会保障財源は132.4兆円（他制度からの移転を除く）であり、[　]内は社会保障財源に対する割合。
2. 2019年度の社会保障給付費は123.9兆円であり、（　）内は社会保障給付費に対する割合。
3. 収入のその他には積立金からの受入等を含む。支出のその他には施設整備費等を含む。
4. 差額は社会保障財源（132.4兆円）と社会保障給付費、管理費、運用損失、その他の計（136.4兆円）の差であり、他制度からの移転、他制度への移転を含まない。
出典）国立社会保障・人口問題研究所ウェブサイト「令和元年度　社会保障費用統計」p.15.

2. 地域福祉の財源

A. 国の財源

　国や地方公共団体は、租税や社会保険料の徴収、公債発行による資金調達などの方法により獲得した資金を原資として、国防や安全保障、社会資本の整備、社会保障・社会福祉制度の運営などのさまざまな活動を行っており、こうした経済活動を財政という。

　国の関与のもとで、地方公共団体によりさまざまな制度運営や給付が行われている社会福祉においては、国と地方公共団体それぞれの財政について理解することが重要である。

　図 8-2-1 は、令和 3 年度の一般会計歳出のグラフである。社会保障関係費は 35.8 兆円であり、予算総額の 33.6%、一般歳出の 53.6% を占める。

図 8-2-1　国家予算（令和 3 年度一般会計歳出・歳入）

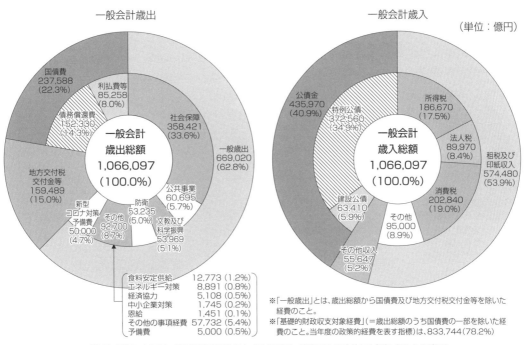

（注 1）計数については，それぞれ四捨五入によっているので、端数において合計とは合致しない ものがある。
（注 2）一般歳出における社会保障関係費の割合は 53.6%。

出典）財務省ウェブサイト「令和 3 年度予算のポイント」p.9.

国債費や地方交付税交付金等を含めたどの費目よりも多く、いかに国民生活の充実に欠くことのできない重要な費目であるかがわかる。この社会保障関係費は、前述の社会保障財源における国庫負担分とおおむね一致する。

この社会保障関係費の内訳を示したものが**表8-2-1**である。

表8-2-1　令和3年度社会保障関係予算

（単位：億円）

	2年度	3年度	増減
一般会計歳出　（A）	1,026,580	1,066,097	39,517 (3.8%)
うち　一般歳出　（B）	634,972	669,020	34,049 (5.4%)
うち　社会保障関係費　（C）	357,401	358,421	1,020 (0.3%)
年金給付費	125,232	127,005	1,773 (1.4%)
医療給付費	121,546	119,821	−1,725 (-1.4%)
介護給付費	33,838	34,662	824 (2.4%)
少子化対策費	30,387	30,458	71 (0.2%)
生活扶助等社会福祉費	40,824	40,716	−107 (-0.3%)
保健衛生対策費	5,180	4,768	−412 (7.9%)
雇用労災対策費	395	991	596 (151.1%)
（C）／（A）	34.8%	33.6%	2.6%
（C）／（B）	56.3%	53.6%	3.0%

出典）財務省ウェブサイト「令和3年度社会保障関係予算のポイント（令和2年12月）」より筆者作成.

約36兆円の社会保障関係費のうち、「年金給付費」（12.7兆円）、「医療給付費」（12兆円）、「介護給付費」（3.5兆円）の合計で8割弱を構成している。その他、児童手当などを含む「少子化対策費」（3兆円）、生活保護費の国庫負担分などを含む「**生活扶助等社会福祉費**」（4.1兆円）などがある。

国および地方公共団体の主財源である税収についてみてみよう。**図8-2-2**の通り、国税と地方税を合わせた租税総額は103.4兆円であり、前年度比1.5％減である。国税と地方税の構成比は、国税：地方税＝60.1％：39.9％であるが、地方交付税交付金、地方譲与税および地方特例交付金等を国から地方公共団体に交付した後の実質的な租税配分比率は、国59％：地方41％とほぼ逆転する。

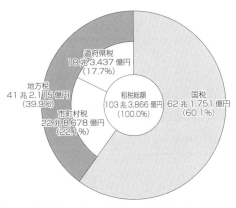

図 8-2-2　国税と地方税の状況

（注）東京都が徴収した市町村税相当額は、市町村税に含み、道府県税に含まない。

出典）財務省ウェブサイト「令和3年版　地方財政白書」p.47.

B. 地方の財源

　地方公共団体は、それぞれの歴史や自然環境、産業構造、人口が異なることから、その財政においても、国との密接な関与を有しつつも、上記の諸条件を勘案した多様な活動が行われている。

　地方公共団体の歳入については、**表8-2-2**、**図8-2-3**の通りである。

表 8-2-2　歳入純計決算額の状況

区　　　分	決　算　額			構　成　比		増　減　率	
	令和元年度	平成30年度	増減額	元年度	30年度	元年度	30年度
	億円	億円	億円	%	%	%	%
地　　　方　　　税	412,115	407,514	4,600	39.9	40.2	1.1	2.1
地　方　譲　与　税	26,138	26,509	△ 370	2.5	2.6	△ 1.4	10.2
地 方 特 例 交 付 金 等	4,683	1,544	3,139	0.5	0.2	203.3	16.3
地　方　交　付　税	167,392	165,482	1,910	16.2	16.3	1.2	△ 1.3
小計（一般財源）	610,328	601,049	9,279	59.1	59.3	1.5	1.5
（一般財源＋臨時財政対策債）	642,639	640,444	2,195	62.2	63.2	0.3	1.3
国　庫　支　出　金	158,344	148,852	9,492	15.3	14.7	6.4	△ 4.1
地　　　方　　　債	108,705	105,084	3,621	10.5	10.4	3.4	△ 1.3
うち臨時財政対策債	32,311	39,395	△ 7,084	3.1	3.9	△ 18.0	△ 1.2
そ　　　の　　　他	155,082	158,468	△ 3,386	15.1	15.6	△ 2.1	△ 0.6
合　　　計	1,032,459	1,013,453	19,006	100.0	100.0	1.9	0.0

（注）国庫支出金には、交通安全対策特別交付金及び国有提供施設等所在市町村助成交付金を含む。

出典）総務省ウェブサイト「令和3年版　地方財政白書」p.14.

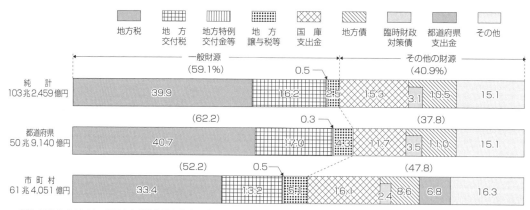

図 8-2-3　歳入純計決算額の構成比

（注）国庫支出金には、交通安全対策特別交付金及び国有提供施設等所在市町村助成交付金を含む。
出典）総務省ウェブサイト「令和3年版　地方財政白書」p.15.

歳入純計決算額は 103.2 兆円であり、対前年度比 1.9％増である。都道府県が 50.9 兆円、市町村が 61.4 兆円となっており（両者の合計と純計は完全には一致しない）、市町村の財政規模の方が若干大きい。都道府県、市町村ともに、地方税が最も多くを占めているほか、地方税・地方交付税・地方特例交付金等・地方譲与税によって構成される一般財源が全体の半分以上を占めている。

次に、歳出をみてみよう。歳出の分類方法としては、**目的別歳出**（行政目的に着目した分類）と性質別歳出（経費の経済的な性質に着目した分類）とがある。

図 8-2-4、表 8-2-3 は、目的別歳出純計決算額の構成比およびその推移である。

歳出純計決算額は 99.7 兆円（対前年比 1.7 兆円増）であり、都道府県 49.3 兆円、市町村 59.4 兆円となっている。目的別歳出の構成比は**図 8-2-4**の通りである。民生費が多くを占めているのが特徴的である。純計では民生費（26.6％）が最も多く、以下、教育費（17.6％）、土木費（12.2％）、公債費（12.2％）、総務費（9.7％）の順となっている。団体別でみると、都道府県では、教育費（20.6％）が最も多く、次いで民生費（16.6％）、公債費（13.5％）、土木費（12.0％）、総務費（6.3％）の順となっている。都道府県において教育費が多いのは、市町村立義務教育諸学校の教職員人件費を負担していることが主な理由である。一方、市町村では、民生費（36.7％）が群を抜いて多く、以下、教育費（12.6％）、総務費（12.0％）、土木費（10.8％）、公債費（9.3％）の順となっている。これは、市町村において、生活保護事務や児童福祉など社会福祉事務の比重が高いことを反

目的別歳出
地方公共団体の経費を、その行政目的により、議会費、総務費、民生費、衛生費、労働費、農林水産業費、商工費、土木費、消防費、警察費、教育費、災害復旧費、公債費などに分類したもの。

映している。

　一方、地方公共団体の経費を、その経済的性質に着目して義務的経費、投資的経費、その他の経費等に分類したものが性質別歳出である。義務的経費とは、人件費（職員給与など）、扶助費（生活扶助費など）および公債費（地方債の元利償還金など）からなる、比較的硬直性の高い（＝弾力的変更が容易でない）費目である。これに対して投資的経費は、普通建設事業費（道路、橋りょう、公園、公営住宅の建設など）、災害復旧事業費および失業対策事業費からなる経費である。

図 8-2-4　目的別歳出純計決算額の構成比

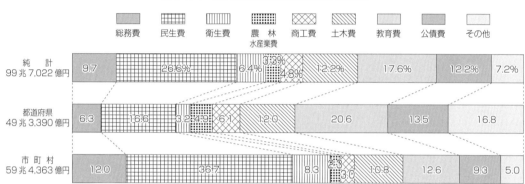

出典）総務省ウェブサイト「令和 3 年版　地方財政白書」p.18.

表 8-2-3　目的別歳出純計決算額の構成比の推移

区　　分	平成21年度	22	23	24	25	26	27	28	29	30	令和元年度
	％	％	％	％	％	％	％	％	％	％	％
総　務　費	11.2	10.6	9.6	10.3	10.3	10.0	9.8	9.1	9.3	9.5	9.7
民　生　費	20.6	22.5	23.9	24.0	24.1	24.8	25.7	26.8	26.5	26.2	26.6
衛　生　費	6.2	6.1	7.0	6.2	6.1	6.2	6.4	6.4	6.4	6.4	6.4
労　働　費	1.0	0.9	1.0	0.8	0.6	0.4	0.4	0.3	0.3	0.3	0.2
農林水産業費	3.7	3.4	3.3	3.3	3.6	3.4	3.3	3.2	3.4	3.3	3.3
商　工　費	6.8	6.8	6.8	6.4	6.1	5.6	5.6	5.3	5.0	4.9	4.8
土　木　費	13.8	12.6	11.6	11.7	12.4	12.2	11.9	12.2	12.2	12.1	12.2
消　防　費	1.9	1.9	1.9	2.0	2.0	2.2	2.1	2.0	2.0	2.0	2.1
警　察　費	3.4	3.4	3.3	3.3	3.2	3.2	3.3	3.3	3.3	3.4	3.4
教　育　費	17.1	17.4	16.7	16.7	16.5	16.9	17.1	17.1	17.2	17.2	17.6
公　債　費	13.4	13.7	13.4	13.5	13.5	13.6	13.1	12.8	12.9	12.6	12.2
そ　の　他	0.9	0.7	1.5	1.8	1.6	1.5	1.3	1.5	1.5	2.1	1.5
合　　　計	100.0	100.0	100.0	100.0	100.0	100.0	100.0	100.0	100.0	100.0	100.0
	億円	億円	億円	億円	億円	億円	億円	億円	億円	億円	億円
歳　出　合　計	961,064	947,750	970,026	964,186	974,120	985,228	984,052	981,415	979,984	980,206	997,022

出典）総務省ウェブサイト「令和 3 年版　地方財政白書」p.17.

図8-2-5、図8-2-6は、性質別歳出純計決算額の構成比およびその推移である。純計において、義務的経費（49.7%）が半数を占め、投資的経費（16.5%）を大幅に上回る。また、団体別では、目的別歳出で言及した点と同じ理由で、都道府県では人件費（25.4%）が最も多くを占め、一方、市町村では扶助費（23.3%）が最も多くを占めている。

目的別歳出費目のうち、社会福祉の充実を図るための経費である民生費について分析してみよう。図8-2-7、図8-2-8の通り、民生費の総額は

図 8-2-5　性質別歳出純計決算額の構成比

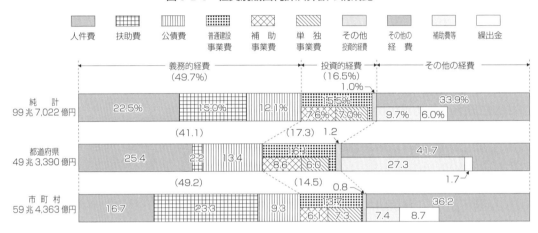

出典）総務省ウェブサイト「令和 3 年版　地方財政白書」p.22.

図 8-2-6　性質別歳出純計決算額の構成比の推移

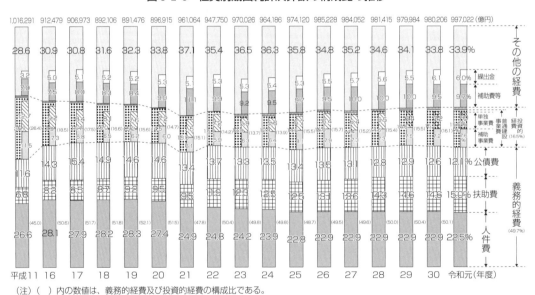

（注）（　）内の数値は、義務的経費及び投資的経費の構成比である。

出典）総務省ウェブサイト「令和 3 年版　地方財政白書」p.21.

26.5 兆円である。団体別には都道府県 8.2 兆円、市町村 21.8 兆円となっており、市町村が約 2.7 倍の財政規模である。

図 8-2-7　民生費の目的別内訳

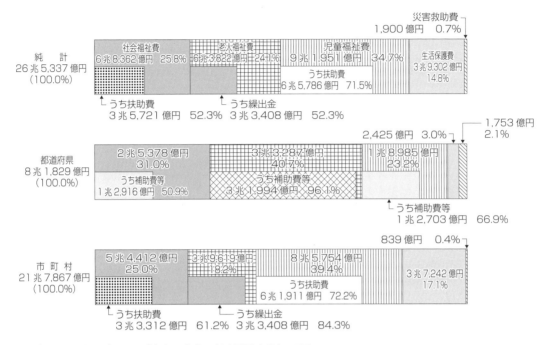

出典）総務省ウェブサイト「令和 3 年版　地方財政白書」p.60.

図 8-2-8　民生費の性質別内訳

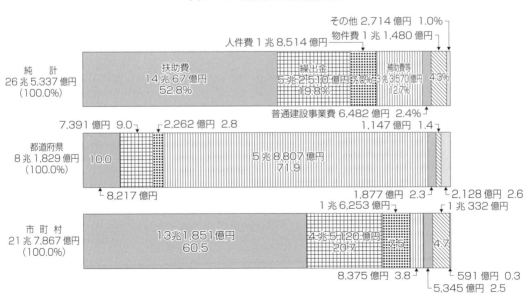

出典）総務省ウェブサイト「令和 3 年版　地方財政白書」p.62.

目的別内訳でみると、純計では、児童福祉行政に要する経費である児童福祉費（34.7％）が最も多く、次いで、障害者等の福祉対策や他の福祉に分類できない総合的な福祉対策に要する経費である社会福祉費（25.8％）、老人福祉費（24.1％）、生活保護費（14.8％）と続いている。都道府県ではこの順位が異なり、①老人福祉費（40.7％）、②社会福祉費（31.0％）、③児童福祉費（23.2％）、④生活保護費（3.0％）となる。ただし都道府県の場合、各費目の相当な割合が補助費（社会福祉費の50.9％、老人福祉費の96.1％、児童福祉費の66.9％）として市町村などに支出されている点に注意する必要がある。市町村では、①児童福祉費（39.4％）、②社会福祉費（25.0％）、③老人福祉費（18.2％）、④生活保護費（17.1％）となり、純計における順位と一致する。

民生費の性質別の内訳では、児童手当の支給や生活保護等に要する経費である**扶助費**（52.8％）が多くを占め、国民健康保険事業会計・介護保険事業会計・後期高齢者医療事業会計等への**繰出金**（19.8％）がこれに次ぎ、以下、**補助費等**（12.7％）、人件費（7.0％）の順となっている。

団体別には、都道府県においては補助費（71.9％）、市町村においては扶助費（60.5％）の割合が極めて大きいことが特徴である。

扶助費は、生活困窮者、児童、障害者等を援助するために要する経費であるが、その決算額は14.9兆円で、目的別内訳は**図8-2-9**の通りである。最も多くを占めるのは児童福祉費（44.0％）であり、以下、生活保護費（24.3％）、社会福祉費（23.9％）の順となっており、老人福祉費はわずか1.4％である。対前年度比でみると、児童福祉費は5.8％増、社会福祉費は4.7％増であるが、生活保護費は0.5％減、老人福祉費は2.3％減となっている。

なお、扶助費に充当された財源の内訳では、**国庫支出金**（児童手当等交付金や生活保護費負担金など）が扶助費総額の51％を占め、次いで一般財源が45.7％となっている。

C. 保険料の財源

保険料は、公費（＝税）とならんで社会保障各制度を支える重要な財源である。

まず、年々増加する国民医療費（2018年度＝43.2兆円）のうち、保険料は49.4％とほぼ半分を占めている（**図8-2-10**）。

医療保険制度ごとの保険料（または保険税）収入を見たものが**表8-2-4**である。国庫負担定率16.4％の協会けんぽは9.1兆円、定率国庫負担のない組合健保は8.2兆円と、それぞれの経常収入のほとんどを占めている。

図 8-2-9　扶助費の目的別内訳の推移

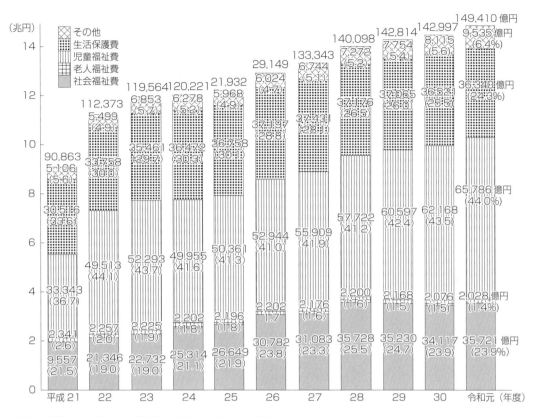

出典）総務省ウェブサイト「令和 3 年版　地方財政白書」p.83.

図 8-2-10　国民医療費の負担割合（2018 年度）

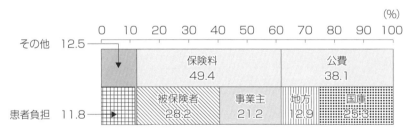

出典）厚生労働省ウェブサイト「令和 3 年版　厚生労働白書　資料編」p.33 を一部改変.

　また、公費負担の割合が高い国民健康保険（市町村分）および後期高齢者医療でも、それぞれ 2.5 兆円、1.2 兆円の保険料（保険税）収入がある。

　介護保険の財政については、**図 8-2-11** に示す通りである。

　2000（平成 12）年にスタートした介護保険制度は、高齢者自身も含めた社会全体で高齢者社会を支えるという理念の下、サービスの主たる利用者

143

表 8-2-4　医療保険制度の財政状況（2018 年度）

		全国健康保険協会 管掌健康保険	組合管掌健康保険	国民健康保険 （市町村分）	船員保険	後期高齢者医療制度
経常 収入	保険料（税）収入	91,429	82,730	24,526	310	12,365
	国庫負担金	11,850	27	30,519	29	49,435
	都道府県負担	—	—	10,359	—	14,812
	市町村負担	—	—	6,455	—	13,013
	後期高齢者交付金	—	—	—	—	62,473
	前期高齢者交付金	—	2	36,403	—	—
	退職交付金	—	—	599	—	—
	その他	164	1,147	126,371	1	281
	合計	103,443	83,905	235,234	340	152,381
経常 支出	保険給付費	60,016	40,825	87,966	200	151,466
	後期高齢者支援金	19,516	18,928	15,954	69	—
	前期高齢者納付金	15,268	15,396	68	31	—
	退職者拠出金	208	211	—	1	—
	その他	2,505	5,494	129,569	7	925
	合計	97,513	80,854	233,557	307	152,391
	経常収支差引額	5,930	3,052	1,677	33	− 10

出典）厚生労働省ウェブサイト「令和 3 年版 厚生労働白書 資料編」p.36.

図 8-2-11　介護保険制度の財政状況

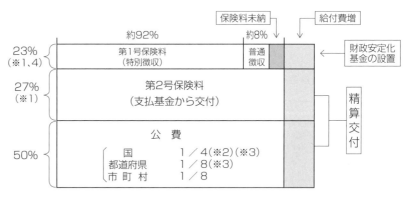

出典）厚生労働省ウェブサイト「令和 3 年版 厚生労働白書 資料編」p.239.

特別徴収
保険料について、あらかじめ年金給付費から天引きする徴収方法。介護保険および後期高齢者医療制度等において導入されている。

普通徴収
保険料について、納付書や口座引落しなどの方法により行う、一般的な徴収方法。

である第 1 号被保険者からも保険料を徴収することを特徴の 1 つとしている。

　財源構成は公費 50％、保険料 50％であり、このうち公費は国 25％、都道府県 12.5％、市町村 12.5％で按分している（施設分については異なる）。

　保険料については、第 1 号被保険者（65 歳以上の者）が 23％、第 2 号被保険者（40 ～ 64 歳の医療保険加入者）が 27％を負担するものとされている。なお、第 1 号被保険者の徴収方法について、9 割以上は**特別徴収**（＝年金からの天引き徴収）、その他が**普通徴収**となっている。

3. 民間の財源

　社会福祉にとって、民間部門からの財源も、公費や保険料とはまた異なる重要な財源である。共同募金に代表される従来からの制度に加え、クラウドファンディングなど近年注目されている財源調達の方法までさまざまな形態がある。

[1] 共同募金

共同募金は、「都道府県の区域を単位として、毎年1回、厚生労働大臣の定める期間内に限ってあまねく行う寄附金の募集であって、その区域内に

表 8-3-1　共同募金運動の概要（2020 年度）

募金総額		助成総額	
共同募金総額	16,883,709,450 円	共同募金助成総額	14,377,366,108 円
赤い羽根共同募金	12,540,966,627 円	赤い羽根共同募金による助成	10,450,188,031 円
地域歳末たすけあい募金	3,699,150,290 円	地域歳末たすけあい募金による助成	3,374,681,628 円
NHK 歳末たすけあい募金	643,592,533 円	NHK 歳末たすけあい募金による助成	552,496,449 円

出典）社会福祉法人 中央共同募金会ウェブサイト「令和2年度　年次報告書」p.9.

図 8-3-1　共同募金実績の推移

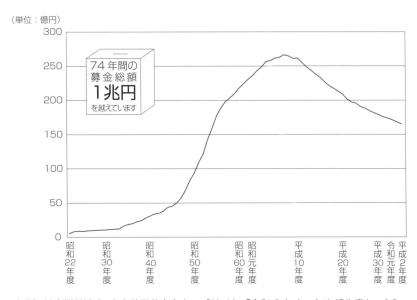

出典）社会福祉法人 中央共同募金会ウェブサイト「令和2年度　年次報告書」p.12.

図 8-3-2　共同募金の助成の概要

2020 年度　活動の対象者別内訳

助成総額：143 億 7,736 万 6,108 円

助成件数：4 万 7,618 件

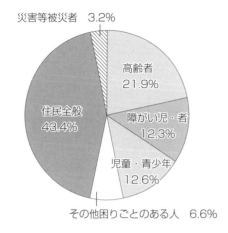

2020 年度　活動の目的別内訳

助成総額：143 億 7,736 万 6,108 円

助成件数：4 万 7,618 件

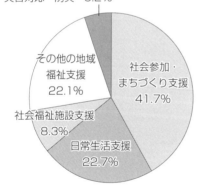

2020年度　活動の対象者別内訳の詳細

対象者分類名	合　　計		
	件数	助成額（円）	構成比(%)
高齢者	11,602	3,145,254,944	21.9
高齢者全般	8,043	2046,814,143	14.2
要介護高齢者	983	355,489,845	2.5
要支援高齢者	847	274,881,1414	1.9
高齢者世帯	1,379	401,441,335	2.8
介護者・家族	350	66,628,207	0.5
障がい児・者	8,719	1,764,428,142	12.3
障害児者全般	3,971	1,083,822,670	7.5
知的障害児者	1,852	284,321,332	2.0
身体障害児者	1,630	210,136,500	1.5
精神障害者	597	70,560,920	0.5
心身障害児者	454	84,014,875	0.6
介助者・家族	215	31,571,845	0.2
児童・青少年	9,194	1,809,534,985	12.6
乳幼児	1,688	388,486,427	2.7
児童	4,559	790,739,470	5.5
青少年	1,088	149,063,162	1.0
一人親家族	1,006	203,521,025	1.4
養護児童	574	227,469,276	1.6
遺児・交通遺児	64	9,546,440	0.1
家族	215	40,709,185	0.3
その他困りごとのある人	2,387	953,047,860	6.6
低所得者・要保護世帯	1,088	632,309,314	4.4
長期療養者	182	38,523,653	0.3
ボランティア	0	0	0.0
在住外国人	22	5,490,817	0.0
中国等帰国者	0	0	0.0
原爆被災者	0	0	0.0
更生保護関係者	407	45,370,599	0.3
ホームレス	43	8,353,576	0.1
犯罪被害者	18	10,057,483	0.1
不登校児	24	10,028,778	0.1
ひきこもりの人	96	24,434,151	0.2
ＤＶ被害者	29	13,192,618	0.1
その他	478	165,286,871	1.1
住民全般	15,317	6,245,873,323	43.4
災害等被災者	399	459,226,954	3.2
合　　計	47,618	14,377,366,108	100.0

出典）社会福祉法人 中央共同募金会ウェブサイト「令和２年度　年次報告書」p.14.

おける地域福祉の推進を図るため、その寄附金をその区域内において社会福祉事業、更生保護事業その他の社会福祉を目的とする事業を経営する者（国及び地方公共団体を除く。以下この節において同じ。）に配分することを目的とするもの」である（社会福祉法 112 条）。共同募金の概要、実績の推移、助成の概要については、**表 8-3-1 〜図 8-3-2** の通りである。

［2］ お年玉付郵便葉書等による寄付金

お年玉付年賀はがき等は、「日本郵便株式会社は、年始その他特別の時季の通信に併せて、くじ引によりお年玉等として金品を贈るくじ引番号付きの郵便葉書又は郵便切手（以下「お年玉付郵便葉書等」という。）を発行することができる」（お年玉付郵便葉書等に関する法律1条）との規定に基づいて、年に数回発売されている。

その販売収益に伴う寄付金は、「社会福祉の増進を目的とする事業」「青少年の健全な育成のための社会教育を行う事業」「風水害、震災等非常災害による被災者の救助又はこれらの災害の予防を行う事業」などの事業（同法5条）に必要な費用に充当され、その交付事務等は日本郵便会社が決定するものとされている。

［3］ 宝くじ・公営競技益金による補助

宝くじの収益金の一部は、（一般財団法人）自治総合センターによる「宝くじの社会貢献広報事業」として活用されている。その内容は文化振興事業（宝くじ文化公演事業・宝くじスポーツフェア開催事業）とコミュニティ助成事業からなり、政令市を除く市（区）町村、広域連合、一部事務組合および地方自治法の規定に基づき設置された協議会を助成対象としてさまざまな事業に対する助成を行っている。

公営競技の益金における補助も多様である。競輪、オートレース、競艇については、それぞれの根拠法（自転車競技法、小型自動車競争法、モーターボート競争法）により、「体育事業その他の公益の増進を目的とする事業」や「地域の福祉、教育や文化の発展を支援する事業」に対して、主催する公益財団法人によるさまざまな補助が行われている。また、競馬においては、（公益財団法人）中央競馬馬主社会福祉財団により、社会福祉法人、NPO法人（特定非営利活動法人）等が運営する社会福祉施設等に対する施設整備等の助成事業（福祉車両、送迎用車両、特殊浴槽等備品の購入または施設の設置、増改築および各種修繕工事等）などが行われている。

［4］ 民間財団等による助成

さまざまな助成財団による助成も、地域福祉を支える重要な民間財源である。2008（平成20）年の新公益法人制度の施行以降の経緯や新設を含め、2021（令和3）年3月現在、公益法人は9,794法人（公益財団法人5,594、公益社団法人4,200）が存在している。

それぞれの法人が、寄付行為に掲げる目的に基づき多様な事業への助成

を行っているが、地域福祉活動主体への助成もその中の重要な一部である。

表8-3-2は、民間資金をもとに設立された団体の一部について、年間助成額を示したものである。このうち、たとえば（公益財団法人）日本財団の「2020年度事業報告書」によれば、日本財団の公益・福祉関係事業への助成は138億円（546件）であり、そのうち社会福祉事業が61億円（413件）となっている。

表8-3-2　民間設立の上位20財団の年間助成額

2019年度決算（単位：億円）

19	18	財　団　名	資産総額	年間助成額	設立年	行政庁
1	1	（公財）日本財団	413.36	2,761.28	1962	内閣府
2	2	（公財）JKA	52.90	610.14	2007	内閣府
3	3	（公財）日本教育公務員弘済会	35.85	360.28	1952	内閣府
4	4	（公財）武田科学振興財団	25.80	753.58	1963	内閣府
5	5	（公財）上原記念生命科学財団	15.88	1,038.73	1985	内閣府
6	—	（公財）交通遺児育英会	6.69	317.37	1969	内閣府
7	8	（公財）中谷医工計測技術振興財団	6.19	1,068.81	1984	内閣府
8	9	（公財）神戸やまぶき財団	6.11	971.91	2012	兵庫県
9	7	（公財）笹川平和財団	5.91	1,344.98	1986	内閣府
10	17	（公財）住友財団	5.88	230.74	1991	内閣府
11	11	（公財）小野奨学会	5.80	459.67	1975	大阪府
12	10	（公財）セコム科学技術振興財団	5.72	390.81	1979	内閣府
13	13	（公財）三菱財団	5.60	326.37	1969	内閣府
14	12	（公財）内藤記念科学振興財団	5.36	349.36	1969	内閣府
15	14	（公財）中央競馬馬主社会福祉財団	4.75	63.91	1969	内閣府
16	—	（社福）清水基金	4.49	403.81	1966	
17	15	（公財）旭硝子財団	4.49	293.19	1934	内閣府
18	—	（一財）トヨタ・モビリティ基金	4.36	218.85	2014	
19	—	（公財）稲盛財団	4.29	1,149.16	1984	内閣府
20	19	（公財）市村清新技術財団	4.24	25.19	1968	内閣府
20財団合計			623.69	13,531.58		

出典）公益財団法人　助成財団センターウェブサイト「日本の助成財団の現状」p.5.

［5］クラウドファンディング

クラウドファンディング（crowdfunding）は、群衆（crowd）と資金調達（funding）を複合させた造語で、近年さまざまな領域で発展してきた新しい資金調達の形態である。インターネットやSNSなどを通じて、自らの活動の趣旨目的や夢・ビジョンを不特定多数に発信し、共感者や支援者に資金の提供を呼び掛ける仕組みを指す。ソーシャルファンディングとも呼ばれる。さまざまな社会活動、政治運動、ベンチャー企業への出資、映画や芸術活動・アーティストへの支援、裁判費用の拠出、開発・発明への投資から個人事業への支援まで幅広く行われている。

裁判費用の拠出
一例として、2019（平成31）年2月に同性婚を求める憲法訴訟が東京、大阪、札幌、名古屋で提起されたが、訴訟費用の調達にクラウドファンディングが用いられ、目標金額（500万円）を上回る1,058万円が集まったケースなどがある。

その形態としては、資金提供者に対する見返りのあり方により、金銭的見返りを伴う「投資型」、これを伴わない「寄付型」、何らかの価値や権利を購入することによる「購入型」に大別される。このうち、寄付型・購入型は金融商品取引法の規制を受けない。寄付という文化が定着していないとされる日本において、今後の発展が期待される分野である。

▌理解を深めるための参考文献

● 宮城孝・長谷川真司・久津摩和弘編『地域福祉とファンドレイジング──財源確保の方法と先進事例』中央法規出版，2018.

　資金面で断念することなく、資金調達力をつけて地域福祉を実践するためのファンドレイジングに必要な知識・方法の解説と、先進事例による具体的な手法・工夫を紹介。

● 徳永洋子『非営利団体の資金調達ハンドブック』時事通信社，2017.

　多くのNPOなどの非営利団体が直面している資金調達について、寄付の依頼や助成金申請などの具体的な手法を先進事例の研究をベースにサンプルを示しわかりやすく解説。

● 橘木俊詔・宮本太郎監修／高端正幸・伊集守直編『福祉財政』福祉＋α11，ミネルヴァ書房，2018.

　社会福祉の財源・制度・政策の関係について、制度全体から社会保険各制度や生活保護制度にいたるさまざまな分野における福祉財政の現状を理解することができる好著。

● 日本ファンドレイジング協会編『寄付白書2021』日本ファンドレイジング協会，2021.

　社会的投資市場の拡大やコロナ禍を経た、現在の日本の寄付市場のあり方を詳細なデータにより明らかにしている。寄付者、研究者、行政関係者などにとって必携の書。

コラム 国家試験における福祉財政

　社会保障や社会福祉を学ぶ上で、財政的な視点をもつことは重要である。塩見訴訟（最判平成元年3月2日）で最高裁が示したように、給付を中心とする社会権の保障には「国の財政事情を無視することはできず……」とされる通りである。

　社会福祉士・精神保健福祉士国家試験において、従来、福祉財政は「福祉行財政と福祉計画」という科目から、ほぼ毎年出題されていた。旧カリキュラムにおけるこの科目は、福祉サービスの効率的かつ円滑な供給の確保などの本質的部分では共通する、社会福祉の本質を理解できる重要科目であるものの、表面的には「福祉行財政のあり方」と「多様な福祉計画についての理解」というかなり様相の異なる2つの領域を学ぶ、いわば受験生泣かせの科目であった。

　福祉財政については、社会保障給付の内容・内訳や財源といった、社会保障における国と地方財政の交錯する問題から、民生費の内訳やその内容、都道府県と市町村の異同などを問う問題、地方公共団体における福祉財政の具体的内容を問う問題まで、さまざまであった。また、消費税増税年の前後に消費税について出題するなど、時宜にかなった出題もあれば、介護保険や医療保険について問う社会保障と密接に関係する問題もあった。

　新たなカリキュラムにおける福祉財政に関する出題も、基本的には同じ傾向で出題されることが予想される。福祉財政について、マクロ・ミクロ双方の視点をもって理解を深めることは、さまざまな福祉サービスの提供者であるわれわれが、一方で制度の支え手（税・保険料の負担者）であると同時に自身が受給者でもあるという側面を有することも併せて考えれば、極めて重要だからである。ただし、過去問をみる限り、国試の内容自体は決して難しい問題ではない。奇をてらった出題もほとんどないので、まずは頻出領域に関する正確な知識を蓄えることから始めていけば十分である。

第9章 地域共生社会における包括的支援体制

　この章では、地域共生社会における包括支援体制について、地域包括ケアシステムの概要やその構築過程などをもとに学習する。さらに、生活困窮者、高齢者、精神障害者への支援事業やその実践、子どもの貧困に対する学習・生活支援や子育て支援への実践を学ぶ中で、地域の特性に合った包括支援体制について思案する実践力の習得を目指す。

1

　包括的支援体制が求められる時代背景について学び、地域包括ケアシステムの考え方や地域の特性に応じた地域包括ケアシステム構築の過程に関する理解を深める。

2

　生活困窮者自立支援制度の概要や自立相談機関における相談支援過程を学び、伴走型支援や対象者横断的な包括相談支援について考える。

3

　高齢者の尊厳ある生活を守る上で不可欠な地域包括ケアシステムの必要性と構築へ向けた取組みの実際について事例を通して理解する。

4

　精神障害者の地域生活を支える「精神障害にも対応した地域包括ケアシステム」の必要性と構築へ向けた取組みの実際について事例を通して理解する。

5

　妊娠・出産・子育てにおいて切れ目ない支援を行う「子育て世代包括支援センター」の実際と「貧困の連鎖」を断ち切るための学習・生活支援の取組みについて事例を通して理解する。

1. 地域包括ケアシステム

A. 包括的支援体制の考え方と展開

　これまでわが国の福祉は、高齢、障害、児童などの分野別に展開されてきたが、急速な少子高齢化社会の進展により、**包括的支援体制**の確立が求められつつある。このような状況下において、厚生労働省は、2015（平成27）年に「誰もが支え合う地域の構築に向けた福祉サービスの実現―新たな時代に対応した福祉の提供ビジョン」を策定した。このビジョンでは、①新しい地域包括支援体制（全世代・全対象型地域包括支援）の確立、②生産性の向上と効率的なサービス提供体制の確立、③総合的な福祉人材の確保・育成が挙げられ、多様なニーズに対応できる支援体制を整備することの必要性を示したのである[1]。

　2016（平成28）年には、「ニッポン一億総活躍プラン」を閣議決定し、少子高齢化という構造的な問題に真正面から取り組んでいくとの姿勢を表明する中で、一億総活躍社会の実現を目標とし、地域共生社会の実現も掲げたのである[2]。

　2017（平成29）年に厚生労働省は、「我が事・丸ごと」地域共生社会実現本部を設置し、包括的な支援体制を本格的に整備した。「我が事・丸ごと」では、地域福祉推進の理念として、支援を必要とする住民（世帯）が抱える多様で複合的な地域生活課題について、住民や福祉関係者による①把握および②関係機関との連携等による解決が図られることを目指す旨を明記している[3]。また、この理念を実現するため、市町村が包括的な支援体制づくりに努めるとしている。

　2018（平成30）年に改正された社会福祉法106条の3には、「市町村は、次に掲げる事業の実施その他の各般の措置を通じ、地域住民等及び支援関係機関による、地域福祉の推進のための相互の協力が円滑に行われ、地域生活課題の解決に資する支援が包括的に提供される体制を整備するよう努めるものとする」と定めている。

　このように、急速に進展する少子高齢化に対応するために、政策的な動向と連動しながら、新たな包括的支援体制が拡充されていったのである。

　包括的支援体制については、**図 9-1-1** の通りである。地域で生活する住民が主体的に地域課題を把握して解決を試みる体制づくりとして、市町村

図 9-1-1　包括的支援体制のイメージ

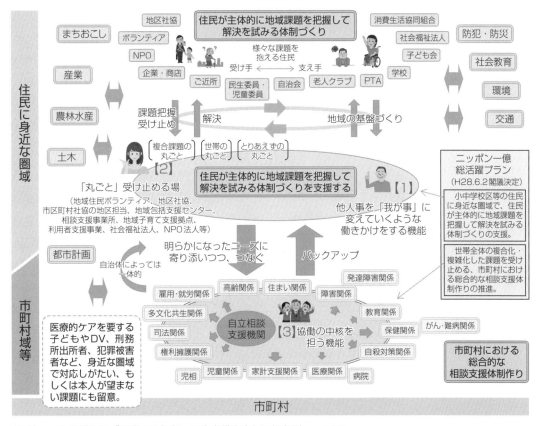

出典）厚生労働省編『平成 30 年版　厚生労働白書』日経印刷, p.220.

の果たす役割は大きい。①地域のさまざまな相談の受け止め・地域づくり（地域のさまざまな相談を包括的に受け止める場の確保）、②多機関の協働による包括的支援・参加支援（多機関の協働による包括的支援）、③包括的支援体制への移行に係る調査事業（包括的支援体制への移行に向けた各市町村の状況に適した体制構築の検討）を、地域の実情に合わせながら展開していく必要がある。

B. 地域包括ケアシステムの経緯

　地域包括ケアシステムについては、2009（平成 21）年、「**地域包括ケア研究会報告書**」において、「ニーズに応じた住宅が提供されることを基本とした上で、生活上の安全・安心・健康を確保するために、医療や介護のみならず、福祉サービスを含めた様々な生活支援サービスが日常生活の場（日常生活圏域）で適切に提供できるような地域での体制」と定義されている。
　また、2013（平成 25）年に「持続可能な社会保障の確立を図るための

地域包括ケア研究会報告書
この報告書は、地域包括ケア研究会でまとめられた。この中で、団塊の世代が 75 歳となり高齢化がピークとなる 2025 年には、病気や介護が必要な状態となっても適切なサービスを利用して個人の自立と QOL の追求が可能になるよう、医療や介護を通じた個々人の心身状態にふさわしいサービスが切れ目なく提供できるようなサービス提供体制の改革が実現し、地域包括ケアシステムが構築されていることが必要であると示されている[4]。

改革の推進に関する法律」が制定し、2014（平成 26）年には「地域における医療及び介護の総合的な確保の推進に関する法律」が制定した。これらの法律で、地域包括ケアシステムについては「地域の実情に応じて、高齢者を可能な限り、住み慣れた地域でその有する能力に応じ自立した日常生活を営むことができるよう、医療、介護、介護予防、住まい及び自立した日常生活の支援が包括的に確保される体制」と定められた。

さらに、前述している地域共生社会実現に向けた政策動向や 2017（平成 29）年 6 月に公布された「地域包括ケアシステムの強化のための介護保険法等の一部を改正する法律」に基づいた介護保険法、社会福祉法、障害者総合支援法等の改正に伴い、障害者福祉計画や障害児福祉計画の基本指針のなかでも地域包括ケアシステムを目指すように示されるなど、地域包括ケアシステムの考え方が高齢者分野以外にも広まりをみせるようになった。

C. 地域包括ケアシステムの考え方と展開

地域包括ケアシステムの定義は、2013（平成 25）年 12 月に成立した「持続可能な社会保障制度の確立を図るための改革の推進に関する法律」4 条 4 項に、「地域の実情に応じて、高齢者が、可能な限り、住み慣れた地域でその有する能力に応じ自立した日常生活を営むことができるよう、医療、介護、介護予防、住まい及び自立した日常生活の支援が包括的に確保される体制」と規定されている。

団塊の世代が 75 歳以上となる 2025 年を目途に、重度な要介護状態となっても住み慣れた地域で自分らしい暮らしを人生の最後まで続けることができるよう、①医療、②介護、③住まい、④生活支援、⑤介護予防が一体的に提供される**地域包括ケアシステム**の構築を目指して広まりをみせている。

今後、認知症高齢者の増加も見込まれることから、認知症高齢者の地域での生活を支えるためにも、地域包括ケアシステムの構築が重要である。また、高齢化の状況や社会資源の状況は地域により大きな差異があることから、地域包括ケアシステムは、保険者である市町村や都道府県が、地域の自主性や主体性に基づき、地域の特性に応じてつくり上げていく必要がある。市町村では、3 年ごとの介護保険事業計画の策定・実施を通じて、地域の特性に応じた地域包括ケアシステムを構築していくとしている。

地域包括ケアシステム構築の過程は、**図 9-1-2** の通りである。日常生活圏域のニーズ調査や地域ケア会議等の実施を行う中で量的・質的な分析を行い、地域の課題の把握と社会資源の発掘を行う。また、介護保険事業計画の策定や地域ケア会議などを通して地域の関係者による対応策を検討し

地域包括ケアシステム
おおむね 30 分以内に必要なサービスが提供される日常生活圏域（具体的には中学校区）を単位として想定している。

図 9-1-2　市町村における地域包括ケアシステム構築の過程

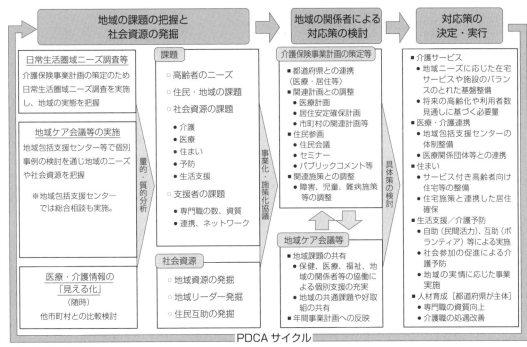

出典）　厚生労働省編『平成 27 年版　厚生労働白書』日経印刷, p.256.

ていき医療、介護、住まい、生活支援、介護予防などの具体的な対応策を決定し、実行していくことになる。

　このような一連の流れを PDCA サイクルで行っていく中で、地域の実情に合わせた地域包括ケアシステムが構築されていくことになる。

2. 生活困窮者自立支援制度

A. 生活困窮者自立支援制度の目的

　生活困窮者自立支援制度については、生活困窮者自立支援法 1 条に「生活困窮者自立相談支援事業の実施、生活困窮者住居確保給付金の支給その他の生活困窮者に対する自立の支援に関する措置を講ずることにより、生活困窮者の自立の促進を図ること」と定められている。

　基本理念は、同法 2 条 1 項に「生活困窮者に対する自立の支援は、生活困窮者の尊厳の保持を図りつつ、生活困窮者の就労の状況、心身の状況、

生活困窮者自立支援制度
生活困窮者の自立生活を支援するために、生活困窮者自立支援法が、2013（平成 25）年に成立した。

155

地域社会からの孤立の状況その他の状況に応じて、包括的かつ早期に行わなければならない」ことが規定され、2項には「生活困窮者に対する自立の支援は、地域における福祉、就労、教育、住居その他の生活困窮者に対する支援に関する業務を行う関係機関及び民間団体との緊密な連携その他必要な支援体制の整備に配慮して行わなければならない」ことが規定されている。

生活困窮者については、同法3条1項に「就労の状況、心身の状況、地域社会との関係性その他の事業により、現に経済的に困窮し、最低限度の生活を維持することができなくなるおそれのある者をいう」と定義されている。

同法は、2018（平成30）年に法改正が行われているが、法改正により、任意事業である就労準備支援事業・家計改善支援事業の実施の努力義務化が行われた。また、生活困窮者に対する包括的な支援体制の強化として、都道府県等は、関係機関、5条2項の規定による委託を受けた者、生活困窮者に対する支援に関係する団体、当該支援に関係する職務に従事する者、その他の関係者により構成される会議を組織することができるという規定も盛り込まれた。さらに、子どもの学習支援事業の強化として、従来の子どもの学習支援事業を、生活困窮世帯の子ども等の生活習慣・育成環境の改善に関する助言、生活困窮世帯の子ども等の教育および就労（進路選択等）に関する相談に対応する情報提供、助言、関係機関との連絡調整を行うなど、子どもの学習・生活支援事業として強化を図った上で実施していくことが規定された。この他、居住支援の強化として、一定の住居を持たず、シェルター等を利用している方や、地域社会から孤立している方に対して、一定期間、訪問による見守りや生活支援等日常生活を営むのに必要な支援を行う事業が追加された。

生活困窮者自立支援制度の成立後、実状に合わせた法改正を行う中で、生活困窮者への支援の幅が広がってきているといえる。

B. 生活困窮者自立支援制度の概要

生活困窮者制度の概要は、**図9-2-1**の通りである。生活困窮者自立相談支援事業については、生活困窮者自立支援法において規定されているが、福祉事務所を設置する地方自治体が必ず実施しなければならない必須事業と、各自治体の状況に合わせて任意に実施する**任意事業**がある。

必須事業には、生活困窮者自立相談支援事業と生活困窮者住居確保給付金の給付がある。生活困窮者自立相談支援事業は、生活困窮者および生活困窮者の家族、その他の関係者からの相談に応じ、必要な情報の提供や関

任意事業
任意事業には、生活困窮者就労準備支援事業や、生活困窮者一時生活支援事業、生活困窮者家計改善支援事業、子どもの学習・生活支援事業などがある。

図 9-2-1　生活困窮者自立支援制度の概要

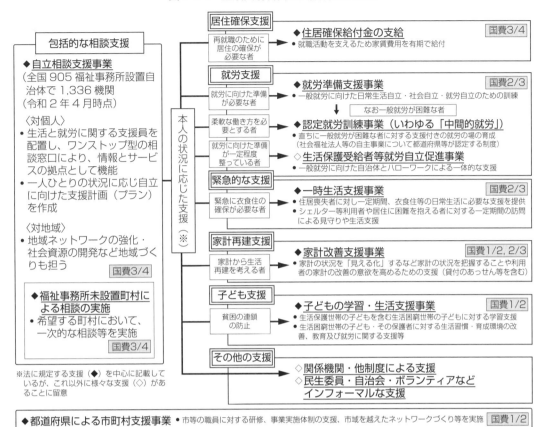

出典）厚生労働省編『令和3年版　厚生労働白書』日経印刷, p.287.

係機関との連絡調整を行うとともに、認定生活困窮者就労訓練事業の利用についてのあっせんを行ったり、生活困窮者の自立の促進を図るための支援計画の策定などを行う事業である。

　生活困窮者住居確保給付金の給付とは、生活困窮者のうち離職等により経済的に困窮し、居住を失ったものや家賃を支払うことが困難となったものに対して、就職を容易にするためには住居を確保する必要があると認められるものに対し給付金を支給する事業である。

　生活困窮者就労準備支援事業は、雇用による就業が困難な生活困窮者に対し、厚生労働省令で定める期間にわたり、就労に必要な知識および能力の向上のために必要な訓練を行う事業である。

　生活困窮者一時生活支援事業は、一定の住居をもたない生活困窮者に対し、厚生労働省令で定める期間にわたり、宿泊場所の供与、食事の提供などを行う事業である。

　生活困窮者家計改善支援事業は、生活困窮者に対し、収入、支出その他

157

家計の状況を適切に把握することおよび家計の改善の意欲を高めることを支援するとともに、生活に必要な資金の貸付けのあっせんを行う事業である。

子どもの学習・生活支援事業は、生活困窮者である子どもに対し、学習の援助や子どもの生活習慣および育成環境の改善に関する助言を行うとともに、子どもの進路選択その他の教育および就労に関する問題について子どもの保護者からの相談に応じ、必要な情報の提供および助言をし、関係機関との連絡調整を行う事業である。

この他、関係機関・他制度による支援や民生委員、自治会、ボランティアなどによるインフォーマルな支援も用いることで、生活困窮者一人ひとりの状況に合わせた支援を展開していくことが重要である。

C. 自立相談支援機関による支援過程と方法

自立相談支援機関の相談支援過程は、**図9-2-2**の通りである。生活困窮者の中には、自ら支援を求めないもしくは求められない方も多く、法的な整備を行ったとしても実際に支援事業に結びつかないことが生じる。このような現状から、自立相談支援機関は、**アウトリーチ**などによる生活困窮者の把握を行い、相談者の同意を得た上で、アセスメント（事前評価）を行うことも必要である。また、アセスメントは、必要な支援を行いながら行っていくことになるが、その過程で、相談者との信頼関係を構築していくことも重要である。

アウトリーチ
支援者が出向き、支援の契機をつくる方法。

相談者の支援計画は、関係者による支援会議で、地域のさまざまな社会資源を活用しながら、相談者一人ひとりの状況に合わせて計画される。計画された支援を展開していく中で、相談者の状況が改善し自立へと向かう場合や多制度へのつなぎ等を行う場合には、終結となる。一方、状況に応じて再度支援計画の練り直しを行い、支援を展開していくこともある。

このように、一人ひとりの状況に合わせた個別な関わりを行うことにより、支援へと結びついていくことから、生活困窮者の支援を行うには迅速でかつ丁寧な支援を求められるといえる。

伴走型支援
「地域共生社会推進検討会最終とりまとめ」でも、支援者と本人が継続的につながり関わり合いながら、本人と周囲との関係を広げていくことを目指す伴走型支援は、生きづらさの背景が明らかでない場合、自己肯定感や自己有用感が低下している場合、8050問題など課題が複合化した場合、ライフステージの変化に応じた柔軟な支援が必要な場合などに有効であると記されている。

D. 伴走型支援と対象者横断的な包括相談支援

伴走型支援は、本人の暮らし全体を捉え、その人生の時間軸も意識しながら、継続的な関わりを行うための相談支援を重視したものである。伴走型支援を実践する上では、「専門職が時間をかけてアセスメントを行い、課題を解きほぐすとともに、本人と世帯の状態の変化に寄り添う継続的な

図 9-2-2　相談支援過程

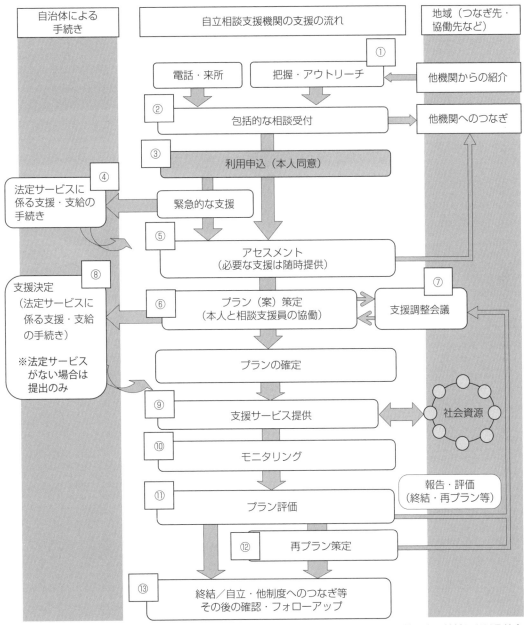

図の中央は、自立相談支援機関が行う相談支援業務の流れ、左は自治体が行う手続等、右は地域における社会資源に求める役割を示している。

出典）　一般社団法人北海道総合研究調査会ウェブサイト『生活困窮者自立相談支援機関の設置・運営の手引き』2014, p.49.

支援」（専門職による伴走型支援）と「地域の居場所などにおける様々な
活動等を通じて日常の暮らしの中で行われる、地域住民同士の支え合いや
緩やかな見守り」といった双方の視点を重視する必要があり、それにより

セーフティネットが強化され、重層的なものとなっていくのである(5)。

　このような伴走型支援などの対象者横断的支援を行うことで、これまで制度の狭間で支援を受けることができない人びとへの支援を展開することが可能になる。地域の実情に合わせた包括相談支援体制整備をさらに充実させていくことが肝要である。

3. 高齢者領域における地域包括ケアシステム

A. 高齢者領域における地域包括ケアシステムの必要性

団塊の世代
1947（昭和 22）〜 1949（昭和 24）年の第 1 次ベビーブーム期に生まれた人を指す。第 1 次ベビーブーム期の年間の平均出生数は約 270 万人、合計特殊出生率は 4.3 を超えていた。

　わが国では、2025（令和 7）年に「**団塊の世代**」と呼ばれる約 2,200 万人が 75 歳以上となり、全人口の 5 人に 1 人が後期高齢者という超高齢社会へと突入する。高齢化の進行に伴い認知症高齢者も増加し、2025 年には 730 万人となり、65 歳以上に占める割合は 20％を超える見込みとなっている（**表 9-3-1**）。超高齢社会の到来は、医療や介護に対する需要の高まりを意味し、限られた人的・物的資源をいかに効果的・効率的に提供していくか、支援体制のあり方が問われている。

表 9-3-1　認知症者の将来推計

年	平成 24 年 (2012)	平成 27 年 (2015)	令和 2 年 (2020)	令和 7 年 (2025)	令和 12 年 (2030)	令和 22 年 (2040)	令和 32 年 (2050)	令和 42 年 (2060)
各年齢の認知症有病率が一定の場合の将来推計人数/（率）	462 万人 15.0%	517 万人 15.7%	602 万人 17.2%	675 万人 19.0%	744 万人 20.8%	802 万人 21.4%	797 万人 21.8%	850 万人 25.3%
各年齢の認知症有病率が上昇する場合の将来推計人数/（率）		525 万人 16.0%	631 万人 18.0%	730 万人 20.6%	830 万人 23.2%	953 万人 25.4%	1016 万人 27.8%	1154 万人 34.3%

出典）厚生労働省ウェブサイト「認知症の人の将来推計について【参考】」p.1.

　日本財団が実施した「人生の最期の迎え方に関する全国意識調査」によれば、「死期が迫っているとわかったときに、人生の最期をどこで迎えたいですか」という質問に対し、67 歳から 81 歳の約 6 割が「自宅」と回答している(6)。では、なぜ多くの高齢者が「自宅」での生活を望むのか。

2003（平成15）年6月に取りまとめられた報告書『2015年の高齢者介護』（高齢者介護研究会）の中にその答えを見出すことができる。

「自宅とは、私たち自身が主人公である世界である。自宅であれば、介護が必要になった時でも、人は、自分自身で立てたスケジュールに沿って日常生活を営むことができる。（中略）日常生活における自由な自己決定の積み重ねこそが『尊厳ある生活』の基本であり、在宅での生活であれば当たり前のことである。だからこそ、多くの人は自宅での生活・在宅での介護を望むのである」[7]。

老老介護や**認認介護**、重度な要介護状態になったとしても、1日でも長く住み慣れた地域で自分らしい生活を送りたいと願う人は少なくない。地域生活を継続させるためには、医療や介護だけでなく必要とするさまざまな生活支援サービスが継続性と連動性をもって一体的に提供される体制である地域包括ケアシステムの構築が不可欠となっている。

高齢化の進展状況や介護保険サービスを始めとした社会資源量には大きな地域間格差が生じており、それぞれの地域特性や環境、資源など地域の実情に応じた「ご当地システム」としての地域包括ケアシステムが求められている。

B. 高齢者領域における地域包括ケアシステムの実際（千葉県柏市）

高齢化の進展に伴い、医療と介護の両方のニーズを有する高齢者が増加している。そのため、地域包括ケアシステムの構築にあたっては、多職種・多機関が協働して在宅医療と介護を一体的に提供できる体制の整備が求められている。

千葉県の北西部に位置する柏市では、「住み慣れた場所で自分らしく老いることのできるまちづくり─Ageing in place」をコンセプトとした「**柏プロジェクト**」を2010（平成22）年に立ち上げ、柏市版地域包括ケアシステムの構築に取り組んできた。柏プロジェクトでは、虚弱化しても最期まで地域で生活できる体制の整備を目指し、在宅医療の推進に力点を置いた取組みが進められた。そこで課題として挙げられたのが、①在宅医療を行う医師の不足、②多職種間の連携不足、③市民の在宅医療に対する認知度の低さである[8]。そして、これらの課題に対して多職種連携の推進、市民への啓発、相談・支援などを含む5つの取組みが進められることとなった。ここでは、多職種連携の推進を目的に実施された「顔の見える関係会議」と、市民への啓発活動について紹介する。

老老介護
高齢者が、要介護高齢者を介護している状態。

認認介護
認知症の高齢者が、より重度の認知症の高齢者を介護している状態。

柏プロジェクト
産学官一体で取り組むため、東京大学高齢社会総合研究機構、UR都市機構、柏市の三者が「柏市豊四季台地域高齢社会総合研究会」を発足、協定を締結して進められたプロジェクト。

［1］顔の見える関係会議

　顔の見える関係会議は、その名の通り、顔の見える関係の構築を目的としたもので、全体会を年2回、エリア別会議を年1回開催している。会議の参加者は、医師や歯科医師、薬剤師、看護師といった医療職の他、介護支援専門員や介護施設職員等の福祉職、管理栄養士、消防局救急隊員、市役所職員、ふるさと・民生委員児童委員などである。会議は、グループワーク形式で行われ、参加者は共同作業を通して他職種への理解を深め、顔の見える関係を構築していく。

［2］市民啓発

　プロジェクト発足当時の柏市では、全死亡者のうち自宅で亡くなる人は1割程度と、「在宅医療」は患者や家族にとって、身近な選択肢とはなっていなかった。そこで、多職種などで行う出前講座や在宅医療情報誌の発行、在宅医療啓発動画の作成、広報誌への漫画（「かしわ家在宅医療ものがたり」）⁽⁹⁾の連載など、「在宅医療を見える化プロジェクト」と称した普及啓発活動が進められた。2014（平成26）年4月には、地域医療の推進と多職種連携の中核拠点として「柏地域医療連携センター」が誕生した。センターでは、在宅医療や介護に関する相談に対応するほか、在宅医療に関する市民への情報発信・啓発を行っている。

　柏市では、全国に先駆けて地域包括ケアシステムの構築に取り組んだ結果、在宅療養支援診療所数、訪問看護ステーション数がともに増加し、2010（平成22）年度には47件だった柏市内の医療機関による自宅での看取り件数が2016（平成28）年度には209件にまで増加している（**表9-3-2**）。

表9-3-2　柏市における在宅医療推進体制等の推移

	2010 年	2017 年
在宅療養支援診療所数	14 ヵ所	32 ヵ所
訪問看護ステーション数	11 ヵ所※1	27 ヵ所
自宅での看取りの数	47 件	209 件※1

※1　柏市内の医療機関による柏市民の自宅での看取り
※2　2011 年の数値　　※3　2016 年度の数値
出典）柏市ウェブサイト「第7期柏高齢者いきいきプラン21—柏市地域包括ケア計画」をもとに筆者作成.

　在宅医療に参入する医師の確保や訪問看護ステーションの基盤強化、市民の在宅医療に対する認知度アップなど地域包括ケアシステムの充実へ向けた課題は残されているが、在宅医療体制の整備と介護と医療の連携、多

職種連携による一体的支援を基盤として高齢者の自分らしい生活を支えている。

4. 精神障害者にも対応した地域包括ケアシステム

A. 精神障害者にも対応した地域包括ケアシステムの必要性

厚生労働省「患者調査」によれば、2017（平成29）年の精神疾患を有する患者の数は約419.3万人にのぼり、初めて400万人を超えた。傷病別の患者数では、脳血管疾患や糖尿病を上回り、身近な疾患となっている。

日本の精神保健医療福祉は、2004（平成16）年9月の「精神保健医療福祉の改革ビジョン」において「入院医療中心から地域生活中心へ」という理念が示されて以降、地域ケアの実現へ向けたさまざまな施策が実施されている。

2017（平成29）年2月にまとめられた「これからの精神保健医療福祉のあり方に関する検討会報告書」では、精神障害者が、地域の一員として、安心して自分らしい暮らしができるよう、医療、障害福祉・介護、社会参加、住まい、地域の助け合い、教育が包括的に確保された「精神障害にも対応した地域包括ケアシステム」の構築を目指すことが新たな理念として示された。新たな理念が示された背景には、入院期間が1年以上の長期入院患者数の多さ、精神病床からの退院者の約4割が1年以内に再入院するといった再入院率の高さ、退院困難理由の約3割を居住・支援のなさが占めているなど、精神障害者を取り巻く課題がある[10]。

2017（平成29）年度から**精神障害にも対応した地域包括ケアシステムの構築推進事業**（以下、構築推進事業）と**精神障害にも対応した地域包括ケアシステムの構築支援事業**の2つの新規事業が実施され、精神障害にも対応した地域包括ケアシステムの構築へ向けた取組みが強化された。構築推進事業では、「保健・医療・福祉による協議の場の設置」が必須事業とされ、その他の事業については地域の実情に合わせて選択するものされている（**図9-4-1**）。さらに、構築推進事業は2018（平成30）年度から国として促進すべき事業として「**地域生活支援促進事業**」に位置づけられている。

精神障害にも対応した地域包括ケアシステムの構築推進事業
障害保健福祉圏域ごとの保健・医療・福祉関係者による協議の場を通じて、精神科病院等の医療機関、地域援助事業者、自治体担当部局等の関係者間の顔の見える関係を構築し、地域の課題を共有化した上で、包括ケアシステムの構築に資する取組みを推進するもの。実施主体は、都道府県・指定都市・特別区・保健所設置市。

精神障害にも対応した地域包括ケアシステムの構築支援事業
都道府県・指定都市・特別区は、広域アドバイザーのアドバイスを受けながら、都道府県等密着アドバイザーと連携し、モデル障害保健福祉圏域等（障害保健福祉圏域・保健所設置市）における、精神障害にも対応した地域包括ケアシステムの構築を推進。関係者間で情報やノウハウの共有化を図るため、ポータルサイトの設置等を行う。国は、広域アドバイザーと都道府県等密着アドバイザーから構成されるアドバイザー組織を設置し、都道府県・指定都市等のバックアップを行う。

地域生活支援促進事業
地域生活支援事業に含まれる事業やその他の補助事業のうち、国として促進すべきとして特別枠に位置づけられた事業。

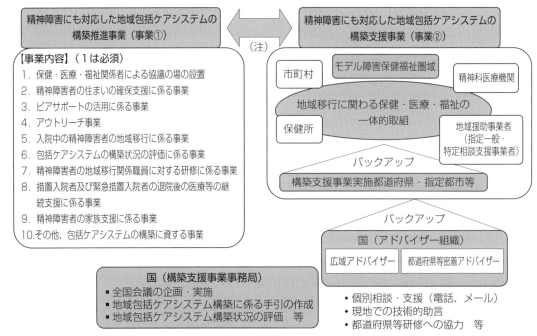

図 9-4-1　精神障害にも対応した構築推進事業と構築支援事業

精神障害にも対応した地域包括ケアシステムの
構築推進事業（事業①）

精神障害にも対応した地域包括ケアシステムの
構築支援事業（事業②）

（注）

【事業内容】（1は必須）
1. 保健・医療・福祉関係者による協議の場の設置
2. 精神障害者の住まいの確保支援に係る事業
3. ピアサポートの活用に係る事業
4. アウトリーチ事業
5. 入院中の精神障害者の地域移行に係る事業
6. 包括ケアシステムの構築状況の評価に係る事業
7. 精神障害者の地域移行関係職員に対する研修に係る事業
8. 措置入院者及び緊急措置入院者の退院後の医療等の継続支援に係る事業
9. 精神障害者の家族支援に係る事業
10. その他、包括ケアシステムの構築に資する事業

市町村　モデル障害保健福祉圏域　精神科医療機関

地域移行に関わる保健・医療・福祉の一体的取組

保健所　地域援助事業者（指定一般・特定相談支援事業者）

バックアップ
構築支援事業実施都道府県・指定都市等

バックアップ
国（アドバイザー組織）
広域アドバイザー　都道府県等密着アドバイザー

国（構築支援事業事務局）
■全国会議の企画・実施
■地域包括ケアシステム構築に係る手引の作成
■地域包括ケアシステム構築状況の評価　等

◆個別相談・支援（電話、メール）
◆現地での技術的助言
◆都道府県等研修への協力　等

※①および②の事業はそれぞれ単独で実施することも可能
出典）厚生労働省ウェブサイト『精神障害にも対応した地域包括ケアシステム』―各自治体における精神障害に係る障害福祉計画実現のための具体的な取組（第90回　社会保障審議会障害者部会【資料2】）p.19.

B. 精神障害にも対応した地域包括ケアシステムの実際（兵庫県但馬圏域）

　兵庫県の北部に位置する但馬圏域は、3市2町（豊岡市、香美町、新温泉町、養父市、朝来市）で構成されている。高齢者領域の地域包括ケアシステムでは、日常生活圏域として中学校区が想定されている。一方、精神障害にも対応した地域包括ケアシステムでは日常生活圏域を基本として、精神保健福祉センターおよび保健所は市町村との協働により精神障害者等のニーズや地域の課題を把握した上で、**障害保健福祉圏域**等の単位で精神保健医療福祉に関する重層的な連携による支援体制を築いていくこととされている。

　但馬圏域では、2014（平成26）年度から精神障害にも対応した地域包括ケアシステム構築への取組みを開始している。この圏域では、①精神科病院の長期入院患者の多さ、②医療サービスの過疎地域の存在、③不十分な福祉サービス、④在宅療養支援者のスキルが不足、⑤入院患者本人が「自分は退院できない」と思っている、⑥入院患者の家族が「退院するのは無理だ」と思っている、⑦住民の精神障害に対する偏見などが課題となっていた。そこで、「精神科病院の長期入院患者を減らし、精神障害者が

障害保健福祉圏域
市町村だけでは対応困難な各種のサービスを面的・計画的に整備することにより広域的なサービス提供網を築くため、都道府県の医療計画における二次医療圏や老人保健福祉圏域を参考に、広域市町村圏、福祉事務所、保健所等の都道府県の行政機関の管轄区域等を勘案しつつ、複数市町村を含む広域圏域として設定する。

自分の暮らしたい場所で自分らしく生活することができる」を事業目標に掲げ、市町村と精神科医療機関、相談支援事業所などが協働で事業の枠組みを作成し、システム構築に取り組んでいくこととなった。

C. ピアサポーターとの協働による地域移行支援

　この地域の取組みの特徴は、**ピアサポーター**を活用した地域移行支援である。但馬圏域では、ピアサポーターの養成を行うだけでなく、養成講座修了者のうち働く意欲と適性のある人をピアサポーターとして相談支援事業所のパートタイム職員に雇い入れ、協働で精神障害者の地域移行に取り組んでいる。ピアサポーターは支援において2つの大きな役割を担っている。1つ目は、入院患者の意欲喚起である。ピアサポーターは、地域移行についての院内説明会や個別面接の場面に同席し、退院後の生活支援について説明を行い入院患者が具体的なイメージを抱けるように支援する。時には、実際に制度を利用した患者にゲストスピーカーとして参加してもらうこともある。

　2つ目は、地域移行申請者への個別支援である。地域移行申請をした入院患者の訪問や相談に事業所のスタッフとともに関わり、退院した後に利用する可能性のある社会資源の見学等に同行する。必要がある場合には、地域生活に慣れるまで、定期的あるいは臨時的な訪問も行っている。

　このように但馬圏域では、ピアサポーターと協働で精神障害者の地域生活を支える仕組みを構築したことにより地域移行申請者ならびに退院者数の増加、入院患者数、1年以上の長期入院患者数の減少といった成果を上げている[11]。

ピアサポーター
自らも障害や疾病等の経験をもち、その経験を活かしながら、同じような障害や疾病を抱える仲間のために支援やサービスを提供する者。

5. 子ども領域における地域包括ケアシステム

A. 子どもの貧困に対応する学習・生活支援（宮城県岩沼市）

厚生労働省が発表した「2019年国民生活基礎調査」によれば、17歳以下の子どもの貧困率は13.5％であり、約7人に1人が経済的な問題を抱えている計算になる。貧困は、親から子へと受け継がれ、次の世代へと連鎖していく。そのため、子どもの貧困対策においては「**貧困の連鎖**」をいかに断ち切るかが重要かつ喫緊の課題となっている。

2018（平成30）年に改正された**生活困窮者自立支援法**では、これまでの「子どもの学習支援事業」の内容に生活習慣・育成環境の改善に関する助言等が追加され、「**子どもの学習・生活支援事業**」として強化された。今後は、学習支援だけでなく、居場所づくり、日常生活の支援、親への養育支援など、子どもの将来の自立に向けた包括的な支援が求められている。

ここでは、生活困窮者自立支援法が施行される前から「貧困の連鎖」を断ち切るために貧困対策モデル事業をスタートさせている宮城県岩沼市の事例を紹介する。

宮城県の中央部に位置する岩沼市では、2014（平成26）年度から学習支援と生活支援の両方を行う事業として「岩沼市まなびサポートさーくるIWANUMA」（以下、さーくるIWANUMA）を開始した。本事業の対象者は、生活保護受給世帯、就労援助制度利用世帯、児童扶養手当受給世帯の小学生から20歳までの児童である。さーくるIWANUMAでは、学習サポートのほか、子どもと保護者を対象とした相談サポート、社会の大人たちの力を借りて仕事などを体験する体験プログラム、学習サポートの参加者を対象としたミニイベント、教室に通うことのできない子どもを対象とした訪問支援をNPO法人に委託し実施している。

図9-5-1に示されているように本事業は多様な機関との連携によって成り立っている。たとえば、周知についてである。本事業は困窮者を対象としているため周知は困窮者世帯向けということを全面に出さず、広く行わないことを原則としている。そのため、社会福祉協議会や生活保護、民生委員・児童委員からの紹介や声掛けが重要となる。また、支援においては関係機関との情報共有と連携しやすい関係づくりが必要となるため、自立相談支援事業との定例会や学校等とのケース会議などといった場を定期的

生活困窮者自立支援法
生活保護に至る前の段階の自立支援策の強化を図るため、生活困窮者に対し、自立相談支援事業の実施、住居確保給付金の支給その他の支援を行うことにより、生活困窮者の自立の促進を図ることを目的として2015（平成27）年に制定された法律。

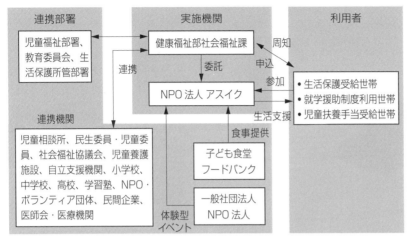

図 9-5-1 さーくる IWANUMA の実施体制

連携部署

児童福祉部署、教育委員会、生活保護所管部署

連携機関

児童相談所、民生委員・児童委員、社会福祉協議会、児童養護施設、自立支援機関、小学校、中学校、高校、学習塾、NPO・ボランティア団体、民間企業、医師会・医療機関

実施機関

健康福祉部社会福祉課

委託

NPO 法人 アスイク

子ども食堂 フードバンク

一般社団法人 NPO 法人

利用者

周知　申込　参加

・生活保護受給世帯
・就学援助制度利用世帯
・児童扶養手当受給世帯

生活支援

食事提供

体験型 イベント

連携

出典）厚生労働省ウェブサイト『子どもの学習・生活支援事業における生活習慣・環境改善に関する支援の先進事例に関する調査研究事業報告書』2020, p.96.

に設けている。

　さーくる IWANUMA が目指すのは、子どもたちが居場所に通い継続的に勉強する場、生活環境の改善の場として教室が機能することである。どのような場をどのような連携のもとに構築するか、各自治体には「貧困の連鎖」を断ち切るための創意工夫が求められている。

B. 子育て世代包括支援センターにおける支援の現状（埼玉県和光市）

　埼玉県の南部に位置している和光市は、これまで分断されていた妊娠、出産、子育てを包括的、継続的につなぐ体制の構築を全国に先駆けて実施した地域である。和光市が妊娠・出産包括支援モデル事業「わこう版ネウボラ」を実施したのは 2014（平成 26）年 10 月である。ネウボラとは、フィンランドにおいて制度化されている包括的な相談支援機関のことであり、妊娠から出産、就学前までの育児を切れ目なく支援する点に特徴がある（**図 9-5-2**）。

　和光市では、妊娠・出産・子育てにおいて切れ目ない支援を行うため、準中学校区を単位とした日常生活圏域ごとに**子育て世代包括支援センター**を整備している。2016（平成 28）年度には各子育て世代包括支援センターに母子保健ケアマネジャーと子育て支援ケアマネジャーをそれぞれ配置し、妊娠初期の母子手帳の交付から子育て期まで継続した相談支援を実施している。万が一、支援が必要なケースを発見した場合には、一人ひとりの状況に適した個別マネジメントが行われる。個別マネジメントについて

子育て世代包括支援センター
2017（平成 29）年 4 月の母子保健法の改正により法定化。法律上の名称は「母子健康包括支援センター」。妊娠期から子育て期にわたる切れ目のない支援を提供できるよう、必要な情報提供や関係機関との調整、支援プランの策定などを行う機関。

図 9-5-2　地域包括ケアシステムの姿─他制度・他職種の連携のイメージ

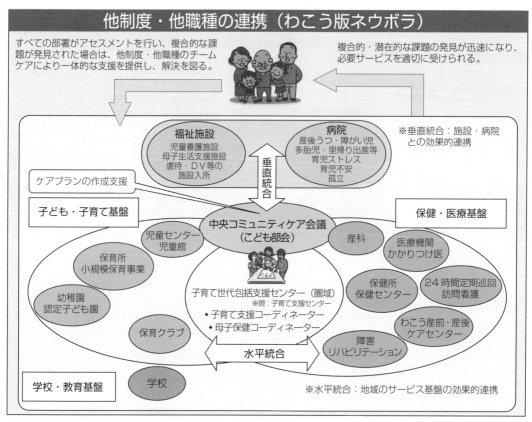

出典）　和光市ウェブサイト『和光市　子ども・子育て支援事業計画』p.7.

は、子育て世代包括支援センターが「コミュニティケア会議（こども部会）」等を開催し、支援方針および支援計画調整等を実施、サービス提供体制を構築している。「コミュニティケア会議（こども部会）」には、福祉課や保育所等の施設職員、産前・産後センター、児童センター・児童館、小学校・中学校、保育クラブ、保健センター・医師・看護師、障害福祉担当者・社会福祉課、社会福祉協議会、地域住民等、多様なメンバーが参加している。これにより和光市では、多制度・多職種による切れ目のない一体的な地域包括ケアを可能としている。

注）
　　　ネット検索によるデータの取得日は、いずれも 2021 年 10 月 15 日.
（1）　厚生労働省ウェブサイト「誰もが支え合う地域の構築に向けた福祉サービスの実現─新たな時代に対応した福祉の提供ビジョン（平成 27 年 9 月）」.
（2）　厚生労働省編『平成 28 年版　厚生労働白書』日経印刷，2016，pp.230-239.

(3) 厚生労働省ウェブサイト「第1回『我が事・丸ごと』地域共生社会実現本部　資料（平成28年7月）」.

(4) 厚生労働省ウェブサイト「地域包括ケア研究会　報告書—今後の検討のための論点整理（平成21年5月）」.

(5) 厚生労働省ウェブサイト「地域共生社会に向けた包括的支援と多様な参加・協働の推進に関する検討会（令和元年12月26日）」.

(6) 日本財団ウェブサイト「人生の最後の迎え方に関する全国調査結果（2021年3月29日）」.

(7) 厚生労働省ウェブサイト「2015年の高齢者介護—高齢者の尊厳を支えるケアの確立に向けて」.

(8) 柏市ウェブサイト「在宅医療・介護多職種連携柏モデルガイドブック（第2版）」.

(9) 柏市ウェブサイト「かしわ家在宅医療ものがたり」.

(10) 厚生労働省ウェブサイト「『精神障害にも対応した地域包括ケアシステム』—各自治体における精神障害に係る障害福祉計画実現のための具体的な取組（第90回　社会保障審議会障害者部会【資料2】）.

(11) 但馬市ウェブサイト「兵庫県但馬地域での精神障害者にも対応した地域包括ケアシステムの構築—兵庫県6年間の取組のまとめ（兵庫県但馬県民局地域創生推進事業報告書　令和3年3月）」.

理解を深めるための参考文献

●宮城孝・日本地域福祉学会 地域福祉と包括的相談・支援システム研究プロジェクト編『地域福祉と包括的支援システム—基本的な視座と先進的取り組み』明石書店，2021.

地域包括ケアシステムの基本的な考え方が提唱されているほか、先駆的な自治体による事例が取り上げられており、地域の特性に応じた包括支援ケアシステムの具体的な展開方法について理解を深めることができる。

●髙橋紘士編『地域包括ケアシステム』オーム社，2012.

それぞれの執筆者の立場から、ケアの包括性ならびに地域を基盤としてシステムが成立するための課題の追求など、個別具体的な実践から包括的支援の必要性について理解を深めることができる。

コラム 地域包括ケア「見える化」システム

　地域包括ケアシステムを構築する上で何よりも重要なことは、「地域を知る」ことである。自分たちの地域には、どのようなニーズがあり、活用できる資源にはどのようなものがあるか、地域内に不足している資源は何か、地域の状況を正確に捉えることで地域にあったシステムの方向性を明確化することができる。ソーシャルワーク実践では、アセスメントが援助の要と言われるが地域包括ケアシステムの構築においても情報収集と分析が成功の鍵を握っている。

　厚生労働省が2015（平成27）年より提供を開始した地域包括ケア「見える化」システムは、都道府県・市町村における介護保険事業（支援）計画等の策定・実行を総合的に支援するための情報システムである。このシステムが提供するのは、「介護・医療の現状分析・課題抽出支援」「課題解決のための取組事例の共有・施策検討支援」「介護サービス見込み量等の将来推計支援」「介護・医療関連計画の実行管理支援」の４つの機能である。これらを適切に活用することで、①地域間の比較等による現状分析から、自治体の課題抽出が容易となる、②同様の課題を抱える自治体の取組事例を参照することで、各自治体が自ら適した施策を検討しやすくなる、③都道府県・市町村の関係者全員が一元化された情報を共有することで、関係者間の課題意識や互いの検討状況を共有することができ、自治体間・関係部所管の連携がしやすくなるといった効果が期待されている。

　このシステムでは、地域包括ケアシステムの構築に関するさまざまな情報が一元化され、グラフ等を用いた形で提供される。さらに、一部の機能を除いて誰でも利用することができ、地域住民も含めた関係者間で、地域課題やその解決に向けた取組みを共有することも可能である。それぞれの地域が地域の実情に合わせた地域包括ケアシステムを深化・推進していくための１つの方法として地域包括ケア「見える化」システムの積極的な活用が望まれる。

第10章　多機関・多職種協働

この章では、地域共生社会の実現に向けた包括的な支援体制の具体的な施策について学習する。まず、包括的な支援体制で求められる総合相談の内容や必要性、多機関協働による包括的な支援体制の構築方法、住民に身近な圏域における相談支援体制について学ぶ。また、地域共生の実現に向けた多職種連携や福祉以外の分野との機関協働の実際について学ぶ。

1

改正社会福祉法の包括的な支援体制の整備に至るまでの施策展開を振り返り、福祉総合相談体制の展開や必要性を学ぶ。

2

多機関協働による包括的支援体制の理解を深めるために、改正社会福祉法に規定されている多機関協働事業の内容を学び、多機関協働を促進する仕組みとしてさまざまな相談機関の連携会議を考察する。

3

保健・医療・福祉に関わる多職種連携の目的や多職種連携の仕組み、生活支援全般に関わるネットワーク、多職種連携における個人情報保護等について学ぶ。

4

地域共生社会実現のために、福祉以外の分野を理解する必要性や、地域創生等の政策と地域福祉活動の関連を理解する。また、社会的企業、農福連携、観光・商工労働等との連携を具体的に学び、地域福祉の多様な展開を理解する。

1. 福祉総合相談

A. 総合相談支援事業の動向

　福祉に関する相談窓口の総合的支援体制の取組みとしては、1987（昭和62）年に高齢者サービス総合調整推進会議（高齢者サービス調整チーム）の設置を通した、保健・福祉・医療サービスの統合化が始まった。1990年代に入ると保健所を中心とした公衆衛生分野からの分野横断的なネットワークづくりや福祉相談の総合的対応がみられたが、福祉に関する総合的な相談支援事業については、日本の社会保障制度や福祉制度の提供システムの限界から、総合的な相談事業の内容や機能、相談窓口の設置主体や財源、相談援助専門職の配置等の課題があり、積極的な展開がみられなかった。

　社会福祉協議会は、1991（平成3）年の国庫補助事業の「ふれあいのまちづくり」事業で、地域福祉を総合的に推進する事業として、地域における関係機関や社会資源が有機的に連携することにより、高齢者、障害者、児童・青少年等に対し、地域に即した創意と工夫を行った福祉サービスを提供するとともに、それらを永続的かつ自主的に提供する体制の整備を図る総合相談事業を福祉のまちづくりへ展開していった[1]。

　2000（平成12）年以降、介護保険制度の施行および地域包括支援センターの創設により、高齢者福祉分野では総合相談窓口が法制化され、保健、医療、福祉および住宅を含む地域包括ケアシステムの構築のための総合相談支援体制が展開された。その間、全国社会福祉協議会は、2005（平成17）年に、「『地域総合相談・生活支援システム』の構築に向けて～市区町村社会福祉協議会への提案～」を発表し、**地域総合相談・生活支援システム**の機能、相談支援拠点としての地域センターの運営方法、地域ケア推進住民プラットフォームの構築、社会福祉協議会としての総合相談の取組みの意義等を取りまとめた。2008（平成20）年の「これからの地域福祉のあり方に関する研究会報告書」（厚生労働省）では、地域における重層的相談支援体制の確保や総合相談の専門人材として、「地域福祉コーディネーター」を配置するイメージが示された。

　2013（平成25）年の生活困窮者自立支援法の成立により、2015（平成27）年より生活困窮者に対する自立支援の措置が講じられ、福祉、就労、教育、住宅等を含む包括的な支援体制が運用されるようになる。

その後、2015（平成27）年の「誰もが支え合う地域の構築に向けた福祉サービスの実現―新たな時代に対応した福祉の提供ビジョン」や、2016（平成28）年に閣議決定された「ニッポン一億総活躍プラン」、2017（平成29）年の「地域における住民主体の課題解決力強化・相談支援体制の在り方に関する検討会」（地域力強化検討会）を経て、同年5月に、社会福祉法の改正（地域包括ケアシステムの強化のための介護保険法等の一部を改正する法律による改正）に至る。改正社会福祉法では、地域福祉の理念を実現するために、市町村が包括的な支援体制づくりに努める旨が規定され、12月には「社会福祉法に基づく市町村における包括的な支援体制の整備に関する指針」が公表された。

2019（令和元）年の「『地域共生社会に向けた包括的支援と多様な参加・協働の推進に関する検討会』（地域共生社会推進検討会）最終とりまとめ」では、包括的な支援体制を全国的に整備するための方策について検討が行われ、「断らない相談支援」「参加支援」「地域づくりに向けた支援」を内容とする新たな事業の創設が提案され、2020（令和2）年の社会福祉法改正では、重層的支援体制整備事業（106条の4）が規定された。

B. 総合相談の必要性

近年、地域社会の変化や多様化・複雑化した地域生活課題の現状やニーズ（8050問題、ひきこもり、ダブルケア、外国人住民の増加、多文化共生、依存症、ニート、自殺、災害、社会的孤立、セルフネグレクト等）の増加への対応が求められる。このような支援ニーズの多様化・複合化に対応するためには、保健・医療・福祉に限らず、雇用・就労、住まい、司法、教育、農業、産業などの分野からの総合的なアプローチが求められるようになった。

岩間は、「地域を基盤としたソーシャルワークとは、ジェネラリスト・ソーシャルワークを基礎理論とし、地域で展開する総合相談を実践概念とする、個を地域で支える援助と個を支える地域をつくる援助を一体的に推進することを基調とした実践理論の体系である」と述べている[2]。ここでの総合相談における「総合」の意味としては、地域生活上の多様なニーズをもつ本人を援助対象とする点、ニーズ発見から見守りまで、予防的支援から継続的支援までを含めた総合的な支援という点、特定の本人の各ライフステージに関わることができること、多様な担い手たちが相談活動に参画し、ネットワークや連携・協働によって総合的に働きかける点、本人と地域との関係を重視し、総合的かつ一体的に変化を促す点が挙げられてい

福祉の提供ビジョン
「誰もが支え合う地域の構築に向けた福祉サービスの実現―新たな時代に対応した福祉の提供ビジョン」では対象を限定しない、世帯全体が抱える複合的な課題に対する包括的な支援体制の構築として、「全世代・全対象型地域包括支援」および「新しい地域包括支援体制」が取り上げられた。

ニッポン一億総活躍プラン
「地域共生社会の実現」が提唱され、厚生労働省に「我が事・丸ごと」地域共生社会実現本部が設置され、福祉サービスや相談支援の提供体制が検討された。

173

る⁽³⁾。多様な生活上のニーズに対応した、一人ひとりの尊厳が保たれた地域生活支援のためには、制度の狭間の生活問題に対して個別支援と地域支援を一体的に行うものとして、また、サービスの受け手と担い手が一体的になる地域共生社会の実現のためにも地域を基盤とした総合相談の実践が求められる。

2. 地域におけるさまざまな機関・協議会

A. 多機関協働による包括的支援体制

重層的支援体制整備事業
（社会福祉法106条の4
第2項）
市町村において、地域住民の複雑化・複合化した支援ニーズに対応する包括的な支援体制を整備するため、①属性を問わない相談支援、②参加支援、③地域づくりに向けた支援を柱として、これら3つの支援を一層効果的・円滑に実施するために、④多機関協働による支援、⑤アウトリーチ等を通じた継続的支援を新たな機能として強化し、①から⑤までの事業を一体的に実施するものである。また、そのため、従来、分野（介護、障害、子育て、生活困窮）ごとの制度に基づき行われていた相談支援や地域づくりにかかる補助に、新たに相談支援や参加支援の機能強化を図る補助を加えて一体的に執行できるよう「重層的支援体制整備事業交付金」（106条の8および106条の9）の財政支援項目が位置づけられた⁽⁴⁾。

2020（令和2）年社会福祉法の改正により多機関協働事業（社会福祉法106条の4第2項5号）が位置づけられた。この事業の目的は、**重層的支援体制整備事業**における支援の進捗状況等を把握し、必要に応じて既存の相談支援機関の専門職に助言を行うこと、また、単独の支援関係機関では対応が難しい複合化・複雑化した支援ニーズがある事例の調整役を担い、支援関係機関の役割分担や支援の方向性を定め、支援プランの策定を行う等の取組みを通じて、重層的支援体制整備事業に関わる関係者の連携の円滑化を進めるとともに、市町村における包括的な支援体制を構築できるよう支援することである。多機関協働事業者は、重層的支援体制整備事業が適切かつ円滑に実施されるために重層的支援会議を開催し、多機関協働事業者者が作成したプランの適切性の協議、プラン終結時等の評価、社会資源の充足状況の把握と開発に向けた検討を行う⁽⁵⁾。多機関協働事業は、市町村全体で包括的な相談支援体制を構築し、重層的支援体制整備事業の中核を担う役割を果たす。

川島は、「地域の中で制度的な社会福祉のサービスを受け、残余的な部分を家族などのインフォーマルケアがすべて支えるという体制では複雑化多様化する住民の生活問題に対応することができない状況にある。公的機関・民間非営利・民間営利・インフォーマルの主体がそれぞれ有機的にネットワークを組み、互いの役割を理解しながら協働し、サービス提供を行っていくことが求められるようになった」⁽⁶⁾と述べており、多元的なケア推進主体の協働による総合相談体制の必要性を指摘している。地域における総合相談体制の構築と多機関協働事業が具体的な実践段階に入ったことになる。

B. 住民に身近な圏域における相談支援体制

　2016（平成28）年12月の「地域力強化検討会中間とりまとめ〜従来の福祉の地平を超えた、次のステージへ〜」では、住民に身近な圏域で、「我が事・丸ごと」の相談を受け止める場を設けることや、住民に身近な圏域で把握された、多様で複合的な課題や制度の狭間の問題に「丸ごと」の相談に対応するために、市町村における包括的な相談支援体制を構築することが提案されている。そのためには、福祉、医療、保健、雇用・就労、司法、産業、教育、家計、権利擁護、多文化共生等多岐にわたる連携体制の構築や、協働の中核を担う機能が必要であることが示された。

　2017（平成29）年の社会福祉法改正に伴い、同年12月の「社会福祉法に基づく市町村における包括的な支援体制の整備に関する指針」では、市町村の施策内容として、「**住民に身近な圏域**」において、地域住民等が主体的に地域生活課題を把握して解決を試みることができる環境を整備することや、地域活動を通して把握された地域住民が抱える地域生活課題に関する相談について、包括的に受け止め、情報提供や助言を行うとともに、必要に応じて支援関係機関につなぐことのできる体制を整備する内容が盛り込まれた。

　身近な圏域における相談支援体制の一例としては、千葉県の「中核地域生活支援センター」の事例が参考となる。

　千葉県では、子ども、障害者、高齢者等、誰もがありのままに、その人らしく地域で暮らすことができる地域社会を実現するために、「中核地域生活支援センター」を健康福祉センターの所管区域ごと（13地区）に設置している。「中核地域生活支援センター」では、制度の狭間や複合的な課題を抱えた場合など地域で生きづらさを抱えた人に対して、24時間365日体制で、分野横断的に、包括的な相談支援・関係機関へのコーディネート・権利擁護等、広域的で高度専門性をもった寄り添い支援を行っていたことが特徴である。そのため、「たらいまわしにしない」相談活動を目指して、対象や課題を限定しない総合相談事業として実践を重ねることができた[7]。

　相談等にあたっては、潜在的な対象者の積極的な把握に努めるとともに、相談者のみならず、その家族等も含めて課題の把握に努め、相談者に対する支援計画等を策定し、家庭や関係機関を訪問する等のさまざまな方法により、相談者に必要な支援が提供されるように援助、調整等を行う。また、「地域総合コーディネート事業」として、利用者に必要な支援を提供するため、行政をはじめとする公的機関、福祉・医療・司法・教育等の各分野

住民に身近な圏域
「住民に身近な圏域」とは、地域の実情に応じて異なると考えられ、地域で協議して決めていく過程が必要である。たとえば、小学校区域、合併や統廃合で小学校区域が大きくなっている地域では自治会単位などである。

の支援者や支援機関、当事者グループなどの関係者や関係機関を調整するとともに、互いのネットワークの強化を図る。これらの総合相談窓口への相談件数は、創設翌年の2005（平成17）年度の50,204件（延べ件数）から、2020（令和2）年度は82,921件へ増加した[8]。

身近な圏域での相談支援体制の構築は包括的相談支援事業において福祉や生活支援サービスへの**アクセシビリティ**を高める最も重要な要件である。

C. ネットワーク会議

多機関協働および身近な圏域における包括的相談支援事業の実施にあたっては、さまざまな相談を受け止める協議の場の整備が必要で、各専門分野におけるネットワーク会議の活用が求められる。

[1] 協議体

2015（平成27）年の介護保険制度改正により、**生活支援体制整備事業**が推進されている。この事業は、ボランティア等の生活支援の担い手の養成・発掘等の地域資源の開発やそのネットワーク化などを行う「生活支援コーディネーター（地域支え合い推進員）」の配置などについて、介護保険法の地域支援事業に位置づけられた。また、生活支援・介護予防サービスの体制整備に向けて、多様なサービス提供主体の参画が求められることから、市町村が主体となって、「定期的な情報の共有・連携強化の場」として「協議体」が設置され、多様な主体間の情報共有および連携・協働による資源開発等を推進することになった。

協議体の役割は、生活支援コーディネーターの組織的な補完、地域ニーズの把握、情報の見える化の推進（アンケート調査やマッピング等の実施）、企画、立案、方針策定を行う場、地域づくりにおける意識の統一を図る場、情報交換の場、働きかけの場となる。協議体の設置主体は市町村であり、生活支援コーディネーターが協力して地域の関係者のネットワーク化を図る。

構成団体等は、行政機関（市町村、地域包括支援センター等）、生活支援コーディネーター、地域の関係者（NPO、社会福祉法人、社会福祉協議会、地縁組織、協同組合、民間企業、ボランティア団体、介護サービス事業者、シルバー人材センター等）で、この他にも地域の実情に応じて適宜参画者を募ることが望ましい。地域の住民やボランティア、各種団体等、その地域や課題に応じた協議体が、生活支援コーディネーターとともに、資源の開発や調整のために話し合いを行い、実際に活動を行う[9]。

［2］ 地域ケア会議

　地域ケア会議は、高齢になっても、住み慣れた地域で尊厳のあるその人らしい生活が継続できるよう、市町村を中心に地域の特性に応じた地域包括ケアシステムの実現に向けた手法として、高齢者個人に対する支援の充実とそれを支える社会基盤の整備（地域づくり）を同時に図っていくことを目的とする。地域の支援者を含めた多職種による専門的視点を交えて、適切なサービスにつながっていない高齢者の支援や地域で活動する介護支援専門員の自立支援に資するケアマネジメントを支援するとともに、個別ケースの課題分析等を通じて地域課題を発見し、地域に必要な資源開発や地域づくり、さらには介護保険事業計画への反映などの政策形成につなげることを目指す[10]。

　地域ケア会議は、2011（平成23）年から介護保険制度に位置づけられたが、2014（平成26）年の介護保険制度の改正により、包括的支援事業（地域包括支援センターの運営業務）としての設置が明確となった。地域ケア会議の機能としては、①個別課題解決機能、②ネットワーク構築機能、③地域課題発見機能、④地域づくり・資源開発機能、⑤政策形成機能、の5つの機能[10]が挙げられ、地域包括ケアシステムの実現に向けた多機関・多職種協働の場となっている。

　地域ケア会議は、検討課題の内容によって、個別事例ごとに開催される場合（個別レベル）や、日常生活圏域ごとに開催される場合（日常生活圏レベル）、市町村・地域全体で開催される場合（市町村レベル、市町村を越えたレベル）がある。

［3］ 地域包括支援センター運営協議会

　地域包括支援センターは、市町村が設置した**地域包括支援センター運営協議会**の意見を踏まえて、適切、公正かつ中立な運営を確保することとされている[11]。また、地域包括支援センターの設置・変更・廃止などに関する決定は、市町村が行うものであり、地域包括支援センター運営協議会は市町村の適切な意思決定に関与する。

　運営協議会の構成員については、センターの公正・中立性を確保する観点から地域の実情に応じて市町村長（特別区の区長を含む。）が選定する。また、運営協議会には会長を置くこととし、会長は、構成員の互選により選任する。なお、運営協議会には、在宅介護支援センター等の福祉関係団体が参画することが望ましい。

　所掌事務は、地域包括支援センターの設置等の承認に関すること（担当圏域の設定、センターの設置・変更等、業務の委託先法人の選定・変更、

地域包括支援センター運営協議会の設置基準
原則として、市町村ごとに1つの運営協議会を設置する。複数のセンターを設置する市町村であっても、運営協議会については、1つ設置することで差し支えない。また、複数の市町村により共同でセンターを設置運営する場合にあっては、運営協議会についても共同で設置することができる。

センターの業務の委託先法人の予防給付に係る事業の実施等）や、センターの運営に関すること、センターの職員の確保に関すること、その他の地域包括ケアに関すること、などがある。

［4］要保護児童対策地域協議会

　2004（平成16）年の児童福祉法の一部を改正する法律において、「要保護児童対策地域協議会」が設置された。要保護児童対策地域協議会の設置の背景には、**要保護児童**の早期発見や適切な保護を図るためには、関係機関がその子ども等に関する情報や考え方を共有し、適切な連携の下で対応していくことが重要であることが挙げられる。また、多数の関係機関の円滑な連携・協力を確保するためには、運営の中核となって関係機関相互の連携や役割分担の調整を行う機関を明確にするなどの責任体制の明確化、関係機関からの円滑な情報の提供を図るための個人情報保護の要請と関係機関における情報共有の関係の明確化が必要である。

　要保護児童対策地域協議会の設置主体は、地方自治法1条の3に規定する地方公共団体であり、普通地方公共団体である市町村および都道府県のほか、特別地方公共団体である特別区や地方公共団体の組合（一部事務組合や広域連合）等も含まれる。基本的には住民に身近な市町村が設置主体となるが、地域の実情に応じて複数の市町村が共同で設置することができる。

　構成員は、児童福祉法25条の2第1項に規定する「関係機関、関係団体及び児童の福祉に関連する職務に従事する者その他の関係者」であり、地域の実情に応じて幅広い者を参加させることが可能である。また、関係機関等の要保護児童対策地域協議会への参加に際しては、要保護児童対策地域協議会の業務内容や構成員に課せられる守秘義務等について、その内容や違反した場合の罰則等について、あらかじめ説明しておくことが適当である。

　要保護児童対策地域協議会の主な意義としては、要保護児童等を早期に発見し、迅速に支援を開始することができるという点が挙げられる。また、各関係機関等が連携を取り合うことで情報の共有化が図られ、それぞれの役割分担について共通の理解を得ることができる。さらに、関係機関等の役割分担を通じて、それぞれの機関が責任をもって関わることのできる体制づくりができる(12)。

　設置主体として市区町村設置が強化されている点からも日常生活圏域における包括的な支援体制としての役割が求められる。

要保護児童
「保護者のない児童又は保護者に監護させることが不適当であると認められる児童」（児童福祉法6条の3）であり、虐待を受けた子どもに限られず、非行児童なども含まれる。

［5］障害者自立支援協議会

「障害者自立支援協議会」は、「障害者の日常生活及び社会生活を総合的に支援するための法律」（障害者総合支援法）に基づき、2012（平成24）年より法定化（法89条の3第1項）された。障害者自立支援協議会は、「関係機関等が相互の連絡を図ることにより、地域における障害者等への支援体制に関する課題について情報を共有し、関係機関等の連携の緊密化を図るとともに、地域の実情に応じた体制の整備について協議を行うもの」（法89条の3第2項）である。障害者等への包括的支援体制の構築のために、多機関との連携・協働を行うことが主な目的となる。

障害者自立支援協議会の主な対応内容は、①委託障害者相談支援事業や基幹相談支援センターの事業実績に関する検証や評価、②相談支援事業者等からなる相談支援に関する専門部会等における、個別事例の支援のあり方についての協議、③指定特定相談支援事業者が作成するサービス等利用計画等の質の向上を図るための体制の検討、④地域移行支援・定着支援を効果的に実施するための相談支援事業者、精神科病院、入所施設、保健所や地域の障害福祉サービス事業所等による地域移行のネットワークの強化や、障害福祉サービスの利用の組み合わせによる施設入所者の状況を踏まえた地域の社会資源の開発の役割強化、等の取組みを地域の実情に応じて進めていく。また、地域における障害者虐待防止等のためのネットワークの強化を図る必要がある。自立支援協議会を構成する関係者は、行政機関、当事者、企業・就労支援、民生委員・児童委員、障害者相談員、宅建業者、相談支援事業者、高齢者介護、学校、子育て支援、保健・医療、サービス事業者等、多様な主体が参加する(13)。

3. 多職種協働・連携

A. 生活支援全般に関わるネットワークの必要性

地域生活では、何かしらをきっかけに、これまでの暮らしの維持が困難と感じることがある。次の事例をみてみよう。

事例

A地区の民生委員より「Zさん（70代男性）宅から異臭がする。数年

**コミュニティソーシャル
ワーカー**
地域で生活課題を抱える
方を支援するために、
地域の資源を組み合わせ
て、新しい仕組みづくり
の調整やコーディネート
する役割を担う。支援対
象は、地域での困りごと
を抱える住民であり、広
範囲にわたる。コミュニ
ティソーシャルワーカー
は、主に社会福祉協議会
に配置されている。

シームレスなサービス
シームレス（seamless）
とは、継ぎ目のないこと
を意味し、人、場所など
を要因としたアクセスの
しづらさを改善するた
め、サービスの垣根を超
えた体制を構築していく
こと。その目的は、利用
者のニーズに応じて、サ
ービス間の移動をしやす
くしていくことや、切れ
目のないサービス提供を
行うことである。

**ケアマネタイム／医療と
介護の連携シート**
現在は、各地で介護支援
専門員の連絡会と医師会
が協力して設定してい
る。相談可能な曜日、時
間帯、対応方法、サービス
担当者会議への参加が
可能か、参加可能人数な
どの情報を共有し、相談
しやすい環境を作ってい
る。同様に、連携シート
も各地で採用が始まって
いる。

前にお子さんが体調不良で仕事を辞めて戻ってきたと聞いている。時々、家の中から怒鳴り声や物が壊れる大きな音が聞こえる。ご家族の状況が心配だ」と、社会福祉協議会の**コミュニティソーシャルワーカー**に相談があった。Ｚさん宅を訪問したが、最初は会うこともできなかった。数ヵ月の訪問を続けて、Ｚさんから「息子がアルコール依存症となり、仕事を辞めた。当初は通院していたが、今はしていない。毎日お酒を飲み、暴れて妻に物を投げたりするので、２人とも疲弊している。私の年金でお酒を買うので、日々の食事にも困っている。息子のことは、私たちの育て方が悪かったと思って、自分たちで何とかしようとしてきたが、もう無理かもしれない。家のことが手につかなくなって、近所にも迷惑をかけてしまい、合わす顔もない」と話を聞くことができた。

　上記事例のように、表面化した「異臭」「怒鳴り声」の背景には、「家計」「家族関係」「依存症」「孤立」「失業」「体調・栄養の不安」など、複数の課題が想定できる。これらに、専門職が単独で対応すれば、時間もかかり、対応の限界を認識するだろう。そこで、地域生活支援では、多様で複雑な生活課題に同時並行で対応できるように、加えて、課題が複雑化する前に介入できるように、他領域の専門職とつながり、横断的な体制で支援する。その一方法として、社会福祉士や精神保健福祉士はネットワークを形成する。先の事例では、潜在化しているニーズを把握するためのアウトリーチ、それぞれのサービスが分断しないようにするための**シームレスなサービス**提供、関連する領域での円滑な情報共有など、生活支援全般にかかわるネットワークが必要と考えられるだろう。また、その形成には、さまざまな関心や志向をもつ人びとでコミュニケーションを図りながら、共同作業を行い、発展・維持していく取組みが欠かせない。

　ネットワーク形成の例として、在宅医療の充実を目標にネットワークを構築している東京都世田谷区の取組みを一部紹介しよう[14]。

　医師と介護支援専門員の情報共有の場の不足を課題として、関係者がケアプランの作成のために相談を行う時間帯「**ケアマネタイム**」を設定した。現在、この時間を設ける医療機関は200ヵ所以上あり、面談方法や時間を区内の医師会のウェブサイト等で公表している。これにより、相談の場の設定が円滑になったと評価されている。また、区内の医療ソーシャルワーカー、ケアマネジャー、医師の共同で作成された３種類のシート「**医療と介護の連携シート**」を活用して、情報を共有し、ネットワークを維持するための取組みがなされている。

　この実践は、検討会での協議を重ね、支援を行う上での不具合等を共有

しながら、専門職の創意工夫により、相談枠組みを共通化した相談ネットワークや、共通するシートを媒介とした情報共有ネットワークを形成している。これにより、他専門職への**アクセシビリティ**が改善し、迅速で適切な支援が可能になった。サービス利用者の負担軽減など、生活支援全般の環境の改善が期待できる取組みである。

B. 保健・医療・福祉に関わる多職種連携

[1] 多職種連携の目的と意義

　保健・医療・福祉に関わる多職種連携の目的は、地域住民の生活がよりよいものとなるために、地域で提供されるサービスや支援の質を向上させて、多様で包括的な援助を実現することである。この連携が求められる背景の1つには、保健・医療・福祉など各領域で提供されるサービスの細分化と高度化が進む一方で、地域住民の生活課題が複合化し、単独職種での援助に限界を認識したことが挙げられる。

　では、多職種連携とはどのような状態なのか。まずは、「連携」は何を意味するか、その概念を整理しよう。

　先駆的に概念整理を行ったジャーメインは次のように連携を定義した。

　「連携とは、単独の分野（あるいは個人）だけでは達成できないあるいは十分に達成できないヘルスケアに関連した特定の目標や職務を遂行するために、二つあるいはそれ以上の分野がコミュニケーション、計画、行動を交換する協力的プロセスである」[15]。

　また、わが国の保健医療福祉領域での連携について書かれた文献から、概念整理を行った吉池・栄は次のように整理した。

　「共有化された目的をもつ複数の人及び機関（非専門職を含む）が、単独では解決できない課題に対して、主体的に協力関係を構築して、目的達成に向けて取り組む相互関係の過程である」[16]。

　そして、野中猛は、チームの構成員の相互関係性に着目し、第1段階の「linkage＝連結」、第2段階の「coordination＝調整」、第3段階の「cooperation＝連携」、第4段階の「collaboration＝協働」と分けられると提案した[17]。

　これらのことから、多職種連携とは、異なる領域や分野の専門職やその問題に関係する人びとが、単独では達成することが難しいさまざまな生活問題の中から、共有された問題を解決するために、お互いが対等な関係で知識や技術、経験等を提供・交換して活動するとともに、それぞれの領域の活動を促進していくことである。すなわち、連絡・連結や調整活動を積

ジャーメイン
Germain, Carel Bailey
1916-1995
生活モデル（ライフモデル・アプローチ）の提唱者。ジャーメインの記した『Social work Practice in Health Care』は日本の多職種連携に関する文献で多く引用されている。

み重ねて発展したものが連携であり、地域での新たな協働を創出するためのプロセス、かつ、前述した目的を達成する手段と考えたい。

多職種連携は、地域住民の生活問題を領域や分野によって分断することなく、**分野横断的・包括的**に暮らしを支えていくために必要なものである。その中で社会福祉士・精神保健福祉士は、生活問題を抱える地域住民に寄り添い、社会生活を支える専門職としての役割を担っていく。

[2] 多職種連携の担い手

次に、保健・医療・福祉に関わる多職種連携の「多職種」に注目しよう。保健・医療・福祉など対人サービス領域が連携して行う活動は、地域のニーズに応じて、多様な領域のメンバーで行われる。また、現在は専門職のみならず、地域住民のボランティア、**ピアサポーターやコンビニエンスストアなどの地域小売店**など非専門職と協力して支援する場合も多い。したがって、関わるメンバーの領域は、保健・医療・福祉だけではなく、地域生活を支える経済、居住、心理・情緒、教育、就労、技能訓練、権利擁護など幅広く捉えられる。このようなことから、担い手を「多様であり、各自が地域のために自立して行動する者」と位置づけて、「多職種」と表現される。連携の担い手は、支援体制と同様、包括的な捉え方をしておこう。

具体的には、国家資格や認定資格などを取得して業務にあたる者として、社会福祉士、介護福祉士、精神保健福祉士、保育士、教員、医師、歯科医師、看護師、保健師、助産師、薬剤師、放射線技師、理学療法士、作業療法士、言語聴覚士、技師装具士、機能訓練士、管理栄養士、歯科衛生士、救急救命士、臨床心理士、公認心理士、介護支援専門員、訪問介護員、相談支援専門員、弁護士などがある。また、特定の職務を担う者として、ソーシャルワーカー、ケースワーカー、医療ソーシャルワーカー、スクールソーシャルワーカー、ファミリーソーシャルワーカー、コミュニティソーシャルワーカー、生活相談員、生活支援員、スクールカウンセラー、保護観察官、保護司、社会復帰調査官、女性指導員、職業相談員、ジョブコーチなどがある。そして、本人、家族、地域住民、ピアサポーターなどの当事者、民生委員・児童委員、ボランティア、NPO法人、地元に根づいた商店や企業等の主体などが地域福祉活動の協力者として挙げられる。

[3] 多職種協働・連携の実際
(1) 多職種協働・連携を展開するチーム形成プロセス

多職種連携を行うチームとは、「連携の可視化された実態」[16]と位置づけられる。だが、このチームは、各専門職などが存在するだけでは成立し

ない。では、専門職のどのような認識・行為もしくは援助活動がチーム形成や体制構築につながるのか。展開プロセスの一例をみてみよう（表10-3-1）。

表10-3-1　多職種連携の実際―チーム形成プロセス

〔第1段階：連携の前段階〕

- 単職種でニーズを十分に実現できるか、不安を感じる。（認識）
- ニーズの実現が可能となり得る他の専門職の特性・活動・専門性について調べ、適する専門職を選定する。（行為）
- クライエントに他専門職が関わる可能性や情報提供について伝え同意を得る。（活動）

〔第2段階：連絡～連結〕

- 選定した専門職へ連絡し、援助要請の経緯や自身の専門性などについて説明を行い、協力の打診をする。協力が得られたら、打ち合わせの機会を設ける。（行為）
- 打ち合わせでクライエント大まかな情報を提供した後、連携を必要とする根拠や生活問題、援助目標を共有する。それぞれの専門職の役割と責任を確認する。（活動）

〔第3段階：連結～連携〕

- 援助について、専門的助言のやり取りをし、判断や方法について協議する。助言や判断をもとに、それぞれの立場で支援を行う。葛藤が生じれば、協議し、対応する。支援の効果や課題について共有する。（活動）

〔第4段階：連携〕

- 第3段階の活動について、他のクライエントへの適用が可能か、検討する。（行為）
- 今回の体制での活動を必要に応じて活用できるように、その体制を維持・定着化させるための方法を協議する。（活動）
- クライエントへの支援を行う際、他の専門職の支援も意識する。（認識）

〔第5段階：連携～協働〕

- 地域の生活課題等について、定期的な打ち合わせの機会をもち、それぞれの専門性に基づく見解や意見を交換する。（活動）
- チームの援助活動の内容を相互にチェックする。（行為）
- チームが地域で認知され、他のチームとつながり、協働体制を構築する。（活動）

出典）野中猛・野中ケアマネジメント研究会『多職種連携の技術―地域生活支援のための理論と実際』中央法規出版，2014を参考に作成．

表10-3-1のプロセスは、あくまで一例にすぎないが、各段階に示した「連携の共通認識や目標を持つこと、助言や判断などの相互作用と**相互補完**、メンバー間の信頼関係を形成するコミュニケーション」は連携構築に欠かせない要素である。また、各段階は一方向的に進むのではなく、行きつ戻りつする。それは実践を通して、連携の有効性を吟味し、本来の共有目的を追求するからである。

そして、担い手には、**多職種連携コンピテンシー**の発揮が求められる。

相互補完
専門職の援助には、その専門性の範囲だけではなく、他の専門職と重なり合う部分がある。重なりあう部分の援助をお互いに補うことで、それぞれの援助が促進されること。

コンピテンシー
competency
専門職が状況に応じて業務を行う能力である。専門的知識、技術だけではなく、それらを統合して活用する力、倫理観や態度も含まれる。生来の能力ではなく、学習により修得していく。

183

専門職の協働能力に焦点化した「医療保健福祉分野の多職種連携コンピテンシー」[18]では、コアとなる2つのコンピテンシーとして①当事者とその家族、コミュニティを中心に置き、共通の目標や課題を設定できること、②職種背景の異なりに配慮し、自職種の役割、知識、意見、価値観を伝え合うことができることが挙げられている。また、2つのコアを支えるコンピテンシーとして、関係性の調整・維持・成長、葛藤への対応、自己省察などがある。ここで挙げたコンピテンシーは、利用者中心、他者理解・相互理解、成長と変化の促進、専門職である自身の活用、自己覚知・省察などに言い換えることができ、**ジェネラリスト・ソーシャルワーク**におけるワーカーの責任と共通する。地域の生活支援に携わる者にとって、自身の領域に関わらず、欠かせない専門職の能力と理解しておこう。

(2) 多職種協働・連携の利点と課題

多職種連携の利点・有効性は、**根拠法や職能団体の示す倫理綱領**に「連携協働業務」が明記されていることから、当然あるものとして捉えられている。ここでは、連携協働を専門職として効果的に活用できるように、その有効性と課題のいくつかを押さえておきたい。まず、利点・有効性は、以下が挙げられる。

①**クライエント（サービス利用者等）の負担が軽減される。**

地域のサービスを利用する際、煩雑な手続きが必要なことも多い。連携がなければ、クライエントは自分の困りごとをそれぞれの場所で、繰り返し話さなければならず、話すこと自体を負担に感じ、利用をあきらめてしまうかもしれない。クライエント情報やサービス提供状況を共有していれば、説明が一部省略できるなど、クライエントの負担の軽減が期待できる。

②**専門職が自身の援助を客観視できる。**

異なった領域から、助言等のサポートを得ることにより、自身の援助を客観的に評価することができる。その過程で、援助方法や判断の課題を発見することも可能であり、異なった視点や視野を採り入れて、新たな援助方法を創出することも可能となる。

③**地域のサービス供給を整理し、新たなサービスを創出できる。**

地域では限られた資源を有効に活用して、福祉サービス等が提供される。担い手が単独で活動し、他の状況を把握していなければ、サービスが重複し、偏ったサービスとなってしまう。連携によって、重複部分を整理できれば、資源の有効活用や新たな資源を創出する方向性がみえるだろう。ただし、前述したように、多職種連携はコミュニケーションが必須であるから、時間や機会のコストは増える。そのため、人材や資源の有効活用は可能であっても、人材不足の解決には別の手段も必要である。

ジェネラリスト・ソーシャルワーク
1990年代以降に確立したソーシャルワーク理論・体系。エコロジカル視点を基盤として、これまでのソーシャルワークの知識・技術・価値を一体的かつ体系的に示したもの。個人と地域を一体的に捉えて働きかける「点と面の融合」、本人主体、ストレングス視点、マルチシステムなどを特徴として、どの領域にも共通して活用することができるソーシャルワーク体系である。これを基礎理論として、地域を基盤としたソーシャルワークの実践展開がなされる。

根拠法や職能団体の示す倫理綱領／連携協働業務
社会福祉士及び介護福祉士法47条や精神保健福祉士法41条には、「福祉領域以外の関係者と連携を保たなければならない」と規定されている。また、日本社会福祉士会や日本精神保健福祉士協会の倫理綱領や行動規範では、連携協働を実践での責務として示している。

次に、連携の課題である。多領域が関わる連携は、異なる文化の出会いともいえる。使用する言葉の違いや判断の根拠の違いから、葛藤を生じ、時には意見がぶつかることもあるだろう。しかしながら、この葛藤や衝突は、連携を進展させる契機とも捉えられる。たとえば、葛藤は異なる考え方にであって、お互いの違いを認識し、受け入れる難しさを感じて起こる。とすれば、それに向き合う作業は、相互補完の可能性を協議する機会になり、結果として、チーム力を高めるだろう。仙台市における精神障害にも対応した地域包括ケアシステムの構築中間報告書には、「支援機関同士の連携において、見立てや支援方針の共有がなされ、互いに役割の重なりあいが意識されなければ、支援者同士の連携は当事者その家族にとって有益なものになり得ない」とある[19]。専門職は、連携体制がクライエントの生活に与える影響を認識して、連携の課題に取り組み、クライエントにとって有益な体制となるよう努めなければならない。

また、クライエントのプライバシー保護、個人情報保護の課題もある。連携に関わる専門職は、援助に必要な範囲で、クライエントの個人情報や援助方法を共有する。**守秘義務**は専門職にとって当然のことだが、多くのメンバーで情報を共有することにより、漏れやすくなることもある。多職種連携での援助が進められる中で、2013（平成25）年に**個人情報保護法**を踏まえた、「**福祉分野における個人情報に関するガイドライン（厚生労働省）**」が出された。このガイドラインでは、利用目的の範囲、情報利用の本人の同意、情報の管理方法などが定められている。組織外や地域ケア会議などの場面で個人情報を取り扱う場合には、法やガイドラインのルールに従い、クライエントの同意を得る手続き等を行わなければならない。

ここまで利点と課題を挙げたが、いずれも、多様なニーズを実現させるために、援助の質を高めることがポイントとなる。

4. 福祉以外の分野との機関協働の実際

A. 福祉以外の分野との協働により地域福祉を推進する必要性

厚生労働省は、2つの**報告書**で、地域社会におけるさまざまな機関・団体と連携して今日的な「つながり」を再構築することを提言した。また、日本社会では、地域経済の衰退や**都市の空洞化**、第1次産業の後継者不足

守秘義務
社会福祉士及び介護福祉士法46条では秘密保持義務が明記されている。

個人情報保護法
2005（平成17）年に全面施行された「個人情報の保護に関する法律」。

福祉分野における個人情報に関するガイドライン
福祉関係事業者の個人情報の適正な取扱いを確保する活動を支援するため、事業者の講じる措置について、福祉分野の実情や特性等を踏まえた具体的指針を定めたもの。プライバシー保護の一部が個人情報保護である。

2つの報告書
・「社会的な援護を要する人々に対する社会福祉のあり方検討委員会報告書（平成12年）」
・「地域における『新たな支え合い』を求めて―地域住民と行政の協働による新しい福祉（平成20年）」

都市の空洞化
移動手段の進展や郊外への大規模小売店舗の進出等により、中心市街地に空き店舗・ビル、空き家などの低未利用地が増加した。これまで蓄積されてきた社会資本が活かされない状態。

などの課題が指摘され、地域再生や地域活性化が注目されるようになった。国は、「まち・ひと・しごと創生法」施行を契機として、「**地方創生**」を政策推進し、地域の実情に応じた課題解決に取り組む体制を構築するための情報支援や人材支援を始めた。そのような状況のもと、福祉分野では福祉以外の分野、たとえば、地元の企業や農協など経済活動を主とする主体や、NPO法人などと協働して、開発的な実践に取り組み始めた。このような実践は、地域住民の多様なニーズに対応すべく、制度や立場を超えて連携し、今日的なつながりを再構築するものとして、期待されている。

B. 福祉以外の分野との連携協働による開発的実践

福祉分野以外の主体との実践は、全国にみられる。2つの取組みを紹介する。

[1] 農業・福祉・商工と協働し、障害者の自立支援につなげる（宮城県仙台市）

農産物生産販売と障害者就労支援事業を行うゴリラファーム株式会社の生産した干し野菜と、NPO法人Linksの障害者就労支援事業所に就労の場を提供して協働する地元農家の株式会社北東ファームのコーヒー豆を使ったメニューが、株式会社オールスパイスのHACHI（飲食店）で提供されている。領域は異なっていても、「**農福連携**を一層普及させ、働きがいにつなげたい」とする共通の思いをもち、実現された。関係者は、「農福連携で良い商品が完成しても、そこから先の販路に困っていると聞く。メニューに取り入れて消費者にアピールすることで、農福連携の認知度を高める役に立ちたい」[20]と地域の共通課題を解決するために、また活力ある地域づくりの一助として、取組みを始めている。

このような農福連携は全国にみられ、農業の担い手不足と障害者の働く場の不足など双方の課題解決が期待できる協働として注目されている。近年では、地域ブランド化した製品を全国へ発信するもの、観光農園や廃校を活用した農村体験塾など、地元の観光事業や商工業と協働して、地域活性化を目指す取組みもみられる。また、農福連携は、**SDGs**の目標に掲げられる「すべての人々のための包摂的かつ持続可能な経済成長、雇用および**ディーセント・ワーク**を推進する」一方法としての期待も高まっている。

この事例は、農福そして商工の多領域での連携により、障害者が生産や販売を通し、地域の一員として「地域を支える」役割を獲得したものである。また、既存の資源を活用して、今日的なつながりを再構築したもので

あり、地域全体にさまざまな利益の創出を試みる取組みといえる。

[2] すべての若者が社会的所属を獲得し、「働く」と「働き続ける」社会を創る（認定 NPO 法人育て上げネット）[21]

　さまざまな困難により無業となる若者を支えることを社会的課題と位置づけ、すべての若者が社会的所属を獲得し、「働く」と「働き続ける」社会を創ることを目的として、2004（平成 16）年に NPO 法人の認証を受けている。ビジョンと使命に、「若者自身の未来を拓く」「若者を支えることは社会投資」「若者と社会をつなぐ」を掲げ、安心を実感し、挑戦できる関係性ある場の提供と、広く社会全体で若者を応援する土壌づくりを行っている。自主事業である当事者その保護者への相談事業、教育支援事業、ジョブトレーニングのほか、行政と連携した地域若者サポートステーションの開設、企業と連携した ICT 学習による若者支援プロジェクトや金銭基礎教育プログラム実施など、協働体制を築いている。

　社会的企業とは、福祉、教育、環境領域の社会的課題を新しい方法で解決し、事業を通じて社会的な目的の達成を目指す NPO 団体などを指す。日本の社会的企業は、街づくりなどの地域活性化、少子高齢化に伴う社会的課題を解決する活動が多く、地域福祉領域の取組みと重なっている。異なるのは、福祉領域に経済活動を組み入れ、得られた利益を目標達成や活動継続のため再投資して、課題解決の追及をすることである。

　この事例では、企業の CSR や強みと社会的課題のマッチングを行い、法人で積み上げた支援方法の提供し、就労や研修機会の提供を受けること、またはプログラムの協働によって相乗効果を生み出し、新しい支援方法の開発を行っている。

C. 福祉以外の分野との連携協働の課題と展望

　多様な分野での連携協働が推進されるねらいには、先の 2 つの事例のように、多領域の協働で生み出される相乗効果によって、新しいつながりをつくり、地域共生社会の実現を目指していくことがある。福祉専門職がこのような協働に参画することは、さまざまな領域の知識やノウハウが得られる機会になるとともに、自身の専門職としての成長が期待できる機会になる。そして、そこで得られた知識や向上した技術は、福祉専門職を資源として利用する人びとに還元されるのである。このような循環をつくることにより、地域力や地域での福祉力が高められていくだろう。

社会的企業
ソーシャルエンタープライズ（social enterprise）とも呼ばれる。内閣府では、社会的企業を以下の要件を満たすものとしている。
①利益は活動継続のため再投資
②社会的・環境的に深く根ざす課題に対して新しい方法で解決
③採算が取れていてかつ、社会・環境課題の解決に責任を有する
④公共サービスや政府のやりかたの改善を支援
⑤政府のサービスが届かない所でも活動を実施
⑥企業倫理、社会的責任の水準の底上げ

注）

ネット検索によるデータの取得日は，いずれも 2021 年 10 月 30 日および 2021 年 11 月 8 日.

(1) 「ふれあいのまちづくり事業の実施について（社庶第 206 号）」1991.

(2) 岩間伸之「地域を基盤としたソーシャルワークの特質と機能—個と地域の一体的支援の展開に向けて」ソーシャルワーク研究所編『ソーシャルワーク研究』Vol.37 No.1，相川書房，2011，p.7.

(3) 岩間伸之ほか『地域を基盤としたソーシャルワーク—住民主体の総合相談の展開』中央法規出版，2019，pp.111-112.

(4) 「重層的支援体制整備事業の実施について（子発 0615 第 10 号・社援発 0615 第 2 号・障発 0615 第 1 号・老発 0615 第 1 号）」別添 1，2021，p.5.

(5) 前掲書(4)，別添 4，2021，pp.15-18.

(6) 川島ゆり子『地域を基盤としたソーシャルワークの展開—コミュニティケアネットワーク構築の実践』ミネルヴァ書房，2011，p.10.

(7) 朝比奈ミカ「総合相談の実践から『社会福祉の総合化』を考える」日本社会福祉学会機関誌編集委員会編『社会福祉学』56 巻 4 号，日本社会福祉学会，2016，pp.130-134.

(8) 千葉県ウェブサイト「中核地域生活支援センター事業について」.

(9) 厚生労働省老健局振興課「『生活支援コーディネーター及び協議体とは』〜その目的，仕組み及び養成について〜」平成 27 年度老人保健健康増進等事業「地域支援事業の新しい総合事業の市町村による円滑な実施に向けた調査研究事業」セミナー資料，2015，p.12.

(10) 厚生労働省老健局「地域包括ケアの実現に向けた地域ケア会議実践事例集〜地域の特色を活かした実践のために〜」2014，pp.15-18.

(11) 厚生労働省「地域包括支援センターの設置運営について（通知）（平成 18 年 10 月 18 日老計発第 1018001 号・老振発第 1018001 号・老老発第 1018001 号）」2006.

(12) 厚生労働省「要保護児童対策地域協議会設置・運営指針について（平成 17 年 2 月 25 日雇児発第 0225001 号）（別添 1）」2007.

(13) 厚生労働省「自立支援協議会の設置運営について（平成 24 年 3 月 30 日障発 0330 第 25 号）」2012.

(14) 厚生労働省ウェブサイト「地域包括ケアシステム構築へ向けた取組事例　東京都世田谷区の取組—都市部の世田谷らしい地域包括ケアシステムの構築」.

(15) Germain, C., *Social work Practice in Health Care*, Free Press, 1984，p.190.

(16) 吉池毅志・栄セツコ「保健医療福祉領域における「連携」の基本的概念整理—精神保健福祉実践における「連携」に着目して」桃山学院大学総合研究所編『桃山学院大学総合研究所紀要』Vol.34 No.3，桃山学院大学総合研究所，2009，p.115，p.117.

(17) 野中猛『図説　ケアチーム』中央法規出版，2007，pp.14-15.

(18) 多職種連携コンピテンシー開発チーム『医療保健福祉分野の多職種連携コンピテンシー（第 1 版）』2016，p.11.

(19) 仙台市精神保健福祉審議会『仙台市における精神障害にも対応した地域包括ケアシステムの構築「地域における支援体制のあり方」中間報告書』2021，p.50.

(20) 河北新報 ONLINE NEWS「『農福連携』メニューで PR 名取の飲食店、みそ汁など提供（2021 年 5 月 15 日）」.

(21) 認定 NPO 法人　育て上げネットウェブサイト「育て上げについて」.

█ 理解を深めるための参考文献

● 上野谷加代子編『共生社会創造におけるソーシャルワークの役割―地域福祉実践の挑戦』ミネルヴァ書房，2020.

「共生社会」とは何か、地域福祉実践における捉え方などを理論的に解説しており、実践的な事例も紹介されているため具体的に理解を深めることができる。

● 奥村隆『反コミュニケーション』現代社会学ライブラリー 11，弘文堂，2013.

「話し手と聞き手がコミュニケートしようとする意図は異なる。これを一致させるではなく、いかにして相違するかを考える必要がある（p.68）」多職種とのコミュニケーションについて参考になる内容である。

ピアの力

　社会福祉領域では1990年代ごろから、ピアサポートが注目されている。リカバリー概念への関心が高まり、障害福祉領域や難病医療領域を中心に、活動が広がってきた。ピア（peer）とは、同じような立場や境遇、経験等をともにする仲間、対等な関係、同輩の意を表し、ピアサポート（peer support）とは、その人同士の支え合いを指す。

　当事者主体を原則とする福祉領域では、これまでのピアサポート活動から、支援における有効性を評価している。しかしながら、多職種連携や組織内のピアサポーターの役割が曖昧なままでいることも多く、議論がすすめられている。

　ここで、ピアの力を活かした取組みを2つ紹介しよう。

①エキスパート患者「医療チームに参加し、奮闘する」

　ヨーロッパでは、ピアのもっている情報や知恵を医療に活かそうと、医療チームの中にエキスパート患者（expert patient：熟練患者）を招いて活用する病院が生まれている。医療チームに参加するエキスパート患者は、「エキスパート患者は医療職の仕事を補助するために働くのではない。エキスパート患者という1つの専門家として働いていることを誇りにしている」と話す。このサポートで、治療に対する不安の軽減、スムーズな治療ができ、医師や看護師にとって有益な存在であるという。日本でもエキスパート患者会が作られてきている（東洋経済ONLINE「患者を支援する『エキスパート患者』の存在意義―『医療・ケア』に積極的に参加するべき理由」より一部引用）。

②認知症ピアサポート「認知症と診断されてもできることは残っている」

　香川県の西香川病院では、認知症当事者を非常勤相談員として採用し、当事者同士が体験を語り合い、相談に乗ることで支え合う、認知症のピアサポートを行っている。相談員の方は、「認知症の本人だからこそ、かけられる言葉があるのではないか」と当事者の役割を捉えている。その他、学校で講演活動をするなど、認知症を正しく理解してもらうため、精力的に活動を続けている。

　ピアサポートでは、当事者のもつ知恵や対等な関係を大事にしている。この価値に気づき、どう見出すのか、専門職の姿勢が問われている。

第11章 災害時における法制度とコミュニティの役割

　ソーシャルワーカーは災害時にどのように行動すればいいのか。本章では、災害時におけるソーシャルワーカーの役割を法制度やコミュニティとの関係で学習する。ソーシャルワーカーは、被災者のニーズを把握し、適切な支援へとつなげていくことが求められる。その際に、地域内外の資源を適切に把握し、コーディネートする能力が求められる。

1

　災害の基本的な考え方を理解した上で、それに関連するさまざまな法制度について理解する。ここでは災害対策基本法と災害救助法、そして地域防災計画について検討する。

2

　災害発生から復旧・復興に至る過程、それ以前の防災段階において、コミュニティが果たす役割について理解する。特に、災害発生時において支援を要する避難行動要支援者への対応との関係でコミュニティの重要性を検討する。

3

　発災から復旧・復興に至る過程で被災者は多様なニーズを抱えている。それをどのように把握し、支援へとつなげていけばいいのだろうか。災害時におけるソーシャルワーカーの役割について理解する。

1. 災害に関する法律・制度

A. 災害とは何か

災害
disaster

本章の目的は、**災害時におけるソーシャルワーカーの役割**について明らかにすることである。その前に、災害とは何か、という点について確認しておきたい。

災害というと、地震や津波のような自然現象を思い浮かべる人が多いかもしれない。しかしそれら自然現象が人のいないところで発生しても、基本的に被害は発生せず、災害が生じたとはいえない。災害によって生じる被害は、それら自然現象を社会が受け止めた結果として生じるのである。

ハザード（災害因）
hazard

脆弱性（ヴァルネラビリティ）
vulnerability

このことを踏まえて、災害とは**ハザード**と**脆弱性**とを掛け合わせたものであると説明される[1]。ハザードとは、災害を生み出す自然現象のことである（災害因ともいう）。地震や津波以外にもさまざまなハザードがあるが、自然現象としてのハザードのそれぞれの特性を把握しておくことが大切である。

それに対して脆弱性とは、簡単に言うと、災害に対する社会的な対応力のことである。具体的には、耐震基準を満たした建物が建設されているか、広い道路や公園を整備したまちづくりになっているかどうか、といったハードの側面を指摘することができる。それに加えてソフトな側面も指摘できる。避難訓練や防災教育などを通じて災害に対する知識や備えを整えているかどうかも重要である。社会がハザードに対してどれだけ準備をしているのかが問われている。

防災
disaster prevention

災害時におけるソーシャルワーカーの役割について考える上で、この脆弱性という視点はとても重要である。自らが担当する地域の災害脆弱性をきちんと理解しておくことは、発災前の**防災**・減災期、そして発災直後の緊急段階期から応急段階、そして復旧・復興段階の各局面において、ソーシャルワーカーが現場で活動する大前提となる。

B. 災害対策基本法と災害救助法

災害対策基本法
1961（昭和36）年に制定された災害対策についての総合的な法律。

次に災害に関連するさまざま法制度を確認しておきたい。災害対応についてさまざまな法律が制定されているが、その中でも中心的なものは**災害**

対策基本法と災害救助法である。これらの法律は防災ならびに発災時において行政が果たす役割を示している。これらの法律や制度について知っておくことは、ソーシャルワーカーが災害現場において何をすべきかを判断する上で重要となる。

[1] 災害対策基本法

災害対策基本法は災害対策についての総合性・計画性を確保するための法律であり、防災・減災における基本的な法律である。この法律は、伊勢湾台風をきっかけとして1961（昭和36）年に制定された。発災前の段階から、そして発災直後の緊急対応期、そして復旧・復興に至る各段階において、個別の法律を取りまとめる法律である。

この法律の最大の役割は、災害発生時における国、都道府県、市町村などの役割と責任を明確に示していることである[2]。つまり、災害対応の第一義的責任は、被災者・被災地に最も近い市町村が負うことを明記している。関係機関や住民への災害発生（その可能性も含めて）の通知、避難勧告や避難指示、警戒区域の指定などを市町村長は出すことができる。また、市町村長を本部長とする災害対策本部の設置についても明記されている。それに対して都道府県の役割は、市町村ができないことを支援したり（補完性の原理）、市町村間の調整を行うことである。そして国は、都道府県にできないことを行う。

この法律のもう1つの役割は防災に関する規定を定めていることである。国が定める防災基本計画とそれに基づく都道府県・市町村における地域防災計画の策定である。これについては次項で詳しく述べる。

[2] 災害救助法

災害救助法は、実際に災害が生じた際に、国が地方自治体などとともに、応急的に必要な救助を行い、被災者の保護と社会秩序の保全を図ることを定めたものである。救助の主体は都道府県知事だが、実施に関する一部事務を市町村長に委任することができる。

この法律では、救助の種類が具体的に定められている。例示すると、避難所の設置、応急仮設住宅の供与、食品の供与、被災者の救助、などである。ただしこの法律は1947（昭和22）年に定められた古い法律であり、その中身は大きく変わっておらず、救助の水準について災害が発生するたびに所管する厚生労働省が数多くの通知や事務連絡を出して示してきた。その積み重ねが現在の運用基準となっている[2]。たとえば2020（令和2）年の基準では、食費は1人1日1,160円以内、避難所設置費用は1人当た

り 330 円以内、避難所の開設期間は災害発生の日から 7 日以内と定められているが、これらは災害救助法施行例によって定められている。もちろんこれは原則に過ぎず、被災状況によって弾力的に運用できることが内閣府の「災害救助事務取扱要領」に示されている。2011（平成 23）年に発生した東日本大震災においても、避難所の代替としてホテルや旅館の利用や、借り上げ住宅の特例制度が導入されている。

厚生労働省は「災害救助法に関する補足資料」の中で、災害救助法の 5 つの基本原則を示している。①平等の原則、②必要即応の原則、③現物給付の原則、④現在地救助の原則、⑤職権救助の原則である。これらの原則について法的な根拠はなく、運用方針を決める 1 つの考え方に過ぎないが、この原則が行政による支援を硬直的にしていると言われている[2]。たとえば、避難所に 200 人がいるのに食料が 100 人分しか来なかったときには、平等の原則により食料を配布できないという事例が生じたこともある。

ちなみに、2020（令和 2）年に流行した新型コロナウイルス感染症は、災害時における避難所の開設・運営等を難しくした。実際にコロナ禍の 2020 年にも熊本県で豪雨災害が発生し、避難所開設と感染症対策の両立が大きな課題となった。

内閣府は 2020 年 6 月に「新型コロナウイルス感染症を踏まえた災害対応のポイント」、そして同月に「新型コロナウイルス感染症対策に配慮した避難所開設・運営訓練ガイドライン」を策定している。これらにおいては、避難所の環境整備について平時からの事前準備を求めている。たとえば、可能な限り多くの避難所を開設することに加え、ホテル・旅館等の活用、宿泊施設等の貸し出しなどを提案している[3]。さらに 2021（令和 3）年 5 月に「**避難所における新型コロナウイルス感染症対策等の取組事例集**」をまとめている。2020 年の豪雨災害で被災した熊本県球磨村では、避難所定員を抑える必要などから近隣自治体に避難所設置の確保要請を行い、住民の最大 5 市町村への村外避難措置をとったことが示されている。

新型コロナウイルス感染症の流行という状況でも災害はいつ発生するかわからない。最悪の事態を想定して事前に対策を想定しておくことが重要であり、そのことが実際に予期せぬ出来事が生じた時にも現場の関係者が適切な判断を行えることにつながる。

避難所における新型コロナウイルス感染症対策等の取組事例集
内閣府は 2021 年 5 月に「避難所における新型コロナウイルス感染症対策等の取組事例集」をまとめている。本文中で紹介した球磨村の事例以外にも、ホテル・旅館などを避難所として活用したり、必要な物資などの備蓄を行うなど各種事例が紹介されている。

地域防災計画
国の防災基本計画に基づき各自治体で立案された災害対応についての計画。

C. 地域防災計画と業務継続計画

［1］ 地域防災計画

各自治体では、各種災害に対応した**地域防災計画**を立案することになっ

ている。これは、国の中央防災会議が立案し防災基本計画に基づき各都道府県が地域防災計画を立て、その計画に基づき各市町村が地域防災計画を立てることになっている[4]。対象となるハザードごとに地震編、水害編が策定されることがある。

地域防災計画では、災害が発生したときに、どのような理念・体制のもとで災害対応を行うのかが定められている。具体的には、行政職員の配置、避難計画、救急・救助、避難所の運営、物資の供給体制など多岐にわたる。

地域防災計画において特に重要なのは、発災直後における避難計画である。各自治体の人口規模や地域特性を踏まえた上で、どこに避難所を設置するのか、さらに災害時要援護者をどのように避難させるのか、これらを事前に定めている。たとえば市町村長は避難所確保のために、一定の基準に適合する公共施設その他の施設を指定避難所としてあらかじめ指定し、公示しておく必要がある[3]。その上で、1人では避難できない要支援者をどのように避難させるかが大きな課題となる。この点については次節で説明する。

また2013（平成25）年には地区防災計画制度が導入された。これは地方自治体の地域防災計画の下位に位置づけられるものであり、おおむね小学校区程度の範囲で立案される防災計画のことである。ただし法的な位置づけが明確になっているわけではなく、国からの支援があるわけではない。

[2] 業務継続計画（BCP）

東日本大震災では、自治体の役場が被災し、庁舎や電気・通信機器が使えなくなることで、行政の災害対応に支障を来した事例が生じた。具体的には、岩手県大槌町では、津波によって役場が被災しただけでなく、町長を含めた役場幹部の多くが犠牲になった。そのため、発災時からの対応ならびに復旧・復興を進めていく上でさまざまな支障が生じた。

このことをきっかけとして、市区町村では**業務継続計画**を立案することが求められている。内閣府が2015（平成27）年に発表したBCP作成ガイドラインにおいて、重要6要素として以下の事項が指摘されている。①首長不在時の明確な代行順位および職員の参集体制、②本庁舎が使用できなくなった場合の代替庁舎の特定、③電気、水、食料等の確保、④災害時にもつながりやすい多様な通信手段の確保、⑤重要な行政データのバックアップ、⑥非常時優先業務の整理、である。行政はこれらの項目を発災前に決めておく必要がある。

事業継続計画は行政機関だけの話ではない。近年では福祉施設が被災するケースが起きている。災害発生時においても福祉サービス提供を継続す

指定避難所の指定基準
指定避難所の指定基準として5つ指摘されている。①必要かつ適切な規模であること、②被災者を速やかに受け入れ、または生活関連物資を被災者に配布することが可能な構造または設備を有すること、③想定される災害による影響が比較的少ない場所にあるもの、④車両その他の運搬手段による輸送が比較的容易な場所にあること、⑤主として高齢者、障害者、乳幼児その他の特に配慮を要する者（要配慮者）を滞在させることが想定されるもの、である。

事業継続計画
BCP: Business Continuity Plan

るために、さらに福祉避難所（後述）として避難者を受け入れるためにも、福祉事業所においても事業継続計画の策定が求められている。

2. 災害とコミュニティ

A. 災害とコミュニティ

[1] コミュニティとは何か

　これまで、災害時における行政の役割と対応について述べてきた。しかし行政の力だけで災害にうまく対応することができない。災害対応において自助、共助、公助のバランスが重要だと指摘されており、住民自身の備えや対応（自助）に加えて、地域住民の協力（共助）も災害対応を大きく左右する。コミュニティの力が災害対応には欠かせない。

　まず、**コミュニティ**とは何かについて確認しておこう。有名な**マッキーヴァー**のコミュニティについての議論を踏まえると、コミュニティとは、一定の空間的範囲において住民の共同性に基づく諸活動が行われる集団のことである。自治会や町内会はコミュニティの一例である。地域を単位としたボランティアや市民活動団体などもコミュニティの一例であるといえる。

　コミュニティについて考える上でのポイントは、地域性と共同性である。それぞれの地域社会では、人びとが生産や生活においてつながり合う必要がある。たとえば町内会における清掃活動は、地域環境を保全するという共通する利害があるから成立する。農作業においても自分だけではうまくいかず、一定のまとまりの中で連携するからこそ効率が上がり、生産性が高まる。これら環境保全や生業の存在が住民を結びつけ、コミュニティとしてまとまりをもたせるきっかけとなっている。このような住民の共同作業を生み出すきっかけのことを地域的共同性と呼んでおこう。

　コミュニティにおける地域的共同性のあり方は、それぞれの地域社会によって異なる。それは住民構成によっても異なり、地域住民の担う産業によっても異なる。またその地域社会の歴史的な成り立ちによっても異なり、時代が変われば地域的共同性のあり方も変化してくる。災害局面に限らずソーシャルワーカーとして重要なのは、平常時から地域社会の成り立ちや住民構成の変化に注意を払うことであろう。

コミュニティ
community

マッキーヴァー
MacIver, Robert
Morrison
1882-1970

[2] 災害過程におけるコミュニティの役割

　このように考えると、防災や災害対応はコミュニティにとって重要な地域的共同性の源泉である。誰もが協力し合わなければ、被害が大きくなるからである（昔の村落共同体では掟を破ると村八分にあうが、例外があった。葬式と火事〔災害〕であり、それが残りの二分である）。平常時においては防災訓練や地域内の安全点検を行ったり、災害時において初期消火や救助活動、避難誘導や避難所の管理・運営などを行うなど、一連の災害過程においてコミュニティの果たす役割は大きい。

　しかし、防災や災害直後における緊急対応の度合いはコミュニティによって大きく異なる。熱心に避難訓練に取り組む自治会もあるが、他方で近年では自治会への加入率が低下し、居住者の把握も困難な地域も出てきている。同じ自治体内であっても、コミュニティによって**自主防災組織**の組織化に違いが生じる場合もある。それは、地域社会の住民構成の違いや流動性よって異なることもあれば、過去の災害の経験とその継承によっても変わってくるかもしれない。発災前からコミュニティの状態を把握しておくことが求められる。

自主防災組織
自主防災組織とは地域住民が自主的に防災活動を行う組織のことである。発災前の取組みとして防災訓練や資材の備蓄・点検などを行い、発災時においては初期消火や住民の避難誘導、負傷者の救護、炊き出しなどを行う。

　災害過程におけるコミュニティの重要性は、その過程において被災した住民同士が支え合うことにも見い出すことができる。阪神・淡路大震災において孤独死が大きな問題になったが[5]、それは災害前に築いてきた人間関係を喪失したことが大きな原因となっている。被災者が生活再建を遂げていく過程でコミュニティが果たす役割は大きい。

　コミュニティは災害からの復興過程においても大きな役割を果たす。災害直後から住民同士で助け合い、復興の姿について同じイメージを共有することが、復興のスピードを大きく規定する。とはいえ被災状況によっては、コミュニティにおいて被災者が1つにまとまることが難しいこともある。たとえば家屋の被災状況に違いが生じれば（全壊／半壊／被害なし）、コミュニティが1つにまとまることは難しくなる。また、住民の担う生業や保有資産の状況などによってもコミュニティの中に分断が生まれることがある。

B. 災害時における総合的かつ包括的な支援

[1] 要支援者への対応

　災害発生からの一連の過程でコミュニティが重要であることを述べてきた。だからこそ、災害が発生する前にどれだけ準備できるか、つまり防災・減災活動にコミュニティとしてどれだけ取り組めるかが重要である。

東日本大震災では津波で亡くなった人の6割は高齢者であると言われている。時間のない中で、安全な高台まで避難することが容易ではなかったためである。そのため、災害に対して脆弱な人を各段階でどのように支援していくか、事前の準備が求められている。

高齢者や障害者、乳幼児その他の特に配慮を要する人を要配慮者と呼ぶが、その中でも災害時において自ら避難することが困難であり、避難のために支援を要する人のことを**避難行動要支援者**と呼ぶ。そして2013（平成25）年に改正された災害対策基本法では、基礎自治体である市町村に避難行動要支援者の名簿を作成することが義務づけられた。名簿には、本人の氏名や生年月日などの他に、避難支援を必要とする事由などを記入することになっている。そして実際に災害が発生した際には、その名簿を活用して安否確認を行ったり、避難支援を行ったりすることとなっている。

さらに2021（令和3）年に改正された災害対策基本法では、避難行動要支援者ごとに個別の避難計画の作成が市町村に求められている（努力義務）。計画の策定に当たっては、本人の状況をよく把握し、信頼関係も期待できる福祉専門職の参画が期待されている。

とはいえ前項でも述べたように、コミュニティによって防災・減災活動や緊急対応活動の前提条件は大きく異なる。地理的な特性により想定するハザードが異なることに加え、コミュニティによって年齢など住民構成も大きく異なる。特に近年は少子高齢化の進行により、一人暮らし高齢者が増えているコミュニティも多い。避難支援が期待される地域の自主防災組織や自治会、民生委員などの負担感を軽減することが求められている。

［2］福祉避難所と在宅被災者

要支援者が避難所に避難できたとしても、避難所内でも困難に直面する。避難所は冷暖房設備が必ずしも整っているとは言えず、食事も偏りがちである。炊き出しの列に並ぶことも難しい。トイレに行くことも簡単ではなく、そのために水分摂取を控えてしまう人もいる。そのため、避難所に行くこと自体をためらう人もいる。

このような要支援者への対応として指定福祉避難所が指定されている。これは第1節で紹介した避難所の中でも、主として高齢者、障害者、乳幼児その他の特に配慮を要する者（要配慮者）を滞在させることができるものを指す。そして指定福祉避難所として公示されると、受け入れを想定していない被災者が避難してくることの懸念から、それごとに受け入れ対象者を特定し、本人とその家族のみしか避難できないことになっている（2021〔令和3〕年5月の災害対策基本法施行規則の改正）[3]。

避難行動要支援者
災害対策基本法では避難行動要支援者について、「当該市町村に居住する要配慮者のうち、災害が発生し、又は災害が発生するおそれがある場合に自ら避難することが困難な者であって、その円滑かつ迅速な避難の確保を図るため特に支援を要するもの」と書かれている。

とはいえ、すべての人が指定福祉避難所に行くとは限らず、在宅被災者が発生することも想定される⁽⁶⁾。大規模災害においては避難所自体が被災し、被災者を収容できないことも起こり得る。実際に東日本大震災では、劣悪な避難所ではなく、被災した自宅の2階で生活している人もいた。このような被災者には食料や支援物資が行き届かないことが多い。このような在宅被災者の存在にも注意を払うことが必要である。

3. 災害時におけるソーシャルワーカーの役割

A. 災害ソーシャルワークとは何か

これまでの議論を踏まえて、災害時におけるソーシャルワーカーの役割とは何か、について確認しておこう。

災害時におけるソーシャルワーカーの役割は、発災直後から復旧・復興に至る一連の過程の中で、被災者の生命・財産の維持、生活の安定・継続性、さまざまな喪失に関わる生活課題に対応することである⁽⁷⁾。被災状況と被災者のニーズを把握した上で、関係機関との連携の上で適切な支援を講ずる必要がある。

ここで重要なのは、ソーシャルワーカーが直接支援することもあるが、それに加えて地域内外の資源を適切に把握し、それら資源を活かして被災者を支援していくことが求められる。特に大規模災害になればなるほど対応しなければならない被災者も多くなるため、被災者と支援者を結びつけるコーディネートの役割が重要となる。被害状況を適切に把握することに加え、各種資源の特性を活かして両者を結びつけていく必要がある。

さらにソーシャルワーカーには、将来起こり得る災害に対応するために、発災前から防災・減災のために準備を行うことが求められる。地域防災計画に基づき避難行動要支援者の避難計画とその基盤となるコミュニティづくりである。そのように考えると、ソーシャルワーカーが対応しなければならない領域はかなり広範にわたる。

災害時におけるソーシャルワーカーの役割は大きく3点に整理することができる。第1に、発災から復旧・復興期における各段階における被災者のニーズを発見し、適切な支援へと結びつけていくこと。第2に被災者のニーズを解決するために被災地外部のボランティアを適切にコーディネー

トし、被災者と結びつけていくこと。第3に、被災者や要支援者を取り巻くコミュニティを活性化し、共助の力を引き出すこと。これらについて順に見ていこう。

B. 被災者ニーズの把握とアウトリーチ活動

　災害時においてソーシャルワーカーに求められる第1の役割は、発災から復旧・復興期の各段階において被災者のニーズを発見し、適切な支援へと結びつけていくことである。

　とはいえ、被災者が抱えるニーズはたくさんある。**表11-3-1**は災害時に想定される被災者のニーズを時系列にまとめたものである。これを見ると、被災者には、住宅や就労、教育、社会参加、心身の健康ごとに多様なニーズが存在することがわかる。そしてこれらのニーズは、発災から避難所生活、そして生活再建に至る過程の中でめまぐるしく変化する。以下では各段階における被災者ニーズを整理しておきたい。

　災害発生直後から約1週間は救出・避難期であり、安全確保を最優先する段階である。安否確認を行うとともに、速やかな避難所の立ち上げと誘導を行う。ハザードの種類と災害の規模によっては、家族を失ったり、住宅を失う被災者も出てくる。そういった被災者へ寄り添うことも求められる。

　救出・避難期を終えると、避難所生活期となる。ここでは避難生活における諸課題が噴出する。プライバシーの確保や被災者間のトラブルなど慣れない避難所暮らしへのストレスが生じる。さらに生活再建に向けた諸課題やそれに伴う不安も出てくる時期である。

　そして仮設住宅を経て自宅再建に至る段階においては、引っ越しや自宅購入などの資金面における悩みが出てくる。それととともに、コミュニティの喪失に伴う孤立化やPTSDなどの問題も出てくる。

　このようにめまぐるしく変わる被災者のニーズを適切に把握し、支援へとつなげていくことがソーシャルワーカーには求められる。当然、ソーシャルワーカーだけでは解決できない。むしろソーシャルワーカーには、被災者のニーズを適切に把握することに加えて、それを行政やボランティアなどの外部支援と適切にマッチングさせることが求められている。

　では、被災者のニーズをどのように把握すればいいのだろうか。ソーシャルワーカーには、被災者のニーズを得るために**アウトリーチ**活動が求められる。被災者のニーズは、被災者が事務所に相談に来るのを待っていては把握できない。ソーシャルワーカーが積極的に被災者のところへ出向い

アウトリーチ
「外に手を伸ばす」という意味であり、被災者のニーズに対して支援者が積極的に働きかけて情報を得ることを意味する。そのことによって適切で迅速な支援を提供することができる。

表 11-3-1　災害時に想定される被災者ニーズの時系列変化

時期	被災直後～1週間	～半年	～数年	～長期
ニーズの大分類	救出・避難	避難所生活	仮設住宅生活	復興住宅生活・自宅再建
住む・暮らす	・住宅の喪失 ・水、食料、電気、通信、衣服、寝具等の喪失 ・家族の喪失（葬儀等も含む）	・生活上の諸物資の不足 ・将来生活への不安 ・集団生活の不便 ・母親喪失等による衣食機能低下・喪失	・引っ越しの負担 ・新たな生活環境の学習 ・母親喪失等による衣食機能低下・喪失 ・便乗詐欺や宗教勧誘 ・移動・交通手段の不自由 ・通院、施設利用、通学等への対処 ・行政諸手続のための頻繁な公的機関通い	
費やす	・財産（動産・不動産）の喪失	・衣食生活費の不足 ・動産（車等）の購入費用	・家計の再構築 ・借金返済の見通し ・金融機関との交渉や公的助成制度の発見、申請 ・教育費の捻出 ・多重債務の負担	
働く	・仕事（家業・会社）の喪失	・仕事の再開・復帰 ・求職	・仕事の再開・復帰 ・求職 ・新たな仕事への順応	
育てる・学ぶ	・育児・保育困難 ・学校喪失／休校 ・遊具おもちゃの喪失	・育児・保育困難 ・学齢児の教育保障 ・転校	・学齢児の教育保障 ・転校	
参加・交わる	・知人・友人との死別	・避難に伴う知人・友人との離別	・孤立・孤独、ひきこもり ・転居に伴う知人・友人との離別	
体の健康	・怪我への対処 ・持病等への対処（薬や医療機器の確保） ・排泄や入浴	・介護や保育困難 ・療養者の医療保障 ・エコノミー症候群 ・要介護者の排泄入浴の配慮 ・感染症のリスク軽減	・介護者等家族の孤立 ・ハイリスク者や持病者の管理	
心の健康	・家族の喪失 ・ペットの喪失や離別	・プライバシー確保 ・人間関係調整 ・集団生活のストレス、他者への遠慮 ・集団生活上のルールへの服従ストレス ・PTSDやノイローゼ	・新たなコミュニティ、環境への不安・負担 ・孤独・ひきこもり ・PTSDやノイローゼ ・自殺／自殺企図 ・アルコール等への依存 ・介護者等家族の孤立	
その他		・避難所内での差別問題 ・被災者への差別問題	・被災者への差別問題	

出典）川上富雄「災害ソーシャルワークの対象」上野谷加代子監修／社団法人日本社会福祉士養成校協会編『災害ソーシャルワーク入門―被災地の実践知から学ぶ』中央法規出版，2013，p.25 を一部加筆・修正.

ていき、継続的に聞き取ることで把握することができる。

アウトリーチ活動の具体例は、生活支援相談員による訪問活動である。阪神・淡路大震災の被災地では孤独死の問題を受けて、**LSA** が仮設住宅に配置されて、入居者へのサポートが行われた。さらに中越地震においては生活支援相談員制度が導入された。相談員は被災者宅を直接訪問し、悩みごとなどの相談に乗ることを通じて被災者のニーズを把握し、必要に応じて行政や支援団体などとつなぐ役割を果たしている。また、相談員による訪問活動は被災者の見守りの役割も果たしている。東日本大震災や熊本地震など最近の大災害では生活支援相談員が採用され、支援や生活再建へと結びついている。

また、各種イベントや集会所などでのサロン活動も被災者のニーズを把握する重要な機会となっている。近年の大規模災害においては仮設住宅や災害公営住宅などに集会所が設置されている。そこで開催される被災者同士のサロン活動などに参加し、被災者の声を聞き取ることが求められる。

最近では、被災者の置かれた状況を適切に把握し、支援していくための体制として災害ケースマネジメントが提唱されている。津久井進によれば、「被災者一人ひとりに必要な支援を実施するため、被災者に寄り添い、その個別の被災状況・生活状況などを把握し、それに合わせたさまざまな支援策を組み合わせた計画を立てて、連携して支援を実施する仕組み」[8] と定義されている。この考え方に立てば、ソーシャルワーカーは被災者の置かれた状況を把握することに加え、それをさまざまな支援策を組み合わせて被災者に提案し、生活再建を支援していくことが求められていると言えよう。

C. 災害ボランティアのコーディネート

災害時においてソーシャルワーカーに求められる第2の役割は、被災者のニーズを解決するために地域内外の**ボランティア**を適切にコーディネートし、被災者と結びつけていくことである。

災害発生からの一連の過程において、災害ボランティアが大きな役割を果たすことが認識されるようになってきた。その端緒は阪神・淡路大震災であろう。全国から駆けつけたボランティアががれきの撤去や被災者支援などを行った。そのことが1998（平成10）年の特定非営利活動促進法の制定へとつながっている。

近年では、災害ボランティアの仕組みが定着してきた。具体的には、被災地の社会福祉協議会が災害ボランティアセンターを立ち上げ、被災者と

LSA
life support adviser

ボランティア
volunteer

ボランティアを結びつけることが一般的になっている。災害ボランティアセンターは、瓦礫の撤去や避難所に炊き出し、物資の荷下ろしや引越のお手伝い、交流訪問など、救急・避難期から避難期、そして復旧・復興段階に至る被災者のニーズに対応するため、被災地内外のボランティアをコーディネートしている。

　とはいえ災害ボランティアセンターの立ち上げ・運営がマニュアル化されたことで、硬直的な運営になりがちであることが指摘されている。たとえば、被災者ニーズの把握も受け身に回りがちである。加えてマッチングするボランティアの内容も幅広いニーズに対応しているとは言い難い。特に発災から時間が経過するほど、被災者ニーズは多様化していく。

　そのため、場合によっては現場にいるソーシャルワーカーが主導して被災者とボランティアとのマッチングを行うこともあり得るだろう。地域内外のボランティアと被災者をマッチングするのは災害ボランティアセンターだけの役割ではない。その意味でソーシャルワーカーは被災地外から来る支援団体との連携をとり、適切にコーディネートすることが欠かせない。

　ソーシャルワーカーとしてさらに重要なのは、被災者とボランティアや外部のNPO団体とのマッチングだけでなく、その自由で自立した活動をいかにして引き出すのか、という点である。第1節でも述べたように、行政による支援が公平性の原則などによりどうしても画一的になってしまい、被災者の多様なニーズに対応できないことがある。それに対してボランティアや外部のNPOによる取組みは、被災者の多様なニーズに対応することが可能である。災害時にソーシャルワーカーはボランティアの自由で自立した活動をいかに引き出すかを考えながら、被災者とのマッチングを考える必要がある。

　また、被災者のニーズを把握するという意味で足湯ボランティアについて紹介しておきたい[9]。これは阪神・淡路大震災において始まった取組みである。具体的にはタライに約42〜43度くらいのお湯をくるぶしが隠れる程度に入れ、被災者には足を入れてもらう。ボランティアは被災者の手を揉み・擦る。被災者にリラックスしてもらうことが大きな目的であるが、それ以外にも大きな意味がある。「何か困ったことはありませんか」と尋ねられてもなかなか答えない被災者も、足湯でリラックスしたらボランティアに本音を語るようになる。その被災者のつぶやきに耳を傾けることは、被災者のニーズを探る上で有効な手段になる。

D. コミュニティづくり

　災害時においてソーシャルワーカーに求められる第3の役割は、被災者や要支援者を取り巻く地域コミュニティを活性化し、共助の力を引き出すことである。

　前節でも述べたように、一連の災害過程においてコミュニティの果たす役割は大きい。しかし災害によってコミュニティ自体も大きな被害を受ける。支援の担い手として期待される人が犠牲になったり、被災後に他地域に流出してしまうこともある。大規模災害であればあるほど、コミュニティは大きくダメージを受け、不安定になる。災害発生後においてコミュニティがうまく機能しないことが想定される。とはいえ、行政やソーシャルワーカーが被災者をずっと支援し続けることもまた難しい。

　そのためソーシャルワーカーには、被災者支援と並行してコミュニティづくりも期待される。前項で指摘したサロン活動をソーシャルワーカーが企画することはその一例である。また、被災者の抱えるニーズ解決のために、被災者と地域社会内外の各種機関につないでいくことも求められる。たとえば被災者の就労機会の確保を要請したり、地元の教育機関と連携した支援活動を企画する、などである。これらは、コミュニティソーシャルワーカーによる活動といったほうがわかりやすいだろう。

　ソーシャルワーカーの究極の目的は、被災者を主体としてエンパワメントし、自立生活に向けて支援していくことである。すべての被災者が自らの生活を再建できればいいが、現実には難しい。被災者を受け入れるコミュニティをつくることによって、被災者の生活再建を後押ししていくことが求められる。

　このように考えると、ソーシャルワーカーは発災前から地域コミュニティを形成・維持するための取組みに関わることが求められているといえよう。第2節で述べた避難行動要支援者の避難計画についても、地域コミュニティの存在抜きには考えられない。ソーシャルワーカーは、常日頃から居住者と地域コミュニティの両方を観察し、その状態を理解することが必要である。

注)
(1)　高木竜輔「現代社会と災害」杉座秀親・石川雅典・菊池真弓編『社会学と現代システム』新・社会福祉シリーズ3，弘文堂，2021.
(2)　津久井進『大災害と法』岩波書店，2012.
(3)　中村健人・岡本正『改訂版　自治体職員のための災害救援法務ハンドブック―備

え、初動、応急から復旧、復興まで』第一法規，2021.

(4) 鍵屋一『図解よくわかる自治体の地域防災・危機管理のしくみ』学陽書房，
   2019.

(5) 額田勲『孤独死—被災地で考える人間の復興』岩波書店，2013.

(6) 岡田広行『被災弱者』岩波書店，2015.

(7) 上野谷加代子監修／社団法人日本社会福祉士養成校協会編『災害ソーシャルワー
   ク入門—被災地の実践知から学ぶ』中央法規出版，2013.

(8) 津久井進『災害ケースマネジメントガイドブック』合同出版，2020.

(9) 似田貝香門・村井雅清編『震災被災者と足湯ボランティア—「つぶやき」から自
   立へと向かうケアの試み』生活書院，2015.

▌理解を深めるための参考文献

●上野谷加代子監修／社団法人日本社会福祉士養成校協会編『災害ソーシャルワーク入
   門—被災地の実践知から学ぶ』中央法規出版，2013.
   災害時ソーシャルワークの教科書。災害時におけるソーシャルワーカーの役割だけで
   なく、東日本大震災におけるソーシャルワークの取組みが実践的にわかりやすく紹介
   されている。

●中村健人・岡本正『改訂版　自治体職員のための災害救援法務ハンドブック—備え、
   初動、応急から復旧、復興まで』第一法規，2021.
   災害時において自治体職員が何をすべきか、その根拠法を含めて解説した本。自治体
   職員のためとあるが、ソーシャルワーカーが災害時において活動する上でも知ってお
   くべき事柄がたくさん掲載されている。

●額田勲『孤独死—被災地で考える人間の復興』岩波書店，2013.
   なぜ阪神・淡路大震災で救われた人が孤独死に至るのか。被災者を診てきた医師であ
   る額田勲が孤独死の問題を鋭く提起している。被災者にとってコミュニティの重要性
   を理解する上でも重要な1冊。

コラム 　　**原発事故避難者に対する生活支援相談員の訪問活動**

　2011（平成23）年に発生した東日本大震災では、地震・津波に加えて原発事故による被害も生じた。第一原発周辺の地域には避難指示が出され、約8万人が他地域への避難を強いられた（区域内避難）。その他避難指示が出されていない区域からも多くの住民が避難し（区域外避難）、両者を合わせると約16万人が避難したと言われている。

　原発事故による被災の大きな特徴は、自らの居住地（被災地）から遠く離れた場所への避難を余儀なくされたことである。被災者は広域に避難し、役場機能も身近なところにはなく、結果として多くの被災者がコミュニティを喪失した。

　原発事故に際しても、第3節で紹介した生活支援相談員制度が導入された。福島県では、避難元だけでなく、避難先の社協にも生活支援相談員が配置されたことが大きな特徴である。場合によっては、避難元と避難先の相談員が一緒に原発避難者を訪問することも行われた。

　とはいえ、生活支援相談員の訪問活動では原発避難者が抱えるさまざまな悩みに直面する。一例を挙げると、ある相談員は避難者から「○○町社協の自動車で家の前まで来てくれるな。少し離れたところに車を止めて、そこから歩いてきてほしい」と要望を受けたという。これはどういうことなのか。

　そこには、原発避難者を取り巻く周囲の人との軋轢が大きく横たわっている。原発避難者には避難状況に応じて東京電力から賠償金が支払われる。これ自体は当然のことである。しかしこの賠償金の存在が避難先の人びととの人間関係をこじらせてしまう。避難者からすれば好んで避難したわけではないのに、「お金がもらえてうらやましいわねと言われる」と嘆く。そのため、自らが避難者だと避難先の人たちになるべく知られたくないという思いが、このような発言につながっている。

　このように、ソーシャルワーカーは、想定していなかっただけでなく、解決することも困難な被災者のニーズや苦悩に直面することもある。場合によってはソーシャルワーカー自身の精神状態に不調を来すこともあるかもしれない。

　そのために重要なのは、課題を1人で抱えすぎないことである。同じソーシャルワーカーや上司、さらには外部の支援者を含めて課題を共有することが大切である。

第12章 地域福祉と包括的支援体制の今後の課題

この章では、包括的支援体制の構築に向けて重要な「地域福祉ガバナンス」の考え方について理解し、それがなぜ重要なのか、また今後どのように展開されるべきなのかについて学習する。と同時に、地域福祉ガバナンスの推進にあたって、住民参加の意味についても考える。また、この間に進められてきた包括的支援体制の具体的な整備経過について、「地域共生社会の実現」を目標とした社会福祉法改正の動きを中心に学ぶこととする。

1

福祉政策における「ガバメント」から「ガバナンス」への流れとその意味を理解し、「地域福祉ガバナンス」の必要性について学ぶ。

2

多様化・複雑化した生活課題の内容やその背景について再度整理し、そのために重要な包括的支援体制の構築の考え方について学ぶ。

3

この間に進められてきた包括的支援体制の具体的な整備経過について、特に社会福祉法の改正の動きを中心に、そこでの考え方や具体的な事業展開について学ぶ。あわせて、今後の展開における課題などについても学ぶ。

4

地域福祉ガバナンスの構築に必要な「住民参加・協働」の考え方について確認をし、包括的支援体制の整備とこれからの住民自治のあり方について学ぶ。

1. 地域福祉ガバナンス

A. ガバナンスの考え方

　「**ガバナンス**」とは、わが国では「統治」という概念で広く用いられており、その内容も多岐にわたって使用されていることがわかる。なかでも企業統治としての「コーポレートガバナンス」という言葉が使われることが多い。これは企業や会社等の組織における、関係者による意思決定や合意形成の仕組み（システム）として使われているが、統治という言葉の中には、こうした多くの人や主体による協働作業として「組織をまとめ上げる」という概念が含まれていることが見て取れるだろう。

　ガバナンスと対置される考え方として「**ガバメント**」という言葉がある。福祉政策の分野では、戦後長らく国による**措置制度**を中心としたサービス供給の仕組みが実施されてきた。ここでは国＝政府としての権限を基本に、政府がサービス全体を統治するという意味で「ガバメント」という言葉が使われていた。

　1990年代以降、ガバナンスの考え方は公共政策分野でも取り上げられるようになる。ここではガバナンスを「国家や政府（地方公共団体含む）が、社会を構成するさまざまな主体と協働して公共的問題の解決を指向する仕組み」として用いている[1]と考えられており、この時期、社会福祉分野においてもガバナンスの考え方が登場し、盛んに議論がされてきた。それはこの時期から進められた地方分権改革の動きにより、福祉サービスの供給主体が国から地方自治体に移行する中で、中央政府を中心とした供給体制の考え方（ガバメント）が、地方公共団体を中心とした新たな供給体制の仕組み（統治＝ガバナンス）としての形に変化してきたことが大きいと考えられる。またこの時期、施設福祉から在宅福祉へのサービス転換の流れの中で、こうした地方分権化の動きとともに、特定非営利活動法人（NPO法人）を中心とした新たなサービス供給主体等の登場により、これまでとは異なった統治の仕組み（ガバナンス）の構築が必要になったこともその要因といえるだろう。

　さらに90年代後半からの「**社会福祉基礎構造改革**」による一連の改革の中で、介護保険制度を中心に展開された福祉サービスの「準市場化」により、福祉サービス資源の配分におけるガバナンスの構築は、ますます重

要なものとなってきているといえるだろう。社会福祉法6条においては、福祉サービスの提供体制の確保等に関する国および地方公共団体の責務について定めており、この中で「国及び地方公共団体は、社会福祉を目的とする事業を経営する者と協力して（中略）必要な各般の措置を講じなければならない」と示されており、国および地方公共団体が、さまざまなサービス供給主体との連携体制のもと、適切なガバナンスの発揮を明確に述べているといえる。

一方、社会福祉法4条3項において、地域住民等（地域住民、社会福祉を目的とする事業を経営する者および社会福祉に関する活動を行う者）は地域福祉の推進にあたって支援関係機関との連携等により、その解決を図るよう特に留意するとされ、地域住民の地域福祉政策への積極的な関与が規定されているとみることができる。このことは地域住民も、地域福祉施策の検討にあたってガバナンスの一翼を担っているとみることができるだろう。

これらから、現代の複雑かつ多様な福祉政策の解決にあたっては、多種多様な機関や団体と連携・協働してその解決にあたっていく必要があり、その様態や仕組み、あるいは協働のプロセスを特に市町村エリアを中心に考え、これを「地域福祉ガバナンス」と呼ぶことにする。

B. 多様化・複雑化した課題と多機関協働の必要性

さて、こうした地域福祉ガバナンスの考え方が、ことさら大きく取り上げられるようになったのは、近年における地域社会においての「生活問題の多様化・複雑化」が関連しているといえるだろう。その内容や傾向について、ここで再度確認をしておきたい。

わが国でこうした生活問題（社会福祉問題としての）の多様化・複雑化が取り上げられるようになったのは、社会福祉基礎構造改革の動きが活発化した90年代後半からのことである。その背景には、少子高齢化や人口減少社会が引き続き進む中で、家族規模が縮小化し家族の養育力が低下していることや地域社会における「助け合い」や「つながり」が希薄化し、人びとが孤立している状況が浮かび上がってきていることがあった。またその一方で家族のあり方や暮らし方が多様化し、生活様式が一様ではなくなってきていること、海外からの定住者が増加し、異なる文化や価値観をもつ方々が、身近な地域社会で生活するようになったことが関連しているといえる。2000（平成12）年12月に厚生省（当時）が発表した「**社会的な援護を要する人々に対する社会福祉のあり方に関する検討会」報告書**[(2)]

「社会的な援護を要する人々に対する社会福祉の在り方に関する検討会」報告書
公的な福祉サービスだけでは対応できないさまざまな生活課題の拡大・増加の背景には、生活環境の急速な変化や家族・地域社会の変化などが影響しており、その解決に今日的な「つながり」の再構築が必要であることを指摘した報告書。

においては、こうした状況が①経済環境の急速な変化、②家族の縮小、③都市環境の変化、④価値観のゆらぎ、から引き起こされた新たな形による不平等・格差の発生や、ともに支え合う機能の弱体化によって引き起こされた問題であることを指摘している。そしてこうした生活問題に対して、「心身の障害、不安」「社会的排除や摩擦」「社会的孤立や孤独」といった新たな座標軸をもって検討する必要があることをうたっている。またこれらの問題は、社会的孤立や排除の中で「見えない」形を採り、問題の把握を一層困難なものにしていることを述べている。

図12-1-1　現代社会の社会福祉の諸問題

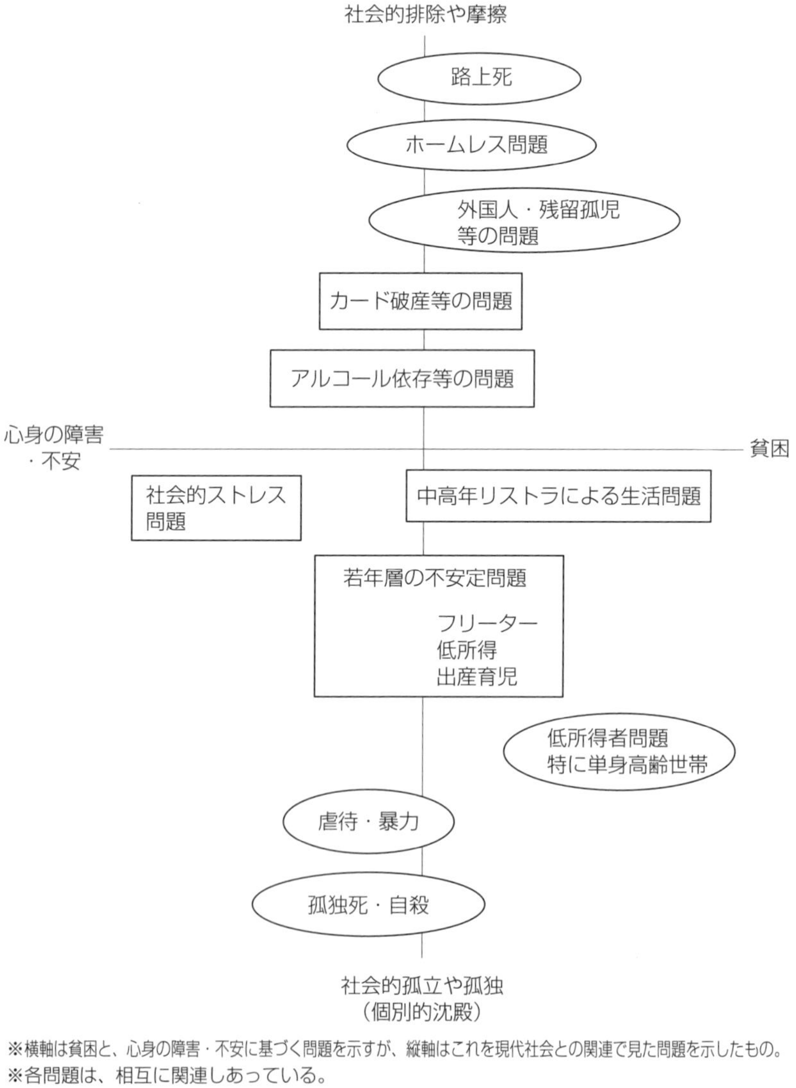

社会的排除や摩擦

- 路上死
- ホームレス問題
- 外国人・残留孤児等の問題
- カード破産等の問題
- アルコール依存等の問題

心身の障害・不安 ———————————————————————————————— 貧困

社会的ストレス問題

中高年リストラによる生活問題

若年層の不安定問題

フリーター
低所得
出産育児

低所得者問題
特に単身高齢世帯

虐待・暴力

孤独死・自殺

社会的孤立や孤独
（個別的沈殿）

※横軸は貧困と、心身の障害・不安に基づく問題を示すが、縦軸はこれを現代社会との関連で見た問題を示したもの。
※各問題は、相互に関連しあっている。
※社会的排除や孤立の強いものほど制度からも漏れやすく、社会的支援が緊急に必要。

出典）厚生労働省ウェブサイト「『社会的な援護を必要とする人々に対する社会福祉のあり方に関する検討会』報告書」p.39.

これらから派生する具体的な課題には、**図12-1-1**のようなものがあるが、これらは個々が単独で発生するものではなく、複雑な要素が絡み合って発生するものであるといえよう。報告書が発表されて以降、その課題（問題）はさまざまな形で、生活上の新たな問題を引き起こしているとみることができるし、その特徴は制度間における「**狭間の問題**」として、単一の制度施策では解決できない問題の様相を呈している。具体的には近年、「**8050問題**」と言われる高齢の親世帯と同居する子ども世帯において、長期間のひきこもりや失業により親の年金をあてにし、貧困・生活困窮を引き起こしている問題や、「**ダブルケア**」と呼ばれる、育児期にある者が親の介護を同時に担うことで「**介護離職**」を引き起こすという問題など、1つの世帯の中でもさまざまな複数問題が重なって、より多様化・複雑化した生活問題を引き起こしていることが見て取れる（**第3章**参照）。これらの問題は、上述した報告書が示すように、家族や地域社会、学校や企業など、これまでこうした問題の発生を防いできたさまざまな社会集団や組織が、社会・経済状況の変化によりその機能が急激に縮小・弱体化してきたことにより、その機能が果たせなくなってしまっていると言えるだろう。

では、これらの問題を発見・解決し課題を協議していくための場づくりについて、わが国の福祉政策・福祉制度はどのような対応状況であっただろうか。わが国の福祉制度は、一貫してその対象分野ごとに法律を体系化し制度の構築が図られてきている。その代表は高齢者分野であり、現在では介護保険制度を中心としてさまざまな事業が展開されている。介護保険制度では、問題の発見や把握また課題協議の場として、日常生活圏域を単位として設置されている地域包括支援センターを中心にした「地域包括ケアシステムの構築」が進められてきており、個別課題の発見・対応だけにとどまらず、地域への働きかけや地域社会との協議の場として地域ケア会議が位置づけられるなど、体系化が進んでいるとみることができる。地域包括ケアシステムにおいては保健・医療・介護福祉などの多機関によるネットワークが構築され、その連携体制の構築が図られてきている現状がある。

また高齢者分野を参考にして、特に社会福祉基礎構造改革以降、障害福祉分野では障害者総合支援法を核とした**基幹相談支援センター**の設置が進められており、障害者自立支援制度の枠組みがつくられてきた。さらに児童福祉分野においては、地域からの総合的な相談に応じる児童家庭支援センターの設置や、さまざまな関係機関が協議する場としての要保護児童対策地域協議会（要対協）が整備され、それぞれの対象分野における問題発

狭間の問題
制度の狭間で起こっている生活問題のことで、使える制度が存在しない、あるいはあっても機能しない問題のことを指す。

介護離職
家族等の介護のために、勤めている会社を退職すること。近年増加傾向がみられ、特に離職による経済面の負担が大きい問題となっている。

基幹相談支援センター
地域における障害者相談支援の中核的な役割を担っている相談機関で、身体、知的、精神障害者等に向けた総合的な相談業務を実施する機関。

見・相談、対策の総合的な協議の場づくりが進められてきているといえる。

　こうした動きは、確かにこれまでの問題をより多角的・包括的に俯瞰することで効果的な対応策の検討にはつながっているとみることができよう。しかしながらこれらは、やはりこれまでの対象分野ごとに分けられた仕組みの中での対応であり、対象分野内での協働・包括的な仕組みの構築は進んだものの、前述したような多様化・複雑化した問題に対応することは難しいと考えられる。その意味で、対象分野を超えた関係機関の連携・協働体制が必要になってきているとみることができるだろう。

　以上のことから、生活課題が多様化・複雑化している現代社会においては、対象分野別に対応してきた縦割りの制度を、包括的（地域という視点で分野横断的に）・総合的に捉えていく視点が必要になる。このことは前述したように、従来の市町村行政が実践してきた「ガバメント」としての対応策（法制度に基づいた、対象分野ごとの対応）では事足りないことを示しており、地域社会におけるさまざまな機関・団体を巻き込んだ「包括的・総合的な統治の仕組み（地域福祉ガバナンス）」が必要になってきているとみることができるだろう。

C. 社会福祉法における包括的な支援体制づくり

［1］包括的な支援体制の整備に向けた動き―地域共生社会の実現

　前述したような複雑かつ多様化した生活課題への対応の検討は、特に2015（平成27）年以降において、その取組みが積極的に進められるようになる。**表12-1-1** は、2015年以降進められてきた「地域共生社会」の実現に向けた地域づくりに関するこれまでの経緯についてまとめたものである。これをみると包括的支援体制づくりは、現在の福祉政策においては「地域共生社会の実現」に向けた取組みの中で進められているとみることができ、その中核には社会福祉法における基本的な体制の整備が位置づけられているといえるだろう。包括的支援体制づくりに向けた社会福祉法の体制整備までの動きについて、再度確認してみたい。

　包括的支援体制づくりに向けた具体的な動きは、2015年9月に厚生労働省が発表した「**新たな時代に対応した福祉の提供ビジョン**」の中で、**全世代・全対象型地域包括支援体制の構築**を打ち出したことに始められる。報告書では、①新しい地域包括支援体制の確立、②生産性の向上と効率的なサービス提供体制の確立、③総合的な福祉人材の確保・育成の3点を今後の改革の方向性として打ち出し、今後の福祉政策の新たな方向として世代や対象に偏らない、総合的な支援体制の構築が提示された（**図12-1-2**）[3]。

全世代・全対象型地域包括支援体制の構築
「新たな時代に対応した福祉の提供ビジョン」で示された、「対象者を限定しない」相談窓口やサービス提供拠点を整備すること。

表 12-1-1 「地域共生社会」の実現に向けた地域づくりに関するこれまでの経緯

平成 27 年 9 月　「新たな時代に対応した福祉の提供ビジョン」（「新たな福祉サービスのシステム等のあり方検討 PT」報告）
　　　　　　　　　多機関の協働による包括的支援体制構築事業（平成 28 年度予算）

平成 28 年 6 月　「ニッポン一億総活躍プラン」（閣議決定）に地域共生社会の実現が盛り込まれる

　　　　　 7 月　「我が事・丸ごと」地域共生社会実現本部の設置

　　　　　10 月　地域力強化検討会（地域における住民主体の課題解決力強化・相談支援体制の在り方に関する検討会）の設置

　　　　　12 月　地域力強化検討会中間とりまとめ
　　　　　　　　　「我が事・丸ごと」の地域づくりの強化に向けたモデル事業（平成 29 年度予算）

平成 29 年 2 月　社会福祉法改正案（地域包括ケアシステムの強化のための介護保険法等の一部を改正する法律案）を提出
　　　　　　　　　「地域共生社会」の実現に向けて（当面の改革工程）」を「我が事・丸ごと」地域共生社会実現本部で決定

　　　　　 5 月　社会福祉法改正案の可決・成立→ 6 月改正社会福祉法の公布
　　　　　　　　　※改正法の附則において、「公布後 3 年を目処として、市町村における包括的な支援体制を全国的に整備するための方策
　　　　　　　　　　について検討を加え、必要があると認めるときは、その結果に基づいて所要の措置を講ずるものとする。」と規定。

　　　　　 9 月　地域力強化検討会最終とりまとめ

　　　　　12 月　「社会福祉法に基づく市町村における包括的な支援体制の整備に関する指針」の策定・公表及び関連通知の
　　　　　　　　　発出

平成 30 年 4 月　改正社会福祉法の施行

令和元年 5 月　地域共生社会推進検討会（地域共生社会に向けた包括的支援と多様な参加・協働の推進に関する検討会）設置

　　　　　 7 月　地域共生社会推進検討会中間とりまとめ

　　　　　12 月　地域共生社会推進検討会最終とりまとめ

令和 2 年 3 月　社会福祉法等改正法案（地域共生社会の実現のための社会福祉法等の一部を改正する法律案）を提出

　　　　　 6 月　改正社会福祉法の可決・成立
　　　　　　　　　※市町村における包括的な支援体制の構築に関する改正規定は令和 3 年 4 月施行

出典）厚生労働省ウェブサイト「『地域共生社会』の実現に向けた重層的支援体制整備事業の実施について」p.3.

図 12-1-2 「新たな時代に対応した福祉の提供ビジョン」の概要

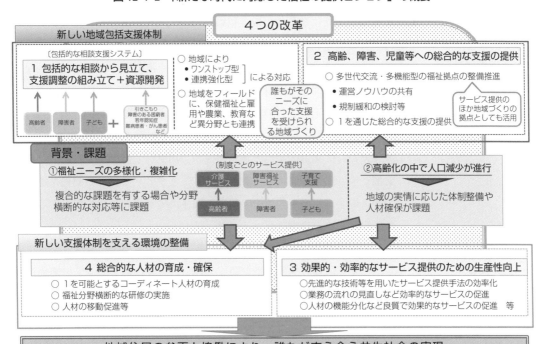

出典）厚生労働省ウェブサイト「新たな福祉サービスのシステム等のあり方検討プロジェクトチーム・
　　　幹事会　概要説明資料」p.2.

ニッポン一億総活躍プラン
➡ p.173 第10章1節 A.
参照。

**「我が事・丸ごと」地域
共生社会実現本部**
厚生労働大臣を本部長と
して、厚労省内に置かれ
た検討委員会。「ニッポ
ン一億総活躍プラン」の
推進にあたり、地域住民
が「我が事」として主体
的に取り組んでいく仕組
みを作っていくととも
に、市町村において地域
づくりの取組の支援と、
公的な福祉サービスへの
つなぎを含めた「丸ご
と」の総合相談支援の体
制整備を進めていくこと
を目的とした。

この報告の①にあたる「新しい地域包括支援体制の確立」において、ア）分野を問わない包括的な相談支援体制の実施、イ）地域の実情に見合った総合的なサービス提供体制の確立が示されており、包括的な支援の考え方を全世代・全対象に拡大して、新たな地域包括支援体制の構築を目指そうとしていることがわかる。

その後、2016（平成28）年6月に閣議決定された「ニッポン一億総活躍プラン」において「地域共生社会の実現」が公表されたことにより、同年7月には厚生労働省内に「我が事・丸ごと」地域共生社会実現本部を設置した。そして実現本部は2017（平成29）年2月に「地域共生社会の実現に向けて（当面の改革工程）」を決定し、「地域を基盤とする包括的支援の強化」を含めた4つの柱を改革の骨格に据え、地域共生社会の実現に向けた包括的支援体制づくりに本格的に乗り出すことになる。

［2］ 2017（平成29）年の社会福祉法改正—包括的支援体制の考え方の提示

こうした状況を踏まえて、2017（平成29）年6月には社会福祉法が改正され、翌2018（平成30）年4月より実施されている。改正社会福祉法においては、①「我が事・丸ごと」の地域福祉推進理念の規定（社会福祉法4条、以下「法」と記述）、②1の理念を実現するために市町村が取り組む包括的な支援体制づくりに関する規定（法106条の3）、③包括的な支援体制づくりに具体的に取り組むために、市町村地域福祉計画の策定に努める旨の規定（法107条）の3点が主な改正点として示された。このうち①の事項に関連して、「社会福祉法に基づく市町村における包括的な支援体制の整備に関する指針（平成29年厚生労働省告示第355号）」が示され、市町村は以下の3つの施策をもって「包括的支援体制の整備」に努めることが求められている（法106条の3に関する事項として）。

①地域福祉に関する活動への地域住民の参加を促す活動を行う者に対する支援、地域住民等が相互に交流を図ることができる拠点の整備、地域住民等に対する研修の実施その他の地域住民等が地域福祉を推進するために必要な環境の整備に関する事業

②地域住民等が自ら他の地域住民が抱える地域生活課題に関する相談に応じ、必要な情報の提供および助言を行い、必要に応じて、支援関係機関に対し、協力を求めることができる体制の整備に関する事業

③生活困窮者自立支援法2条2項に規定する生活困窮者自立相談支援事業を行う者その他の支援関係機関が、地域生活課題を解決するために、相互の有機的な連携の下、その解決に資する支援を一体的かつ計画的に行う体制の整備に関する事業

また指針では、都道府県の役割として、④市町村における包括的な支援体制の整備に対する都道府県の支援についても定めている。

図12-1-3は、これら4つの施策の展開について、指針で示された事業についての考え方およびその支援内容についての具体的な例示等を示したものである。この図では、指針で示した①と②の事業はさらに住民の身近な圏域で実践することを示しながら、その設定にあたっては地域の実情を考慮しながら地域で協議し決定していく過程が重要であることを示している。

さらに、各事業は点ではなく「面」としてそれぞれを連携させて実施していく必要があること、その実施方法については地域の実情に応じてさまざまな方法を考えて実施すること、市町村における包括的な支援体制の整備については、地域の関係者が話し合い、共通認識をもちながら計画的に推進していくことが求められていることから、市町村地域福祉計画の策定過程を活用することも有効であることが示されている。

クラウドファンディング
crowdfunding
群衆（crowd）と資金調達（funding）という言葉を組み合わせた造語のこと。ある目的を持った個人や法人組織等が、インターネットなどを通じて不特定多数の方に資金提供を呼びかけ、趣旨に賛同した人から資金を集める方法。

ソーシャル・インパクト・ボンド
SIB: social impact bond
地方自治体が抱える社会問題の解決のために、民間資金を活用して事業を実施し、その事業成果に対して地方自治体が報酬を支払うという官民連携の仕組みのこと。

図12-1-3　社会福祉法に基づく市町村における包括的な支援体制の整備に関する指針（平成29年厚生労働省告示第355号）の概要

社会福祉法に基づく市町村における包括的な支援体制の整備に関する指針
（平成29年厚生労働省告示第355号）の概要

- 市町村は、社会福祉法第106条の3第1項各号に掲げる事業の実施を通じ、包括的な支援体制の整備を推進。本指針は、その適切かつ有効な実施を図るため、事業内容、留意点等を示すもの。各事業については、「点」ではなく、「面」としてそれぞれを連携させて実施していくことが必要。
- 第一から第三までの内容は、地域において必要となる機能・取組であり、同一の機関が担うこともあれば、別々の機関が担うこともあるなど、地域の実情に応じて、様々な方法が考えられる。
- 市町村における包括的な支援体制の整備について、地域の関係者が話し合い、共通認識を持ちながら計画的に推進していくことが求められるが、市町村地域福祉計画の策定過程を活用することも有効な方策の一つ。

住民に身近な圏域（※）	第一 地域福祉に関する活動への地域住民の参加を促す活動を行う者に対する支援、地域住民等が相互に交流を図ることができる拠点の整備、地域住民等に対する研修の実施その他の地域住民等が地域福祉を推進するために必要な環境の整備に関する事業	・地域福祉に関する活動への地域住民の参加を促す活動を行う者に対する支援 ・地域住民等が相互に交流を図ることができる拠点の整備 ・地域住民等に対する研修の実施（地域福祉活動への関心の向上及び参加を促すとともに、活動を更に活性化） ・地域の課題を地域で解決していくための財源（地域づくりに資する事業の一体的実施、共同募金によるテーマ型募金、クラウドファンディングやソーシャル・インパクト・ボンド等）
	第二 地域住民等が自ら他の地域住民が抱える地域生活課題に関する相談に応じ、必要な情報の提供及び助言を行い、必要に応じて、支援関係機関に対し、協力を求めることができる体制の整備に関する事業	・地域住民の相談を包括的に受け止める場の整備（担い手については、地域の実情に応じて協議） ※地域住民のボランティア、市町村社会福祉協議会の地区担当、地域包括支援センター、障害者の相談支援事業所、地域子育て支援拠点、利用者支援事業の実施事業所等の福祉各制度に基づく相談支援機関、社会福祉法人、NPO等が考えられる ・地域住民の相談を包括的に受け止める場の周知（名称、所在地、担い手、役割等） ・地域の関係者（民生委員児童委員、保護司等）との連携による地域生活課題の早期把握 ・地域住民の相談を包括的に受け止める場のバックアップ体制の構築（3の支援体制と連携）
	（※）地域の実情に応じて異なると考えられ、地域で協議し、決めていく過程が必要	
市町村域	第三 生活困窮者自立支援法第二条第二項に規定する生活困窮者自立相談支援事業を行う者その他の支援関係機関が、地域生活課題を解決するために、相互の有機的な連携の下、その解決に資する支援を一体的かつ計画的に行う体制の整備に関する事業	・複合的で複雑な課題等の解決のため、支援関係機関が支援チームを編成し、協働して支援 ・その際、協働の中核を担う機能が必要（担い手については、地域の実情に応じて協議） ※生活困窮者自立支援制度の自立相談支援機関、地域包括支援センター、社会福祉協議会、社会福祉法人、医療法人、NPO、行政など様々な機関が考えられる ・支援に関する協議及び検討の場（既存の場の機能の拡充、新たな場の設置等） ・支援を必要とする者の早期把握（2の体制や地域の関係者、関係機関との連携） ・地域住民等との連携（公的制度による支援と地域住民・ボランティアとの協働）
都道府県域	第四 市町村における包括的な支援体制の整備に対する都道府県の支援について	・単独の市町村では解決が難しい課題を抱える者等（医療的ケア児、難病・がん患者、配偶者からの暴力を受けた者、刑務所出所者等）への支援体制を市町村と連携して構築 ・都道府県域で推進していく独自施策の企画・立案、市町村間の情報共有の場づくり、市町村への技術的助言等

出典）厚生労働省ウェブサイト「社会福祉法に基づく市町村における包括的な支援体制の整備に関する指針（平成29年厚生労働省告示第355号）　概要」.

［3］ 重層的支援体制整備事業の創設—2020（令和2）年の社会福祉法改正

さらにこの改正社会福祉法においては、前述した包括的な支援体制の整備にかかる事業（法106条の3関連）を全国の市町村において展開するための施策の展開についても触れられており、その検討のため設置された「**地域共生社会に向けた包括的支援と多様な参加・協働の推進に関する検討会（地域共生社会推進検討会）**」が公表した「最終とりまとめ」（2019〔令和元〕年12月）において、市町村が取り組むべき新たな方策が提示された。この検討会では、今後取り組むべき福祉政策のアプローチについて、次の3つの視点から検討すべきことを提案している[4]。

1つ目の視点は、保健医療福祉等の専門職による対人支援は、「具体的な解決を目指すアプローチ（本人が有する個別課題としての特定の課題の解決）」と、「つながり続けることを目指すアプローチ（支援者と本人が継続的につながり関わり合いながら、本人と周囲との関係を広げていく支援＝**伴走型支援**）」とを支援の両輪として組み合わせ、本人を中心として寄り添う意識をもって支援にあたることを重視する、ということである。

2つ目の視点として、専門職の伴走型支援と住民相互のつながりによるセーフティネットを強化し、支援を重層的なものとして展開することの必要性を意識する、ということである。このことは専門職が行う伴走型支援が、孤立した状態にある本人や世帯が他者や社会に対して目を向け溶け込んでいくことを促すという側面と、専門職が関わることで地域住民相互が出会い、新たなつながりをつくる中で、課題をもって生活する人のことを気にかけ福祉の実践が広がりをもつことで、本人や世帯が地域や社会とのつながりを回復し、包摂が実現されていくということを示している。

3つ目の視点として、重層的なセーフティネットの構築に向けた各主体（公・共・私）の役割分担のあり方について、それぞれが連携をしてバランスの取れた形での役割を果たしていくという考え方を重視する、ということである。このことは、福祉政策が従来から行ってきた「自助・互助・共助・公助」という組み合わせによる役割分担の考え方を継承しつつも、それぞれが課題解決に向けてバランスの取れた役割を果たし、個々人の自律を支えるセーフティネットを充実させていくという考え方である。

これらの視点を踏まえた上で、「最終とりまとめ」では市町村における包括的な支援体制の構築に向けた具体的な事業について、2016（平成28）年度より実施されてきた「**多機関の協働による包括的支援体制構築事業**」をさらに充実・発展させた形で、次の3つを支援内容とする新たな事業の創設について提案を行った（**表12-1-2**参照）。

表12-1-2　「最終とりまとめ」における3つの支援の考え方

	断らない相談支援	参加支援	地域づくりに向けた支援
内容	本人・世帯の属性にかかわらず受け止める相談支援	本人・世帯の状態に合わせ、地域資源を活かしながら、就労支援、居住支援などを提供することで社会とのつながりを回復する支援	地域社会からの孤立を防ぐとともに、地域における多世代の交流や多様な活躍の機会と役割を生み出す支援
スキーム	〔具体的な機能〕 ①属性にかかわらず、地域の様々な相談を受け止め、自ら対応する又は関係機関につなぐ機能（相談を受け止める機能） ②世帯を取り巻く支援関係者全体を調整する機能（多機関協働の中核の機能） ③継続的につながり続ける支援を中心的に担う機能（継続的につながる機能） ※②及び③の機能を強化 〔域内全体で備えるべき体制〕 • 既存の相談支援機能も活用しながら、域内全体で属性や課題が明確でない相談も含め対応できる体制とすること • 上記の①から③までの機能を有すること • 相談支援へのアクセスを住民にとって容易とするための措置（例えば、住民の身近な生活圏において相談支援を行う場を明示するなど）を講じること	○個別性が高まり生じている狭間のニーズにも対応できるように既存の地域資源の活用方法を拡充（※）していく取組を中心に位置付け、既存人的・物的資源の中で、本人・世帯の状態に合わせた多様な参加支援の提供を行う。 （※）活用方法の拡充の例 • 生活困窮者の就労体験に経済的な困窮状態にない世帯のひきこもりの者を受け入れる • 個人商店を中間的就労の場として、対人コミュニケーションが苦手な者を受け入れ、就労・社会参加に向けた支援を行う • 地域の空き家を使って、地域のボランティアが勉強を教える場所をつくり、学校とも連携しつつ、不登校の生徒に参加を働きかけ、支援を行う	〔具体的な機能〕 ①住民同士が出会い参加することのできる場や居場所の確保に向けた支援（場や居場所の確保支援） ②ケアし支え合う関係性を広げ、交流・参加・学びの機会を生み出すコーディネート機能（地域づくりのコーディネート機能） ※地域づくりのコーディネート機能は、「個別の活動や人のコーディネート」と「地域のプラットフォーム」の2つの機能を確保。
圏域、人員配置等	○市町村において、既存施設・機関の分布など地域の実情を踏まえ、個々の施設・機関が担う役割を含め、圏域についても検討。 ○人員配置は、それぞれの機関が担う機能や配置状況等を踏まえ、市町村において検討。これまで各機関が地域で果たしてきた役割が継続的に担えるようにすることが必要。	○市町村がそれぞれの地域資源を最大限活用して、構築することができるような設計とすべき。	○住民に身近な圏域と住民に身近な圏域よりも大きな範囲（市町村等）の重層的な視点が必要。 ○人員配置は、それぞれの機関が担う機能や配置状況等を踏まえ、市町村において検討。これまで各機関が地域で果たしてきた役割が継続的に担えるようにすることが必要。
財政支援	○以下の機能の確保に必要な経費について一括して交付することを検討すべき。 • 属性毎の相談支援の機能 • 多機関協働の中核の機能 • 継続的につながる機能	○既存の地域資源に対して活用方法の拡充を働きかけるなど、地域資源と支援対象者との間を取り持つ機能に必要な経費に対し、国として財政支援を行うことを検討すべき。 ○拡充に要する費用負担についても、既存の制度での対応が困難な場合については、参加支援の機能の一部として補助できるようにすべき。	○市町村内の支援体制として、場や居場所の確保支援及び地域づくりのコーディネート機能の確保に必要な経費に対し一括して交付することを検討すべきである。
その他	○特定の相談機関や窓口が全てを丸抱えするのではなく、適切に多機関協働を進め、市町村全体でチームによる支援を行うもの。	○既に社会参加に向けた支援を担っている既存制度による支援と十分連携しながら行うことが必要。	○地域づくりにおいては、福祉の領域を超えて、地域全体を俯瞰する視点が不可欠であり、まちづくり・地域産業など他の分野の可能性も広げる連携・協働を強化することが必要。

※3つの支援を一体的に行うことによって、本人と支援者や地域住民との継続的な関係性を築くことが可能となり、これらの関係性が一人ひとりの自律的な生を支えるセーフティネットとなる。

出典）厚生労働省ウェブサイト「『地域共生社会に向けた包括的支援と多様な参加・協働の推進に関する検討会』（地域共生社会推進検討会）最終とりまとめ（概要）」p.4.

①断らない相談支援：本人・世帯の属性にかかわらず受け止める相談支援
②参加支援：本人・世帯の状態に合わせ、地域資源を活かしながら、就労
　支援、居住支援などを提供することで社会とのつながりを回復する支援
③地域づくりに向けた支援：地域社会からの孤立を防ぐとともに、地域に
　おける多世代の交流や多様な活躍の機会と役割を生み出す支援

　これらの３つの支援を一体的かつ地域の実情に合わせた形で、市町村が
裁量を発揮しやすい仕組みとして実施すべきであるとしている。また市町
村における包括的な支援体制の整備促進を図るための基盤づくりとして、
「人材の育成や確保」「地域福祉計画の記載事項として事業を明記し実施
すること」「多職種連携や多機関協働のための会議体機能の設置」などを
盛り込んだ事業の提案もあわせて行っている。こうして社会福祉法に盛り
込まれた「市町村における包括的支援体制の整備」は、「**重層的支援体制
整備事業**」として新たな仕組みづくりに向けて動き出したのである。

重層的支援体制整備事業
社会福祉法に規定され
た、各市町村におけるす
べての支援機関・地域の
関係者が生活課題を断ら
ず受け止め、つながり続
ける支援体制を構築する
ことを理念として、「属
性を問わない相談支援」
「参加支援」「地域づく
りに向けた支援」の３つ
の支援を一体的に実施す
る事業のこと。

　2020（令和2）年6月、この重層的な支援体制の構築に向けて新たに社
会福祉法が改正（地域共生社会の実現のための社会福祉法等の一部を改正
する法律。令和2年法律第52号。以下「改正法」）され、2021（令和3）
年4月より実施されている。この改正法ではまず4条1項について、地域
福祉の推進は地域住民が相互に人格と個性を尊重し合いながら参加し、共
生する地域社会の実現を目指して行わなければならないこととされ、それ
にあわせて基本指針の見直しが行われている。さらに前述の「最終とりま
とめ」で提案された「重層的支援体制整備事業」については、地域住民の
複合化・複雑化した地域生活課題や支援ニーズに対応する包括的な支援体
制を構築するため、市町村において属性を問わない相談支援、参加支援お
よび地域づくりに向けた支援を一体的に実施するとともに、対象事業に係
る交付金を一体的に交付する等の財政支援を行うものであることを明示し、
改正法106条の4第2項1号から6号までに具体的な内容が記載され、そ
の実施にあたって以下のような点に留意する旨が定められている(5)。

(1) 包括的相談支援事業（改正法106条の4第2項1号）

　包括的相談支援事業として改正法106条の4第2項1号に掲げる事業の
うち1つの事業のみでは対応が難しい地域生活課題については、他の支援
関係機関と連携を図りながら、課題解決に向けた支援を行うとともに、複
合化・複雑化しており、支援を進めるに当たって、支援関係機関の役割
分担が必要な地域生活課題については、(5)の多機関協働事業につなぎ、
支援関係機関の連携による適切な支援体制の構築を図ること。

(2) 参加支援事業（改正法106条の4第2項2号）

　本人やその世帯が抱える地域生活課題や支援ニーズを丁寧に把握した上

で、福祉サービスその他社会参加に向けた取組みとの間の連絡調整等を行い、本人や世帯が望む形での社会参加を実現するとともに、必要に応じて、地域の福祉サービスその他社会参加に向けた取組みのための環境整備を行うこと等が重要であること。

(3) 地域づくりに向けた事業（改正法 106 条の 4 第 2 項 3 号）

地域で実施されている個別の地域活動や居場所の取組み、それらに取り組む者を把握し、「人と人」「人と地域活動や居場所」をつなぎ合わせるコーディネートの役割が求められること。

(4) アウトリーチ等を通じた継続的支援事業（改正法 106 条の 4 第 2 項 4 号）

①地域社会からの孤立が長期にわたる者等の必要な支援につながりにくい者等への支援を進めるに当たっては、地域のネットワークを通じて地域の状況に係る情報を幅広く収集するとともに、地域住民とのつながりを構築し、潜在的な支援ニーズを有する者の存在を早期に把握することが重要であること。

②本人やその世帯との信頼関係を構築するため、丁寧かつ確実な働きかけを行うこととともに、緊急性のある事例を把握した場合には、速やかに警察や医療機関等と連携する必要があること。

(5) 多機関協働事業および支援プランの策定事業（改正法 106 条の 4 第 2 項 5 号および 6 号）

①1 つの支援関係機関では対応が困難な複合化・複雑化した地域生活課題の整理を行い、支援関係機関との議論を踏まえて、支援関係機関間の役割分担や支援の方向性を表した計画（改正法 106 条の 4 第 2 項 6 号）を策定し、意識の共有を図ること。

②支援関係機関間の有機的な連携体制の中で、地域生活課題等の共有を図ること等を通じて、新たな福祉サービスその他社会参加に資する取組みや支援手法の創出を図っていくことも重要であること。

また、これら各事業を効果的に推進していくために「**重層的支援体制整備事業実施計画**」の策定（改正法 106 条の 5 第 1 項）や、市町村や支援関係機関等により構成される「**支援会議**」の設置（改正法 106 条 6 第 1 項）等も改正法に記載され、実施に向けての具体的な取組みが掲げられている。さらに国、都道府県は、本事業の円滑な推進のために当該市町村に対して、実施に要する費用に充当するための交付金が交付されることとされている。

こうして市町村における包括的な支援体制の整備は、社会福祉法に「重層的支援体制整備事業」が位置づけられたことで、福祉政策としての取組みが本格的に開始されたといえよう。

重層的支援体制整備事業計画
本事業の実施にあたり、市町村が住民や関係者・関係機関との意見交換等を重ね、事業実施の理念や目指すべき方向性について、共通認識を醸成することを目的に作成される計画。

支援会議
社会福祉法 106 条の 6 に規定された会議で、本事業の円滑な実施を図るために支援関係機関等により構成され、市町村が組織するもの。必要な情報交換を行うとともに、支援体制に関する検討なども実施する。

［4］ 包括的支援体制構築にあたっての課題

　さてこれまで見てきたように、「重層的支援体制整備事業」が社会福祉法に記載され全国の市町村で取組みが開始されたことで、包括的な支援体制づくりが本格的に進められるようになったとみることができる。生活課題が複雑化・多様化する中で、地域を中心としてこうした動きが出てきたことは、ある意味必然であると思われる。しかしながらこれまでの地域福祉の取組みの経過から、この事業が一定の成果を上げていくためには、解決していかなければならない課題をいくつか挙げることができるだろう。

　1つ目として、包括的支援体制の構築・整備が「地域共生社会の実現」を目指すものであるならば、「地域共生社会」について具体的なイメージをもつ必要がある。今回の制度化は、これまで理念先行で捉えられてきた「地域共生社会の実現」を具体的な事業（包括的支援対策の構築）として考えようとするものであり、同時に従来の地域包括ケア推進体制（分野ごと・対象ごとに取り組まれてきた）を、より効果的・発展的に捉えようとするものであり、特に狭間の問題や伴走型の支援が必要な課題の対応にあたり、目指すべき姿を十分に共有化することが望まれる。またその際、それを展開する範囲（エリア）や対象（居住地が不確定な者や外国人なども対象になる）なども、具体的にイメージして取り組む必要があるといえる。

　2つ目として、本事業で展開される3つの支援機能が「包括的な支援体制構築」の中で果たされる役割を明確にし、その考え方や方法を関係機関で共有しておく必要がある。そしてそれは、各市町村ごとの特徴をよく踏まえて、実情に即した形で提示する必要があるということである。たとえば断らない相談の考え方として、相談にたどり着けない方へのアプローチをどのように行うのか、狭間の問題などについては誰がどのようにイニシアチブを取っていくのか、地域づくりの支援については、既存事業とどう結びつけて展開していくのかなど、それぞれのケースで考えていく必要があるだろう。

　3つ目として、この事業の基本的な部分は多職種連携、多機関協働ということが大前提となるのだが、本事業を担う中核組織としての行政機関において、庁内での内部協働体制をきちんと構築していくことが重要だといえる。これはこれまでの福祉政策分野においても、対象とする分野の違いで制度や予算配分などがまったく異なる中、連携の難しさが叫ばれてきたことであり、今後福祉分野以外の部門（教育や住宅、医療など）が入ってきた場合、どのように協働体制を構築していくのか、具体的な流れをつくっておく必要がある。

　関連して4つ目の課題として、行政以外の他機関、専門職やインフォー

マルな団体との連携体制のつくり方についても、具体的な展開を考えておく必要がある。法人組織などの違いにより、対象の考え方や方法が異なることを念頭に置き、連携体制を構築していくことが必要である（事業委託をする場合にも、このことを十分に考える必要がある）。

最後に、重層的支援体制整備事業の実施においては、社会福祉の専門職の役割が重要視されていることにも触れておく。先に述べた指針では、支援関係機関の連携体制による伴走型支援が求められることから、社会福祉分野等の専門職の役割が重要であることが述べられている。保健医療、福祉、子ども子育て支援、労働などの他職種や多機関が柔軟に連携する体制を整備することが期待されており、包括的な支援体制の整備にあたって、改めて社会福祉専門職の役割が大きいことを意識しておく必要があるだろう。

2. 住民参加と住民主体

A. 住民の参加・協働と住民自治

これまで包括的な支援体制の構築に向けた動きについて、福祉政策としての視点、特に公的機関や専門職といったフォーマルな機関における体制づくりを中心に流れを見てきた。しかしながら包括的な支援体制の構築にあたっては、分野を横断した専門機関や専門職の連携・協働だけでは成立しないことは明白である。地域住民やボランティア、各種活動団体などインフォーマルな組織・団体の参加や協働があって、初めて包括的な支援体制が構築されることはいうまでもない。その意味で、こうしたインフォーマルな組織や団体がどのように事業に参加し、実践の場を担っていくのかを具体化していくのは重要なことである。

社会福祉法4条では、地域福祉の推進は、地域住民が相互に参加し、共生する地域社会の実現を目指して行わなければならない、と規定した上で、地域住民等（地域住民、社会福祉を目的とする事業を経営する者および社会福祉に関する活動を行う者を総称して）はその推進にあたって、地域生活課題を（自ら）把握し、関係機関等の連携等によりその解決を図るよう特に留意すると記載されている。包括的支援体制の構築を始めとする地域福祉の推進において、住民の活動・実践への積極的な参加が期待されてい

ることがここから読み取れる。ただし、注意しなければならないのは、ここで言われている「地域住民等」という括りはすべてが同じ立場ではなく、期待されている役割が異なっていることを認識しなければならないということである（個人や家族だけではなく、ボランティアグループや社会福祉法人など、多様な主体が含まれている）。

　住民が地域福祉の実践に参加・協働するということを考えた場合、その住民の「立場」に注意する必要がある。要はどのような立場で、地域福祉活動に参加・協働していくかということであり、それに応じてさまざまな支援策を講じていく必要があると考える。たとえば、先ほど書いた地域における活動や事業者としての「（サービス）提供者・実践者としての住民」という立場もあるだろうし、逆に「（サービス）利用者としての住民」という立場もある。無論、それらとは接点がない「（一般の地域に在住する）住民」という立場も存在する。ただし共通しているのは、こうしたどの立場の住民であっても、その参加・協働の機会が平等に提供されていることであり、望めばすぐに参加することができる体制をつくっておくことが、積極的な住民参加・協働には必要である、ということである。

　さらに「住民」としての地域社会（福祉活動）への参加という観点では、「（意思決定に関わる）住民」として、住民自治の主権者としての位置づけも持っているということである。このことは本章で取り上げている「**ローカルガバナンス＝地域福祉ガバナンス**」の意思決定過程への参加者としての位置づけであり、住民自治に関与する、主権者としての立場の意味で、包括的支援体制づくりに大きな影響を及ぼすものであるといえよう。

ローカルガバナンス
ここでは地方自治体に加え、住民、NPO、民間企業なども協働して統治をする概念として、「地域福祉ガバナンス」と同じ意味で提示している。

B. 包括的支援体制整備のための場づくり―プラットフォームの形成と運営

　包括的支援体制の構築にあたっては、それぞれの立場の意見を聴いたり討議をする場面（情報共有のための会議を開くなど）の設定が必要ではあるが、そうした場面はたとえば「推進会議」や「支援会議」といった形式的な会議の場面で実施されることが多い。もちろんこうした場面も、専門機関等の多機関協働の場としては必要であるが、地域住民が気軽に出会ったり参加できたりする場は、地域づくりに向けた支援を考える場合重要なものであるといえるだろう。それは前述したような形式的な場ではなく、人びとが望めば気軽に参加でき、多様なつながりができるような環境が整備されていることが必要になってくる。言ってみれば多様な立場の人びとがふらっと立ち寄ったり、また自由に出会い、話し合い、そして学び合うことのできる場が存在するということである。

先に述べた地域共生社会推進検討会「最終とりまとめ」では、こうした場のことを「地域のプラットフォーム」として位置づけている(6)。「地域のプラットフォーム」は、「地域における多様な参加の機会と居場所を発見し、生み出すため、①地域を知り、地域の役に立ちたいと考えている住民、②多様な参加の機会や居場所を生み出す資源を有する地域関係者（産業分野、まちづくり分野、金融分野など幅広い関係者）、③相互調整や情報提供、公的サービスへのつなぎを行う行政などがその都度集い相談、協議し、学び合う場」として定義されている（**図12-2-1**）。こうしたプラットフォームが地域に多く存在し、またそこにさまざまな人が集うことで、交流・参加・学びといった新たなつながりや関係づくりが発生し、地域の活動が活性化すると捉えられよう。ただプラットフォームが効果的な役割を果たしていくためには、やはり運営に関しての積極的な関わりが必要になってくる。「最終とりまとめ」では地域のプラットフォームには「**個別の活動や人のコーディネート**」と「**地域のプラットフォーム**」の機能が必要であり、この２つの機能が確保されることで、「地域づくりのコーディネート機能」が発揮され、人と人とのつながりがますます活性化することになると言われている。たとえば、地域づくりに関心のある者が地域のプラットフォームに集まり、コーディネーターと連携を取ることで、これまで結びつきのなかった人と人がつながり、多様な参加・協議の場が生まれ、それが地域活性化につながる可能性をもつ。そしてこうした地域のプラットフォームが地域に１つだけが存在するのではなく、多様なものがいくつも存在することで、多くの人びとが気軽に参加し、地域づくりの支援につながるものと思われる。

　身近な地域で多くの方が参加できる場を増やし、人びとが地域課題に関心をもち、地域づくりに参加し協議する機会を多くつくることは、本章で述べている「地域福祉ガバナンス」を進めていく上では大変重要なことであるといえよう。

個別の活動や人のコーディネート
既存の地域活動や日常の支え合いの把握と、実践者への支援による地域活動の活性化や新たな地域活動の創造など、地域のプラットフォームをコーディネート・活性化する機能のこと。

地域のプラットフォーム
「個別の活動や人のコーディネート」機能と一体となって、地域における多様な参加の機会と居場所を発見し、生み出すため、①地域を知り、地域の役に立ちたいと考えている住民、②多様な参加の機会や居場所を生み出す資源を有する地域関係者（産業分野、まちづくり分野、金融分野など幅広い関係者）、③相互調整や情報提供、公的サービスへのつなぎを行う行政などがその都度集い相談、協議し、学び合う場としての機能のこと。

223

図12-2-1　多様な主体による地域活動の展開における出会い・学びのプラットフォームの考え方

- 地域の実践をみると、「自らの地域で活躍したい」や「地域を元気にしたい」といった自己実現や地域活性化に向けた願いのもと始まったまちづくり活動が、地域の様々な主体との交わりを深め、学ぶ中で、福祉（他者の幸せ）へのまなざしを得ていくダイナミズムがみえてきた。
- そして福祉分野の個別支援をきっかけとする地域づくりの実践に関しては、個人を地域につなげるための地域づくりから、地域における課題へ一般化し、地域住民を中心とした地域づくりに開いていくことで持続性を得ていく過程が見られている。
- 一見質の異なる活動同士も、活動が変化する中で"個人"や"くらし"が関心の中心となった時に、活動同士が出会い、お互いから学び、多様な化学反応を起こす。そこから生まれた新たな活動が地域の新たな個性となり、地方創生につながることもある。
- このような化学反応はさまざまな実践においてみられており、今後の政策の視点として、地域において多様な主体が出会い学びあう「プラットフォーム」をいかに作り出すか、という検討を行っていくことが求められている。

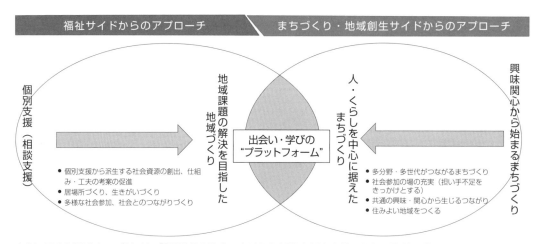

出典）厚生労働省ウェブサイト「『地域共生社会に向けた包括的支援と多様な参加・協働の推進に関する検討会』（地域共生社会推進検討会）　最終とりまとめ（概要）」p.21.

注)

ネット検索によるデータの取得日は，いずれも 2021 年 12 月 20 日.

(1) 川村岳人「ガバナンス」小松理佐子編『よくわかる社会福祉運営管理』ミネルヴァ書房，2010, pp. 24–25.

(2) 厚生労働省ウェブサイト「『社会的な援護を要する人々に対する社会福祉のあり方に関する検討会』報告書」.

(3) 厚生労働省ウェブサイト「新たな福祉サービスのシステム等のあり方検討プロジェクトチーム・幹事会　概要説明資料」.

(4) 厚生労働省ウェブサイト「『地域共生社会に向けた包括的支援と多様な参加・協働の推進に関する検討会』(地域共生社会推進検討会)　最終とりまとめ(概要)」p.8.

(5) 厚生労働省ウェブサイト「社会福祉法に基づく市町村における包括的な支援体制の整備に関する指針の一部を改正する件（令和 3 年 3 月 29 日厚労省告示第 108 号）」.

(6) 前掲書(4), p.18.

▎理解を深めるための参考文献

● 岩間伸之・野村恭代・山田英孝・切通堅太郎『地域を基盤としたソーシャルワーク—住民主体の総合相談の展開』中央法規出版，2019.

本書は、包括的支援体制の構築に必要な「総合相談」について、その実践理論となる「地域を基盤としたソーシャルワーク」の考え方や視点の置き方について解説し、総合相談の具体的な展開過程についての分かりやすく述べたものである。地域で総合相談にあたるワーカーにとって、示唆が得られる 1 冊である。

● 厚生労働省『「地域共生社会に向けた包括的支援と多様な参加・協働の推進に関する検討会」(地域共生社会推進検討会)　最終とりまとめ（令和元年 12 月 26 日）』.

本報告書は、本章で取り上げた「包括的な支援体制の構築」に向けた政府の考え方の基本となるものであり、今後進められていく「重層的支援体制整備事業」を理解する上で、必読のものといえる。政府の報告書ではあるが入手は容易なので、ぜひ一読いただきたい。

　2021（令和3）年度より、本章でも取り上げた「重層的支援体制整備事業（以下、事業とする）」が本格的に開始された。すでに2016（平成28）年度からのモデル事業（「多機関の協働による包括的支援体制構築事業」）を実施している市町村が208もある（2019〔令和元〕年度）ということでは、今後多くの自治体がこの事業に参加・移行していくだろう。筆者は偶然であるが、数年の間にこの事業の実施を予定している市町村担当者へのヒアリングの場に、立ち会う機会を得ることができた。そこでこうした方々の意見を聞いて思ったのは、事業で目標とされている包括的支援体制構築のための「地域福祉ガバナンス」の重要性について、事業推進担当者がどれだけ理解しているか、それによって取組みに大きな差が出るということに改めて気づかされたということである。つまり、包括的支援体制の整備については、それを主として進める担当者の考え方や推進方法の共有化が大変重要だということである。

　これまで見てきたように、複雑化・多様化した生活問題に効果的に対処していくためには行政だけでなく、その問題に対応するさまざまな団体・機関との協働や、またボランティアなどの地域住民の参加が不可欠であるが、その体制をつくっていくことは簡単なことではない。まして複雑化・多様化した問題は、これまでのような分野別・対象別の対応では解決できないことは明白であり、そのための積極的な体制づくり（の支援）を事業担当がどの程度行ってきたか、また今後行っていくのかということが、大変重要な事項であると気づかされたのである。無論、こうした体制づくりは事業推進担当者（主として行政）だけにより推進されるものではないが、推進担当者がその考え方を明確に示し、なぜそれが必要かを関係機関や住民に周知しながら、連携体制を構築することが必要だろう。

　その意味で重要なのは、それぞれの自治体における市町村地域福祉計画において、「地域福祉ガバナンス」がどの程度意識されて記載されているか、その構築についてどのように言及しているかを、再度見直すことではないだろうか。

キーワード集

阿部志郎
〔1926- 〕

横須賀基督教社会館館長としての幅広い実践を踏まえて、地域福祉理論の構築を行った。岡本栄一による地域福祉理論類型化では、「コミュニティ重視志向軸」に分類されている。主な著書に『地域福祉の思想と実践』（1986）などがある。

一般的コミュニティ

岡村重夫によって類型化されたコミュニティの1つで、一般の人びとによって構成されるコミュニティのこと。社会的不利条件をもつ人びとと、それに対して支援する集団を「福祉コミュニティ」とし、一般的コミュニティの下位集団として位置づけた。

右田紀久恵
〔1931- 〕

地域福祉理論を構築した。牧里毎治の分類によると、右田の理論は「構造的アプローチ」の中の「政策制度的アプローチ」に位置づけられている。1990年代には「自治型地域福祉論」を展開した。主な著書に『自治型地域福祉の展開』（2005）などがある。

ウルフェンデン報告

1978年にイギリスで出された「ボランタリー組織の将来」と題されるレポートのこと。福祉サービスの多様な供給主体の必要性を説き、「福祉多元主義」を打ち出した。

運営適正化委員会

福祉サービスに関する適正な運営を確保し、かつ苦情処理を担当する都道府県社会福祉協議会に設置された機関。社会福祉法83条に規定がある。機能として、①苦情解決に必要な調査、助言、あっせん、②都道府県への通知、情報提供、③年度ごとの報告書の作成・公表がある。

SDGs

持続可能な開発目標（Sustainable Development Goals）のこと。2015年9月の国連サミットで採択された2030年までに持続可能でよりよい世界を目指す国際目標。17のゴール・169のターゲットから構成され、地球上の「誰一人取り残さない（leave no one behind）」ことを誓っている。

NPO法人（特定非営利活動法人）
〔non- profit organization〕

1998（平成10）年の特定非営利活動促進法（NPO法）によって規定された法人。この法人には、寄付したものに対する税控除や特定事業の法人税の軽減措置が行われる。保健・医療・福祉分野で活動するところが最も多い。毎年1回は、事業報告、役員名簿などの提出が求められる。

エリア型コミュニティ

2005（平成17）年に出された「コミュニティの再興と市民活動の展開」の中で使われた用語。「エリア型コミュニティ」とは同じ生活圏に居住する住民によってつくられるコミュニティのことを指す。ここでは、全世帯加入が原則であり、地域住民の生活全般に関わる問題に対応することが求められている。これに対するのが「テーマ型コミュニティ」で、これは特定のテーマの下に有志が集まって構成されるコミュニティである。

エンパワメント

問題を抱えるクライエントが有する潜在的な力を引

227

き出すことによって、課題解決を図るように支援すること。

岡村重夫
〔1906-2001〕

地域福祉の3構成要素である「コミュニティケア」「地域組織化」「予防的社会福祉」を提唱し、それにより長期的な社会福祉計画において地域福祉サービスを展開できるとした。また福祉国家は選別的処遇ではなく国民すべてを対象とする普遍的処遇に特徴があると述べている。

小河滋次郎
〔1863-1925〕

社会事業家、監獄学者として知られる。1918（大正7）年に当時の林市蔵大阪府知事とともに、貧困世帯の救済のために方面委員制度（現在の民生委員制度）を創設した。

奥田道大
〔1932-2014〕

社会学者。コミュニティ論。地域社会の分析枠組みを示し、コミュニティを「地域共同体モデル」「伝統型アノミーモデル」「個我モデル」「コミュニティモデル」の4つに類型化した。

介護等の体験

1998（平成10）年度より小・中学校の教員免許を取得する者に対して「介護等の体験」をすることが求められている。

下位コミュニティ

岡村重夫によって位置づけられた「福祉コミュニティ」のこと。岡村は、「社会的不利条件を持つ人びと」を中心として結ばれたこの集団を、一般コミュニティの中の下位コミュニティと位置づけた。

賀川豊彦
〔1888-1960〕

キリスト教社会事業家として、貧困者のためのセツルメント運動を展開した。消費者協同組合の設立者としてもその名を知られている。1920（大正9）年に出版された『死線を越えて』は当時、ベストセラーとなった。

学習指導要領

文部科学省が告示する教育課程の水準のこと。教科内容とその取扱い、基本的指導事項などを示しており、総則、教科、道徳、特別活動からなる。小学校、中学校、高等学校、特別支援学校を対象にしている。

学童・生徒のボランティア活動普及事業

1977（昭和52）年に、国庫補助事業として開始された。目的として、小・中・高校生に対して、社会福祉に対する理解を進め、地域社会の啓発を図ることなどがあった。

ガバナンス

「統治」と訳され、ソーシャル・ガバナンスの用法で用いられる。特に、福祉社会構築に向けて、市民による統治の意味合いをもっている。

企画指導員

1963（昭和38）年度から、全国社会福祉協議会に設置された国庫補助による職員。民間社会福祉活動の充実と発展を図るために置かれている。

協議体

市町村が主体となって地域づくりを行うために設置する「定期的な情報共有・連携強化の場」。メンバーは、行政、地域包括支援センター、社会福祉法人、社会福祉協議会、NPO、地縁組織、民間企業、ボランティア団体など、地域の実情に応じて構成される。主に「第1層協議体」（市町村）と「第2層協議体」（日常生活圏域）とに分けられる。

共同性

コミュニティの定義に共通する概念の1つ。ヒラリー（Hillery, G. A., Jr.）は、「コミュニティ」の定義を整理して、その共通概念を「共同性」と「地域性」であるとした。

共同募金

全国的に実施されている募金活動。第一種社会福祉事業に位置づけられている。寄付金は都道府県内に

おいて配分されるが、災害支援の場合は例外とされ
ている。期間は、10月1日〜12月31日である。

キングスレー館

1897（明治30）年に片山潜によって神田三崎町に
つくられたセツルメント。日本におけるセツルメン
ト活動の端を開いたといわれている。

クラウドファンディング

〔crowdfunding〕
群衆（crowd）と資金調達（funding）を複合させ
た造語で、近年さまざまな領域で発展してきた新し
い資金調達の形態である。インターネットやSNS
などを通じて、自らの活動の趣旨目的や夢・ビジョ
ンを不特定多数に発信し、共感者や支援者に資金の
提供を呼びかける仕組み。新しい資金調達の仕組み
として、地域福祉の領域でも注目されている。

グリフィス報告

イギリスのロイ・グリフィス卿（Griffiths, R.）が
中心となって作成した「コミュニティケア：行動の
ための指針」のこと。コミュニティケアの目的を在
宅ケアにあるとしたが、費用に見合ったサービス供
給のあり方を強調した。

ケアリングコミュニティ

地域福祉の基盤づくりの目的であり、「共に生き、
相互に支えあうことができる地域」のこと。ケアに
関する政策や制度の充実をはじめ、課題を抱える当
事者や地域住民の主体的参加が求められる。

ゲマインシャフト／ゲゼルシャフト

〔Gemeinschaft/Gezellschaft〕
テンニース（Tönnies, F.）が『ゲマインシャフトと
ゲゼルシャフト』（1887）で提示した概念。前者
は、他者と感情的に結合して共同生活を送ろうとす
る生得的な本質意志から生じる集団で、全人格的な
結びつきが特徴。後者は、何らかの目的を達成する
ために共同で生活しようとする理性的な選択意志か
ら形成される集団で、打算的・契約的な結びつきを
特徴とする。

公益信託制度

「公益信託」とは信託法66条以下に法的な根拠が
ある制度。個人や法人が、福祉活動、育英奨学、環
境保全、国際交流など一定の公益目的のために財産
を受託者（信託銀行など）に信託譲渡し、受託者は
信託管理人とともにこの信託財産を管理運用の上、
運営委員会で助成対象等を決め、その公益目的を実
現する。

個別化

社会福祉援助活動において、バイステック（Biestek,
F. P.）が提唱した7原則の1つ。クライエントを1
人の人間として認め、同じような問題をもった場合
であっても、それぞれのクライエントに応じた支援
をしなければならないことを意味している。

コミュニティ／アソシエーション

〔community/association〕
アメリカの社会学者マッキーヴァー（MacIver, R.
M.）が定義した用語。コミュニティは同じところ
に住み、同じようなライフスタイルをもち、われわ
れ感情を共有している集団のことで、近隣社会、村
落、都市、国民社会へと広がっていく。アソシエー
ションは人びとが自分の個別的な関心を満たすため
に人為的につくり出す集団で企業、学校、教会、労
働組合、国家などがこれにあたる。

コミュニティ・オーガニゼーション

ソーシャルワークの技術の1つで、間接援助技術に
位置づけられる。地域を対象とする援助であること
から地域援助技術ともいう。この定義は変遷してお
り、「ニード・資源調整説」「インターグループワー
ク説」「地域組織化説」「地域開発・社会計画・ソー
シャル・アクションの3つのモデル」などが挙げら
れる。

コミュニティケア

〔community care〕
さまざまな問題を抱えた人を、施設ではなく地域に
おいて支援していこうとする考え方や取組みを指
す。地域で支援するためには、福祉のみならず、多
くの社会資源のネットワーク化が必要となる。

コミュニティ財団

市民や企業の寄付によって成り立ち、1つの理事会および事務局が、それぞれ独立した複数の基金を一括して管理、運営する団体。市民一人ひとりの地域貢献の志を有効に使うことが可能となる。

コミュニティソーシャルワーカー

地域を基盤としながら、1人のクライエントの問題を解決していくために、ソーシャルワークを実践するワーカーのこと。クライエントの問題解決を図るとともに、地域組織化を行うことが求められる。

コミュニティビジネス

地域にあるさまざまな課題を地域住民が主体的に、ビジネスの手法を用いて解決する取組みのこと。地域における相互扶助による支援活動ともいえるが、地域雇用の創出という側面ももっている。

コミュニティワーク

ケースワーク、グループワークと並ぶソーシャルワークの1つ。コミュニティ・オーガニゼーションと同義に使用されている。「地域における問題の発見」→「活動主体の組織化」→「計画策定」→「計画の実施」→「評価」の過程で実践される。

災害救助法

実際に災害が生じた際に、国が地方自治体などとともに、応急的に必要な救助を行い、被災者の保護と社会秩序の保全を図ることを定めた法律である。救助の主体は都道府県知事だが、実施に関する一部事務を市町村長に委任することができる。

災害ソーシャルワーク

災害ソーシャルワークとは、発災直後から復旧・復興に至る一連の過程の中で、生命・財産の維持、生活の再建に関する被災者のニーズを把握し、適切な支援を実施したり、または関係機関による支援へとつなげていく活動のことである。

災害対策基本法

国民の生命、身体および財産を災害から保護し、もって、社会の秩序の維持と公共の福祉の確保に資す

ることを目的として制定された。国、都道府県、市町村、指定公共機関等、住民などの防災に対する責務を明確化している。また、避難行動要支援者への支援として避難行動要支援者名簿を作成することが求められている。避難行動要支援者名簿は、市町村の条例に特別の定めがある場合は、本人の同意がなくても、平常時から民生委員や消防機関等に提供できる。

「在宅福祉サービスの戦略」

1979（昭和54）年に全国社会福祉協議会によって出版された報告書。それまで主流であった施設福祉サービスから、在宅での介護を中心とすることの重要性について論じられている。この報告書では、社会福祉協議会を、在宅福祉サービスを提供する団体と位置づけ、サービスの拡大を図った。

真田是

〔1928-2005〕

立命館大学名誉教授。社会福祉の問題を社会構成体的に理解し、対象と政策主体と運動の三次元的な力動関係において捉え、そこから「福祉労働」を提起した。著作に『現代社会学と社会問題』『地域福祉と社会福祉協議会』など多数ある。

資源開発の原則

コミュニティワークの原則の1つ。地域の問題を解決するにあたって、既存の適切な社会資源がない場合には、新しく資源を開発することがコミュニティソーシャルワーカーに求められる。

次世代育成支援対策推進法

急速な少子化の進行に対応するために、国、地方公共団体、事業主および国民の責務を明らかにした法律。国、地方公共団体、事業主（労働者数が300人を超えるもの）は、それぞれ、次世代育成支援対策のための行動計画を立てることが義務づけられている。

施設の社会化

社会福祉施設の閉鎖性を改善するさまざまな取組みのこと。またその背景となる考え方。施設利用者の地域への外出・地域住民との交流、施設利用者・職

員の地域活動参加、地域住民の施設活動への参加、施設設備機能の地域への開放などの実践が挙げられる。

自治事務

地方公共団体の事務で、法定受託事務以外のものをいう。具体的には、都市計画の決定や病院・薬局開設への許可、就学に関する事務等で、国は地域の特性に合った事務処理ができるように配慮しなければならない。1999（平成11）年に団体委任事務が廃止され、これに再編成された。

市町村介護保険事業計画

3年を1期として、市町村が行う介護保険事業にかかわる保険給付の実施に関する計画のこと。2006（平成18）年度の介護保険改正によって、地域支援事業に関する計画を盛り込むこととされている。地域福祉計画等との調和が求められている。

市町村健康増進計画

健康増進法8条に基づき、市町村が住民の健康の増進に関する施策について定めた計画。

市町村社会福祉協議会

市町村において、社会福祉を目的とする事業の企画、実施、住民参加のための援助、調査、普及、宣伝、連絡、調整、事業の健全な発達を図るために必要な事業を行うことが役割である。

市町村地域福祉計画

市町村において作成された地域福祉に関する総合的な計画。社会福祉法107条において策定が努力義務とされた。災害時への対応として、地域の要援護者の情報把握や、安否確認の方法などを盛り込むことが通知されている。

市町村の廃置分合

市町村の分割・分立・合体・編入のこと。現在、「平成の大合併」で、市町村の合併が行われているが、これは廃置分合の一形態である。地方自治法7条が法的根拠となる。

シーボーム報告

1968年、イギリスにおいて社会福祉制度の改革を打ち出した報告。関連する各部門に関わるソーシャルワーカーが、別個ではなく、統合された1つの部門の所属になり活動することが示され、パーソナル・ソーシャル・サービスの社会的諸問題全般にわたって責任を負うべきであると主張されている。

市民後見推進事業

今後、認知症の人びとの増加が見込まれるが、親族等による成年後見が困難な者も増えると推測される。そのため、介護保険サービス利用の支援などを行う市民後見人を育成することが必要となっている。市町村には、市民後見人の育成および活用のための研修の実施が求められている。

社会的企業

社会問題の解決を組織の主たる目的としており、その解決手段としてビジネスの手法を用いている企業のこと。広く、企業の社会貢献活動を指す場合もある。

社会福祉協議会

社会福祉法109条で「地域福祉の推進を図ることを目的とする団体」と位置づけられた社会福祉法人である。各都道府県、区市町村に設置されている。なかでも、高齢者福祉への取組みには、日常生活の見守りや支援を必要とする人びとを、近隣で連携して支え合う、小地域ネットワーク活動がある。行政庁の職員は市町村社協の役員になることができるが、役員総数の5分の1を超えてはならないことが規定されている。

社会福祉事業の経営者

社会福祉法に定められている社会福祉事業を経営する者。社会福祉事業には、入所型の社会福祉施設や利用型のデイサービスセンター、障害者福祉サービス事業などが含まれる。

社会福祉法

社会福祉基礎構造改革の中で、社会福祉の再編成が強調され、従来の措置制度から利用（契約）制度に

転換するという社会福祉のパラダイム転換が図られることになった。福祉はサービスであり、市場原理を導入し、利用する側が選択でき、サービスの質の向上を図るという大改革を進めていくというものである。このような状況を踏まえて、1951（昭和26）年に制定された「社会福祉事業法」が、2000（平成12）年6月、半世紀ぶりに大改正され、「社会福祉法」となった。たとえばこの法律では、社会福祉事業の経営者に対して、自らその提供する福祉サービスの質を評価することなどによって、良質で適切な福祉サービスを提供するよう努めるべきことを定めている。わが国における社会福祉に関する事項の共通基礎概念を定めた法律である。

社会福祉法人

社会福祉法に定められた、社会福祉事業を行うことを目的とするために設立された法人。社会福祉事業に支障がない限り、公益事業または収益事業ができる。必ず、理事、監事を置かなければならず、必要に応じて評議委員会を設置することができる。社会福祉法人は介護サービス事業を実施する上で、特定非営利活動法人に比べ、法人税の取扱いが優遇されている。

社会福祉法人の地域における公益的な取組みの責務

2016（平成28）年の社会福祉法改正時に、社会福祉法人が地域において公益的な取組みを実施する責務があることとされた。日常生活・社会生活上の支援を必要とする者に対して、無料または低額の料金による福祉サービスを提供することを社会福祉法人の責務として位置づけた。

社会保障審議会福祉部会

社会保障審議会は、①厚生労働大臣の諮問に応じて、社会保障に関する重要事項を調査審議する、②厚生労働大臣または関係各大臣の諮問に応じて人口問題に関する重要事項を調査審議することが役割であるが、福祉部会は、社会福祉に関する事項について審議する。

住民参加

自らが生活している地域において積極的に住民が運営に参加していくこと。地域のことについて、行政任せにせず、住民自らが運営に関わり、活動していくことの重要性が高まっている。地域福祉計画策定においても、住民参加が重視されている。

住民参加型在宅福祉サービス

住民によって行われる有償の在宅福祉サービスのこと。その形態は、「住民互助型」「社協運営型」「生活協同組合型」などがある。1980年代に不足する在宅サービスを補う形で大きく発展してきた。活動は市民の自発的なものであり、非営利性、有償性、互酬性、会員制などが特徴である。

住民自治

地方行政を行うのに、住民または住民によって選ばれた代表者によって行うこと。憲法ではこれを「地方自治の本旨」（92条）として保障している。

住民主体

地域の問題を解決していくためには住民が主体となっていくべきであるという考え方。社会福祉協議会は「住民主体の原則」を活動の原則としている。

自由面接法

〔free-answer question〕

事例調査に用いられる方法の1つ。あらかじめ質問項目の大枠を決め、面接者が対象者との会話の中で質問をしながら調査を展開する方法をいう。

小学校及び中学校の教諭の普通免許状授与に係わる教員職員免許法の特例等に関する法律

この法律において、いわゆる高齢者や障害者等への「介護等の体験」をすることが盛り込まれた。

生活困窮者自立支援法

2014（平成26）年に制定、2015（平成27）年4月より施行された。生活保護に至る前の段階の自立支援策の強化を図るため、生活困窮者に対し、自立相談支援事業の実施、住居確保給付金の支給その他の支援を行うための所要の措置を講ずることが目的である。

生活支援コーディネーター

高齢者の生活支援・介護予防の基盤整備を推進して

いくことを目的とし、地域において、生活支援・介護予防サービスの提供体制の構築に向けたコーディネート機能を果たす者を「生活支援コーディネーター（地域支え合い推進員）」という。機関間の連携の推進のみならず、新たなサービスを創出する役割も期待されている。

生活支援戦略
〔せいかつ し えん せんりゃく〕
2012（平成24）年度から開始された。生活困窮からの早期脱却が可能となるように、早期の総合相談、伴走型就労支援、居住支援、学習支援などの包括的支援体勢を構築することが盛り込まれている。貧困の連鎖の防止、参加と自立、社会的に包摂される社会の実現などが基本的目標とされた。

セルフ・アドボカシー
〔self advocacy〕
障害者や高齢者などが、自ら、自分たちの権利擁護について主張すること。

セルフ・ネグレクト
〔self-neglect〕
「自己放任」とも呼ばれる。自分の生活について管理が行き届かず、健康状態の悪化や自宅がゴミ屋敷のようになっているにもかかわらず、他者からの支援を拒否する状態。

セルフヘルプ・グループ
〔self help group〕
「自助グループ」とも呼ばれる。身体的・精神的な障害や疾患、さまざまな依存症など共通の問題や課題を抱える人たちが、自分の問題を自分で解決するために形成するグループをいう。メンバーは平等であり、お互いの支え合いや共感、情報交換などの機能をもつ。

総合化の原則
〔そうごうか げんそく〕
従来のような縦割りの個別福祉施策ではなく、地域において社会福祉の総合化を図ること。今後は、地域住民のニーズに対応できるようにサービス等を一体化することが求められる。

組織化とプロセス重視の原則
〔そしきか じゅうし げんそく〕
地域福祉を行っていく際に押さえるべき原則。地域住民あるいは社会福祉に関する機関・団体を組織化していくこと、また、それを行っていく過程こそが重要であるとの考え方。

ソーシャル・インクルージョン
〔social inclusion〕
すべての人びとを排除せず、包摂し、ともに生きることができる社会を目指す考え方である。この反対の状態が、社会的排除（ソーシャル・エクスクルージョン）となる。

ソーシャル・キャピタル
〔social capital〕
「社会関係資本」とも呼ばれる。施設などハード面での資本ではなく、人と人とのネットワークを資源として捉える考え方。

第三セクター
〔だいさん〕
日本においては、行政と民間の共同出資による事業体のことをいう。しかし外国においては、ボランティアやNPOなどの市民による団体のことを指す場合が多い。

多文化共生
〔たぶんか きょうせい〕
国籍や民族などの異なる人びとが、互いの文化的な違いを認め、対等な関係を築こうとしながら、ともに生きていくこと。

団体自治
〔だんたい じ ち〕
地方自治の基本で、国の独立の団体（地方公共団体）が、自主的に団体の事務を行う権能を有すること。「地方自治の本旨」には、団体自治と住民自治の2つの原理がある。

地域アセスメント
〔ちいき〕
地域診断のこと。コミュニティワークを行っていくためには、地域の特性や地域における問題やニーズを把握しておく必要がある。そのためには、情報の収集や社会福祉調査等を行っていくことが求められる。

地域移行

地域生活移行とも称される。障害者が施設で生活するのではなく、地域のグループホームやケアホーム、アパート等において生活していくことを目指す。障害者自立支援法では、都道府県や市町村が障害者福祉計画を策定し、地域生活への移行を具体的に進めることとしている。障害者の地域移行には、地域の社会資源を利用して、居住支援、就労支援、コミュニケーション支援、相談支援などが行われる必要がある。

地域間格差

都市部と地方都市など、地域間にみられる社会的、経済的な発展の差異を指し、人口格差や所得格差、財政力格差などがある。

地域共生社会

厚生労働省は、地域共生社会について、「制度・分野ごとの『縦割り』や『支え手』『受け手』という関係を超えて、地域住民や地域の多様な主体が参画し、人と人、人と資源が世代や分野を超えてつながることで、住民一人ひとりの暮らしと生きがい、地域をともに創っていく社会」としている。近年、社会福祉法等を数回改正し、地方自治体においても、地域共生社会づくりを行うこととしている。

地域ケア体制の整備に関する基本指針の策定について

2011（平成23）年度末に療養病床が廃止される予定であったことに伴って、高齢者が地域で暮らせるよう「介護・医療・見守り・住宅」が連携するケア体制の整備を求めた指針。自治体が、10年単位で30年後までを展望した「地域ケア体制整備構想」を策定することとした。

地域自治区

条例で定めた区域のこと。市町村長の権限に関する事務を分掌させ、地域住民の意見やニーズを反映させつつ対応することを目的としている。

地域住民の生活圏域

固定的な区域ではなく、住民にとってどのような機能が使えるのかといった観点から捉える範囲のこ

と。行政区よりもさらに広域で考えられる。

地域診断

コミュニティソーシャルワークにおいて、住民のニーズや問題の発生要因、解決方法等を地域や社会資源の状況などについてあらゆる角度や視点から総合的に把握をし、分析・検討を行うことをいう。

地域組織化

通常は、地域における問題解決が主体的に取り組めるように、住民を組織化する活動のことをいう。ロス（Ross, M.）は、コミュニティ・オーガニゼーションの定義として「地域組織化説」を提唱した。

地域福祉活動計画［市町村社協］

地域における問題や住民のニーズなどを背景にして、それらを解決していくために住民や民間団体等の活動に関する計画をまとめたもの。市町村（行政）の地域福祉計画とはまた性格が異なるものである。

地域福祉ガバナンス

「ガバナンス」は「統治」と訳される。行政のみが主体となって福祉のシステムを構築するという方法（ガバメント）ではなく、地域福祉を進めていくために、住民を含む多様な主体が関わり、互いに協力しながら態勢づくりを図っていく考え方。

地域福祉基金

「高齢者保健福祉推進十か年戦略（ゴールドプラン）」の策定に伴い、地方自治体に設置した基金。この運用によって地域特性に応じた活動が促進されることを目的に、地方交付税交付金による財源措置に基づいて設置された。

地域福祉計画

市町村によって策定される地域福祉の推進に関する計画のこと。社会福祉法107条に定められている。計画には、①地域におけるサービスの適切な利用の推進、②地域における社会福祉を目的とする事業の健全な発達、③地域福祉に関する活動への住民の参加の促進などに関する事項を一体的に定めることが明記されている。

地域福祉計画［東京都・平成３年］

「東京都における地域福祉計画の基本的あり方について」のこと。地域福祉の一体的な実践を目標とした。東京都の「地域福祉推進計画」、市町村の「地域福祉計画」、市町村社協を中心として住民によって作成される「地域福祉活動計画」の３つが互いに関連し合いながら地域福祉を推進する「三相計画」として展開するものとした。

「地域福祉計画─理論と方法」

コミュニティ・オーガニゼーションに加え、在宅福祉サービスも含めた総合的な地域福祉のあり方について提唱した報告書（全社協、1984）。

地域福祉計画策定の指針

地域福祉計画の策定義務（努力義務）に伴い、2002（平成14）年に指針となるべき社会保障審議会福祉部会が作成した報告書。「市町村地域福祉計画及び都道府県地域福祉支援計画策定指針の在り方について（一人ひとりの地域住民への訴え）」が正式名称。地域福祉推進の背景・理念、地域福祉計画策定の意味などが記載され、地域住民一人ひとりの参加の必要性が提唱された。また、利用者主体のサービスの実現や、サービスの総合化の確立が必要であることも記述されている。

地域福祉推進の主体

社会福祉法109条および110条によって社会福祉協議会は、「地域福祉の推進主体」として位置づけられた。

地域福祉における「新たな支え合い」を求めて─住民と行政の協働による新しい福祉［平成20年］

基本的な福祉ニーズは公的な福祉サービスで対応するという原則を堅持しつつも、「新たな支え合い」を「共助」として拡大、強化することを提唱した報告書。この報告書では、地域福祉とは生活課題に広く対応するものであるとし、地域福祉活動は地域住民の社会貢献、自己実現の場であるとする。地域福祉コーディネーターの設置、関係者間での情報の共有、活動の拠点づくりが重要と指摘した。地域を5層の圏域として、各圏域での役割と機能があることを示している。

地域福祉の圏域等

「地域福祉計画策定の指針」において、市町村地域福祉計画策定にあたっては、一定の範囲を示す「地域福祉圏域」を設定することとした。基本的には市町村がその範囲となる。

地域福祉の推進

2000（平成12）年に改正された社会福祉法の中に新たに盛り込まれた概念が「地域福祉の推進」である。地域福祉を推進するためには、行政のみならず、社会福祉を目的とする事業を経営する者、地域住民、ボランティアなどが協力することが求められた。

地域包括ケア研究会報告書─今後の検討のための論点整理

2009（平成21）年5月22日厚生労働省によって公表された。2025（平成37）年を目標として、あるべき地域包括ケアの方向性と、そこに至るまでの問題点について検討したものである。介護保険制度の果たすべき役割、医療や住宅、地域社会のあり方などが論点となっている。自助・互助・共助・公助の役割分担が地域包括ケアの前提とされている。

地域包括ケアシステム

団塊の世代が75歳以上となる2025年を目途に、重度の介護状態になっても、住み慣れた地域で自分らしく暮らし続けるために、住まい・医療・介護・予防・生活支援が地域の特性に応じて、一体的に提供されるシステムのことである。

地域防災計画

国の防災基本計画に基づき各自治体で立案された災害対応について定めた計画。避難計画や避難所の設置などを定めている。国の中央防災会議が立てた防災基本計画に基づき各都道府県が地域防災計画を立て、その計画に基づき各市町村が地域防災計画を立てることになっている。

地域包括支援センター

地域住民の健康の保持および生活の安定のために必

235

要な援助を行うことにより、住民の生活を包括的に支援することを目的として設置された機関。包括的支援事業（介護予防ケアマネジメント、総合相談・支援など）や介護予防支援業務などを実施する。社会福祉士、主任ケアマネジャー、保健師等が配置される。市町村が責任主体であるが、運営は社会福祉法人、医療法人、NPO法人などが行っている。

地域保健法

1994（平成6）年に「保健所法」から「地域保健法」に改正。この改正によって、市町村保健センターにおいて、住民に一貫した地域保健サービス（精神保健相談等を含む）を提供するようになった。

地区社会福祉協議会

地域住民によって構成された社会福祉協議会で、小地域活動などを行う。町内会、自治会、小・中学校区を単位にして組織化されている（社会福祉法109条でいう地区社会福祉協議会とは、「指定都市」における行政区の組織を指しており、同一のものではない）。

地方交付税制度

都道府県や区市町村がその事務を遂行できるように、国から地方自治体に対して資金を交付する制度。

地方自治法

地方公共団体の組織構成や運営に関する大綱を定めた法律。地方分権一括法が2000（平成12）年4月に施行され地方分権改革との関連で、この法律は改正地方自治法とも呼ばれる。この改正によって機関委任事務は廃止された。

地方社会福祉審議会

都道府県知事または指定都市、もしくは中核市の長の監督に属し、その諮問に答え、または関係行政庁に意見を具申するものである。ただし、社会福祉に関する事項のうち、児童福祉および精神障害者福祉に関する事項は除かれる。社会福祉法7条に規定されている。

地方分権一括法（地方分権の推進を図るための関係法律の整備等に関する法律）

地方分権の柱として1999（平成11）年に成立し、2000（平成12）年4月から施行された法律。住民にとって身近な行政をできるだけ地方が行うこととしている。また、地方公共団体の自主性と自立性を高め、個性豊かで活力に満ちた地域社会の実現を目的としている。

町内会・自治会

日本の都市内において町丁別に設定された住民組織。加入単位は世帯、加入は自動的、機能的には包括的であり、末端行政の補完といった特徴をもつ。1991（平成3）年の地方自治法改正により、法人格をもつこともも可能となった。

ティトマス

〔Titmuss, Richard Morris 1907-1973〕
ロンドン大学の社会政策の創始者。社会福祉・社会保障の分野で国際的にも広い影響を及ぼした。普遍主義に基づくサービスを基盤にしながら強いニーズをもつ集団や地域を、スティグマを与えることなく積極的に選別し、権利としてサービスが供給されることが必要であると主張した。主な著書に『福祉国家の理想と現実』（1958）、『社会福祉と社会保障』（1968）がある。

テンニース

〔Tönnies, Ferdinand 1855-1936〕
ドイツの社会学者。主著には『ゲマインシャフトとゲゼルシャフト』（1887）、『世論の批判』（1922）がある。

当事者活動

問題を抱えた本人（当事者）が、その問題解決のために自らが行動を起こし実践すること。

都道府県健康増進計画

国民の健康を守るために策定された「健康増進法」の中で、都道府県において健康増進計画を策定することが規定された。市町村も同様の計画を策定しなければならない。

都道府県社会福祉協議会

社会福祉法110条に位置づけられた団体。広域的見地から実施することが望ましい事業や、社会福祉を目的とする事業の従事者の養成および研修、社会福祉を目的とする経営に関する指導や助言などが役割である。また、共同募金の実施にあたって共同募金会から意見を聴取される。

都道府県地域福祉支援計画

広域的な見地から、各市町村の地域福祉計画の達成を支援するために、都道府県に課せられた計画。社会福祉法108条に規定されている。

都道府県福祉人材センター

社会福祉事業に関する啓発や従事者に対する研修、社会福祉施設経営者等の相談援助、および就業希望者への援助を行う都道府県社会福祉協議会に設置された機関。

永田幹夫

〔1922-2008〕

全国社会福祉協議会事務局長を務め、『地域福祉論』を著した。牧里毎治の地域福祉理論の類型化によると「機能的アプローチ」の中の「資源論的アプローチ」に位置づけられ、また岡本栄一の分類では「在宅福祉志向軸」に位置づけられている。

日常生活圏域

市町村内を日常生活の圏域に区分すること。第3次介護保険事業計画において、地理的条件、人口、交通事情、施設サービス等を勘案して区域を分け、サービスの基盤整備を行うこととされている。

日常生活自立支援事業

認知症高齢者や知的障害者、精神障害者等、判断能力が十分でない人の地域自立生活を支えるための事業。社会福祉法によって規定された福祉サービス利用援助事業の1つで、都道府県・指定都市社会福祉協議会によって運営される。2007（平成19）年4月より、「地域福祉権利擁護事業」の名称を変更し、「日常生活自立支援事業」となった。

ニューステッター

〔Newstetter, Wilber 1896-1972〕

グループワーク教育と実践に大きく貢献した。コミュニティ・オーガニゼーションの定義として「インターグループワーク説」を提唱したことでも知られている。

認知症サポーター

2007（平成19）年に内閣官房長官が主催した「新健康フロンティア戦略〜健康国家への挑戦」で設置が定められた地域社会における人材。同報告書では、「養成講座を受講し、認知症に対する正しい知識を持ち、地域におけるさまざまな生活場面で、認知症の人や家族を支援する住民等」と説明されている。

ネットワーキング

〔networking〕

1970年代後半から網の目のように、横にゆるやかなつながりをつくるという新しいかたちの地域活動や社会運動が広がり始めた。既存の枠組みを越え、平等・複合・分散型の組織形態を指す言葉として使用され、これまで対立してきた異質なもの同士の共存を意味する理念として、さらにはそれを超えて相互の交流、協力による積極的な関係を構築することを指す。

農福連携

主に、障害者が農業に携わることで社会参加を図る試みである。生きがいや就労の場としても期待されている。地域においては、男性高齢者が主体的に取り組みやすい活動としても注目されている。

ノーマライゼーション

〔normalization〕

高齢や障害があっても差別されず、地域において普通の生活を営むことが当たり前であるという社会をつくる基本理念をいう。1950年代にデンマークにおいて障害児をもつ親の会から草の根運動的に広がり、バンク−ミケルセン（Bank-Mikkelsen, N. E.）を中心に展開された。その後スウェーデンのニィリエ（Nirje, B.）や北米のヴォルフェンスベルガー

（Wolfensberger, W.）らによって広められた。わが国では 1981（昭和 56）年の国際障害者年を皮切りに、ノーマライゼーションが展開されている。

バークレイ報告

イギリスにおいて 1982 年に発表された「ソーシャルワーカー：役割と任務」と題された報告書。コミュニティを基盤としたソーシャルワークを重視し、コミュニティソーシャルワークを主張した。

8050 問題

通常、「80 歳代の高齢の親」に、ひきこもりになっている「50 歳代の子ども」が同居しており、両者ともに、介護や生活困窮、精神的疾患などの生活問題を抱えている状態を指す。「50 歳代の子ども」には、どんな制度や誰が対応するのかが明確ではなく、「制度の狭間」に該当するとして社会問題となっている。

パットナム

〔Putnam, Robert David 1940–〕

著書『孤独なボウリング—米国コミュニティの崩壊と再生』（2006）で、アメリカのコミュニティの変化を膨大な統計と資料で描き出し、その中でソーシャル・キャピタル（社会関係資本）の重要性を説いた。パットナムは、ソーシャル・キャピタルとは個人間のつながり、すなわち社会的ネットワークであり、そこから生じる互酬性と信頼性の規範であるとした。

避難行動要支援者

災害対策基本法では、避難行動要支援者とは、「当該市町村に居住する要配慮者のうち、災害が発生し、又は災害が発生するおそれがある場合に自ら避難することが困難な者であって、その円滑かつ迅速な避難の確保を図るため特に支援を要するもの」とされている。

ヒラリー

〔Hillery, George A., Jr.〕

社会学者。多様に定義されたコミュニティの概念整理を行って、その共通する特徴を「地域性」と「共同性」であるとした。

福祉活動参加基本指針

1993（平成 5）年に出された「国民の社会福祉に関する活動への参加の促進を図るための措置に関する基本的な指針」のこと。国民が積極的に福祉活動に参加することを求めて制定された。福祉教育の充実やボランティアの拡充の必要性などが盛り込まれている。

福祉活動指導員

1963（昭和 38）年度から、都道府県社会福祉協議会および政令指定都市社会福祉協議会に設置されている。担当区域における民間社会福祉活動の推進方策について、調査・研究・企画立案等を行うことが職務とされている。

福祉活動専門員

1966（昭和 41）年度から、市区町村社会福祉協議会に設置されている。担当区域における民間社会福祉活動の推進方策について、調査・研究・企画立案等を行うことが職務とされている。

福祉関係事業者における個人情報の適正な取り扱いのためのガイドライン

「個人情報の保護に関する法律」に基づいて、社会福祉事業を実施する事業者が、利用者の個人情報を適正に取り扱うことを推進する指針（2004 年）。

福祉教育

国民全体に福祉についての関心を促し、福祉活動に参加することを求めて行われる啓発・教育活動のこと。

福祉区

地域住民の生活に密着し、一定の福祉サービスや公共施設が整備されている区域のこと。平成 14 年社会保障審議会「市町村地域福祉計画及び都道府県地域福祉支援計画策定指針の在り方について（一人ひとりの地域住民への訴え）」において設定された。

福祉コミュニティ

地域住民の福祉の確保を目的としてつくられたコミュニティのことで、一般地域的コミュニティに対し

てサブ・コミュニティの位置をもつ。コミュニティの成員は、一般地域的コミュニティは全住民だが、福祉コミュニティは福祉に関心を共有する人びとになる。

福祉サービス第三者評価基準ガイドライン

2004（平成16）年に厚生労働省によって示された。第三者評価とは、福祉サービスの質の向上や選択支援などを目的に、福祉サービス事業者でも利用者でもない第三者機関が、事業者、利用者、必要があればその他に対する調査を行い、事業者の提供するサービスの質を客観的な立場から総合的に評価することをいう。

福祉サービスの第三者評価事業

社会福祉法78条「福祉サービスの質の向上のための措置等」に位置づけられた事業。福祉サービスの利用者がよりよいサービスを受けられるよう、公正で中立な立場の第三者がサービスを評価するもの。

福祉サービス利用援助事業

社会福祉法81条に規定された第二種社会福祉事業。高齢者や障害者が地域において安心して自立生活を送れるように、福祉サービスの利用援助を行うことを目的とする。

福祉組織化

地域におけるニーズを解決していくために、問題を抱える当事者を中心として福祉機関・団体、施設などを組織化すること。岡村重夫は、「福祉組織化」と「一般地域組織化」をともに地域福祉の構成要素としている。

福祉の多元化

福祉社会を支える主体が、従来の公的部門のみから、民間非営利部門や民間営利企業など、多様な主体へと拡大したことを表す。公的責任の後退をもたらす一面もあるが、サービス量の拡大により利用者の選択の幅が広がったとも評価される。

福祉のまちづくり

高齢者や障害者を始めとして、だれもが安心して安全に暮らせるように、まちをバリアフリー化した

り、住民の意識を含めて制度や施策などさまざまな条件を整えていこうとする活動や考え方のこと。

福祉のまちづくり条例

区市町村が福祉のまちづくりを行うために定めた条例。物的な環境整備の必要性の他、事業者や住民が取り組むべき責務などが定められている。

福祉有償運送

社会福祉法人やNPOなどが、高齢や障害者など公共交通機関を利用しての移動が困難な人を対象に、有償で移送を行うこと。

福祉用具法（福祉用具の研究開発及び普及の促進に関する法律）

福祉用具の開発および普及を促進し、産業技術の向上を目指すことを目的とする法律で、福祉用具研究開発への助成は、財団法人テクノエイド協会、独立行政法人新エネルギー・産業技術総合開発機構（NEDO）が行っている。

ブース，W.

〔Booth, William 1829-1912〕

募金活動によって貧困者などの救済運動を行う「救世軍」の創始者（1978年）。日本においても「社会鍋」としてその活動は知られている。著書に『最暗黒の英国とその出路』がある。

ふれあいのまちづくり事業

市町村社会福祉協議会によって取り組まれている福祉コミュニティづくり事業のこと。1991（平成3）年より開始された。地域福祉活動コーディネーターを設置して、地域の個別具体的なニーズに対応しながら、小地域活動などの地域組織化に努めることを目的としている。

ベヴァリッジ報告

イギリスで、1942年にベヴァリッジ（Beveridge, W. H.）を委員長として提出された「社会保険及び関連サービス」のこと。均一給付・均一拠出の原則、最低生活を保障するナショナル・ミニマムの原則、全国民を対象とする一般性の原則を提唱した。

防災基本計画 [中央防災会議]

災害基本対策法に基づいて、中央防災会議が作成した計画。国、公共機関、地方公共団体、事業者、国民のそれぞれの役割を定めた。

防災とボランティアの日

阪神・淡路大震災が起こった1月17日を「防災とボランティアの日」とした。

奉仕的な活動

2002（平成14）年に中央教育審議会が出した「青少年の奉仕活動・体験活動の推進方策等について」では、青少年の人間形成や、国民の公共心の醸成のために奉仕活動を行うことの重要性が提唱されている。

法定受託事務

地方公共団体の事務で、国（または都道府県）が本来果たすべき役割に係るもので、国（または都道府県）において適正な処理を特に確保する必要があるものとして法律・政令で特に定めるもの。具体的には国政選挙や国道・河川の管理、生活保護の決定かつ実施、パスポートの発給に関する事務等が挙げられるが、地方分権という観点から、その数の減少が求められる。

保護司

少年法に基づく保護処分期間中の少年に面談等を行って、心理的・実質的な支援を行う者。釈放後の生活環境調査や調整を行うほか、社会を明るくする運動も中心となって運営し、地域浄化に貢献する。身分としては、法務大臣が任命する非常勤国家公務員であるが、交通費等が支給される程度で無給である（定数は52,500人）。

牧賢一

〔1904-1976〕

日本社会事業協会の常務理事や全国社会福祉協議会の事務局長などを務めた。『社会福祉協議会読本』（1953）を著し、社会福祉協議会の草創期から指導者としての役割を果たした。

マッキーヴァー

〔MacIver, Robert Morrison 1882-1970〕

アメリカの社会学者。主著『Community（コミュニティ）』（1917）。社会を社会関係として捉え、「コミュニティ」と「アソシエーション」を中心概念として分析した。

三浦文夫

〔1928-2015〕

戦後、社会福祉の政策ニードが救貧制度から防貧制度に転換し、さらに貨幣的ニードから非貨幣的ニードへと変容したと論じた。また社会福祉経営論を唱え、新しい視点からの社会福祉理論を構築した。岡本栄一の地域福祉理論の類型化では、「在宅福祉志向軸」に分類されており、牧里毎治の分類では、「機能的アプローチ」の「資源論的アプローチ」に位置づけられている。主な著書として『社会福祉政策研究』（1985）などがある。

民生委員・児童委員

民生委員法および児童福祉法に基づき、同じ住民の立場として地域の要援護者等へ相談援助を行う者のこと。都道府県知事の推薦を受けて厚生労働大臣が委嘱する。また、民生委員の定数は、厚生労働大臣の定める基準に従い、都道府県知事が市町村長の意見を聞いて定める。

民生委員協議会

民生委員法に基づいて設置されている組織。その職務は、民生委員の担当区域を決定する、民生委員の連絡調整を行う、行政機関との連絡を取る、民生委員に必要な技術や知識を修得させるなどがある。

民生委員法

1948（昭和23）年に「民生委員法」が制定された。現在の法律は2000（平成12）年に改正されたものであり、名誉職規定の廃止や、従来の文言にあった「保護指導」から「住民の立場に立った相談、援助」へと改正された。

ヤングケアラー
〔young carer〕
本来大人が担うと想定されている家事や家族の世話・ケアなどを日常的に行っている18歳未満の子ども。近年、その存在と問題が大きく認識されている。

ユニバーサルデザイン
障害者のみならずすべての人に使いやすい物品や環境などのデザインのことを指す。アメリカのロン・メイス（R. L. Mace）によって提唱された。

要保護児童対策地域協議会（子どもを守る地域ネットワーク）
虐待を受けている子どもをはじめとする要保護児童の早期発見、適切な保護を行うために、地域のさまざまな機関が、その子どもに対する情報や考え方の共有を行う。地方公共団体が、要保護児童対策地域協議会を設置することができる。

リスクマネジメント
〔risk management〕
問題を未然に予防したり、また万が一、事故が発生した際の対処の仕方を指す。2002（平成14）年に「福祉サービスにおける危機管理（リスクマネジメント）に関する取り組み指針〜利用者の笑顔と満足を求めて」が策定された。本指針の中で、福祉サービスにおけるリスクマネジメントの考え方として、管理的な側面を強めるよりも、質の高いサービスを提供しながら事故を予防することの重要性が指摘された。

レイン報告
アメリカで1939年に出された報告書で、コミュニティ・オーガニゼーションの機能について、地域におけるニーズと社会資源を調整するものとした。この説は、「ニーズ・資源調整説」として知られている。

老人保健福祉圏域
介護保険法118条2項1号の規定により、当該都道府県が定める区域のこと。交通事情や従来からのつながりなどによって、複数の市町村にまたがって設定されている。

ロス
〔Ross, Murray George 1910–2000〕
コミュニティ・オーガニゼーションの機能を、住民が主体となって地域を組織化し、問題を解決できるように働きかけることであるとした。「地域組織化説」と呼ばれている。著作に『コミュニティ・オーガニゼーション—理論・原則と実際』がある。

ロスマン
〔Rothman, Jack 1927– 〕
コミュニティ・オーガニゼーションの実践アプローチを、①目標の決定や活動において住民参加を重視し、地域社会の協働的な問題解決能力を強調した「地域開発モデル（小地域開発モデル）」、②専門技術的な過程を重視し、合理的に統制された変革や社会資源の配分に高い関心を置いた「社会計画モデル」、③不利な立場にある住民の発言権を増大させ、待遇の改善や社会資源の開発を通して権力構造の変革を目指した「ソーシャル・アクションモデル」、に分類した。

ワークショップ
問題解決を図るために参加者が討論をしたり、体験をしたりして合意形成を図る手法の1つ。最近ではまちづくりワークショップなども開催されることが多く、地域住民がまちづくりについて話し合いを行ったり、まちを歩いてみることなどが行われている。

地域福祉と包括的支援体制
【新・社会福祉士シリーズ10】

2022(令和4)年3月30日　初　版1刷発行

編　者　山本美香

発行者　鯉渕友南

発行所　株式
　　　　会社　弘文堂　　　101-0062　東京都千代田区神田駿河台1の7
　　　　　　　　　　　　　TEL 03(3294)4801　振替 00120-6-53909
　　　　　　　　　　　　　https://www.koubundou.co.jp

装　丁　水木喜美男

印　刷　三美印刷

製　本　井上製本所

ISBN978-4-335-61215-2

新・社会福祉士シリーズ 全22巻

福祉臨床シリーズ編集委員会/編

2021年度からスタートした新たな教育カリキュラムに対応！

シリーズの特徴

社会福祉士の新カリキュラムに合致した科目編成により、社会福祉問題の拡大に対応できるマンパワーの養成に貢献することを目標とするテキストです。

たえず変動し拡大する社会福祉の臨床現場の視点から、対人援助のあり方、地域福祉や社会福祉制度・政策までをトータルに把握し、それらの相互関連を描き出すことによって、社会福祉を学ぶ者が、社会福祉問題の全体関連性を理解できるようになることを意図しています。

◎＝精神保健福祉士と共通科目